シングル・トゥース インプラント

前歯部および臼歯部抜歯窩に対する低侵襲アプローチ

Dennis P. Tarnow, DDS

コロンビア大学歯学部歯周病学臨床教授／
インプラント教育ディレクター

米国・ニューヨーク州開業

Stephen J. Chu, DMD, MSD, CDT

ニューヨーク大学歯学部補綴学講座
Asham 歯周病学＆インプラント歯科学科臨床非常勤教授

米国・ニューヨーク州開業

クインテッセンス出版株式会社　2024

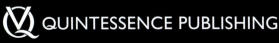

Berlin | Chicago | Tokyo
Barcelona | London | Milan | Paris | Prague | Seoul | Warsaw
Beijing | Istanbul | Sao Paulo | Zagreb

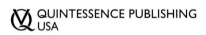

©2020 Quintessence Publishing Co, Inc

Quintessence Publishing Co Inc
411 N Raddant Rd
Batavia, IL 60510
www.quintpub.com

All rights reserved. This book or any part thereof may not be reproduced, stored in a retrieval system, or transmitted in any form or by any means, electronic, mechanical, photocopying, or otherwise, without prior written permission of the publisher.

Contents もくじ

Foreword 前書き 6
Preface 序章 7
監訳者序＆Dual-Zone 8
翻訳者一覧 9

CHAPTER 1 前歯部および臼歯部シングル・トゥースインプラントの歴史と根拠 *10*

訳：中島航輝／脇田雅文

抜歯後即時埋入と待時埋入の比較 12
臨床例 14
抜歯即時インプラント埋入の課題 20
抜歯窩の分類 22
抜歯窩マネジメントのための診断補助：X線撮影と臨床検査 24
　　CBCT
　　プローブ

CHAPTER 2 抜歯窩 Type 1 のマネジメント *28*

訳：落合久彦／毛利国安／森本太一朗

フラップを挙上しての抜歯とフラップレスによる抜歯の比較：エビデンスに基づいた根拠 29
　　唇側骨への血液供給
　　唇側のカントゥアおよび歯槽堤の寸法変化
適切な器具を使用した抜歯テクニック 31
　　単根前歯
　　複根臼歯
前歯部抜歯窩における三次元的なインプラント埋入位置 34
　　インプラントの位置が補綴装置のエマージェンスプロファイルに与える影響
　　インプラント埋入
　　インプラントの埋入角度
　　インプラントの埋入深度
軟組織の水平的な厚み 40
　　インプラント周囲および欠損部への結合組織移植
　　歯周組織フェノタイプ
ギャップ幅と創傷治癒 42
　　フラップの一時閉鎖と二次創傷治癒
　　症例と組織学的根拠
　　ギャップへの硬組織移植

骨の厚みと歯槽堤の寸法変化　47

インプラント周囲軟組織の厚み　48

　インプラント周囲組織の変色

　唇頬 – 口蓋側歯槽堤の吸収に対する一般的な知覚閾値

抜歯窩の Dual-Zone マネジメント　51

　骨移植材料

　Dual-Zone 法で使用する骨移植材料

　補綴装置によるソケットシーリング

　iShell テクニック

ヒーリングアバットメントの取り外しにともなう出血　66

セメント固定式、スクリュー固定式プロビジョナルレストレーションおよび最終補綴装置　72

アバットメントの選択：材料および色において考慮すべき事項　73

根尖病変、瘻孔、アンキローシスをともなう歯の管理　74

　根尖病変と瘻孔

　アンキローシスした歯

抜歯後即時埋入におけるインプラントデザイン　75

　テーパードと円筒形インプラントの比較、スレッドデザイン、スレッドピッチ

　プラットフォームスイッチング

　One abutment, one time（1 アバットメント、1 装着）

　角度付きインプラントとストレートインプラント

　インバーテッドデザインのボディをもつインプラント

　ワイドタイプとレギュラータイプインプラント

CHAPTER 3　抜歯窩 Type 2 のマネジメント　*86*

訳：長尾龍典／森本太一朗

抜歯窩 Type 2 への即時インプラント埋入　87

　臨床例

抜歯待時インプラント埋入　93

　ソケットプリザベーション用メンブレン

　アイスクリームコーンテクニック

　抜歯待時インプラント埋入と即時プロビジョナルレストレーション修復

治癒した顎堤への抜歯待時インプラント埋入のためのフラップデザイン　99

　パンチテクニック

　フラップテクニック

　プロビジョナルレストレーションによる軟組織形態の形成

CHAPTER 4　抜歯窩 Type 3 のマネジメント　*110*

訳：長尾龍典／森本太一朗

3mm の唇頬側中央部の歯肉退縮の治療　113

唇側骨の欠損をともなう 1mm の唇頬側中央部の歯肉退縮の治療　119

CHAPTER 5 臼歯部の臨床的マネジメント *126*

訳：今井　遊／森本太一朗

複根歯の抜歯　128
大臼歯部抜歯窩へのインプラント埋入　129
　Type A
　Type B
　Type C
大臼歯部への抜歯即時インプラント埋入の代替法　132
臨床例　134
大臼歯部への待時埋入プロトコール　137

CHAPTER 6 インプラント治療における重要事項 *140*

訳：藤田　裕／石井佑典／五十嵐　一

セメント固定法　141
印象採得テクニック　144
併発症　146
　過剰な咬合荷重
　テンポラリーシリンダーにおけるプロビジョナルレストレーションの破損や脱離

CHAPTER 7 臨床症例集 *150*

訳：安倍稔隆／石井宏明／鈴木淑乃／鈴木仙一

Type 1
　症例 1：上顎中切歯の水平的破折　151
　症例 2：大きな内部吸収病変　163
　症例 3：上顎中切歯の内部吸収病変　169
　症例 4：上顎中切歯の垂直的歯冠破折　174
　症例 5：高いスマイルライン　180
　症例 6：高いスマイルラインと慢性瘻孔　188

Type 2
　症例 7：唇側プレートの喪失　196
　症例 8：根尖病巣および壊死をともなう歯の破折　205

Type 3
　症例 9：上顎中切歯唇側骨の欠損　217

臼歯部
　症例 10：上顎第一大臼歯の外部吸収　227
　症例 11：下顎第一大臼歯の垂直的歯根破折　230

インデックス　236

訳：森本太一朗／松成淳一／新井聖範

Foreword 前書き

教育こそが人生を変える鍵となる。これは、臨床医が生物学をいかに理解して治療計画を立て、最終的な改善した結果を患者に提供できるかが基礎となる。過去30年にわたり、私は国内外で継続的に歯科教育の分野でDennis P. Tarnow 氏や Stephen J. Chu 氏と緊密に連携する機会に恵まれてきた。Dennisと Steve は、すぐれた学術的な教育者であり、多くの論文を輩出した研究者であり、また開業医でもある。2人ともインスピレーションを与える教師であり、生涯学習者であり、日々の臨床歯科医療に対する新鮮な洞察力と革新的なアプローチでつねに疑問をもち、歯科知識の最前線を探求している。優秀な教師を見つけるのは難しいが、彼らのような教師は、つねに私たちの暗闇に明かりを灯すという課題に立ち向かっている。両者とも、生物学的原理のみが最終的な臨床結果を決定することを認識している。彼らの卓越した専門知識は、インプラント治療における真理の探求に私たち一人ひとりを導いてくれるだろう。

彼らの臨床経験と研究結果に基づいた本書は、包括的で魅力的である。臨床医によって臨床的に書かれているため、流れと言葉が明確で要点を押さえている。各章では、診断だけでなく、単純なものからより複雑な単独イ
ンプラントの治療計画まで段階的に取り上げている。本書は、前歯部および臼歯部の単独インプラントの歴史と理論的根拠の説明から始まり、次に3つのタイプの抜歯窩（Type 1、Type 2、および Type 3）とそのさまざまな適応症と禁忌について説明している。章全体が臼歯部のマネジメントに当てられ、その後にセメント固定式補綴装置と印象採得の技術や併発症に関する章が続く。最終章は、前述したあらゆるタイプの抜歯窩における単独歯修復の11臨床症例を詳述する臨床症例集である。なんという宝の山だろうか!

何十年にもわたり協力してきた2人の世界クラスの臨床歯科学の達人による、この斬新で洞察力に富んだ書籍は、読者に絶えず変化する歯科知識の世界で学び、成長し続けるように促すだろう。最良の臨床医から学び、臨床の予知性を高め、問題解決能力を向上させ、治療に対する新しい知識と自信をつけ、臨床医として成長するのを見守りましょう。学びの灯火を輝かせ続けましょう。

H. Kendall Beacham, MBA
ニューヨーク大学歯学部教育プログラム
Linhart 生涯教育プログラム副学部長

Preface 序章

私たちの歯科に対する愛情と情熱、そして臨床医、教師、研究者として長年学んだことを共有したいという願いが、私たちを単独インプラントに関するこの現代の教科書の執筆へと導いた。1本の歯をインプラントに置き換えることは、歯科医師が日常的に直面するもっとも一般的な臨床状況の1つである。

過去15年間以上にわたるそれぞれのキャリアと緊密な協力のなかで、私たちは、特に審美領域において、予後不良な歯をなんとかしようと試みてきた。以前は、抜歯後、顎堤の処置を行う前に、抜歯窩は数か月間そのまま放置されていた。現在、私たちは可能な限り「1回の手術で完了する(one surgery, one time)」ようにしている。これは非常に頻繁に行われており、患者と臨床医の両者にとって大きなメリットとなっている。私たちは、歯周治療と修復治療の相互関係を文章化し、患者に対してより短い治療時間で審美的な結果を向上させる新しい革新的な技術とともに、大きな成功を収めてきた。

本書の編集中、つねに読者のことが私たちの頭の中にあり、科学的根拠に基づいた概念による診断と治療だけでなく、創傷治癒の生物学的原理もより深く理解していただき、患者の治療を迅速化することを期待していた。より簡単で、シンプルで、予知性が高く、多くの場合、コストは抑えられている。

このやりがいのある分野における私たちの専門的な旅の結果を楽しんでいただき、私たちが本書を楽しく執筆したのと同じように、本書を楽しんで読んでいただければ幸いである。患者の治療の成功を心より祈願する!

寄稿者

Guido O. Sarnachiaro, DDS
ニューヨーク大学歯学部補綴科臨床助教授
米国・ニューヨーク州開業

Richard B. Smith, DDS
米国・ニューヨーク州開業

謝辞

歯科技工士の Adam J. Mieleszko 氏には、本書で紹介するすべての歯科技工所での作業を担っていただき特に感謝したい。

監訳者序 & Dual-Zone

審美歯科の巨匠であり、世界一引用件数が多い論文をもつコロンビア大学教授のDr. Tarnowとニューヨークで同じSDNY Dentalチームで補綴担当のニューヨーク大学教授Dr. Chuの力作である『The Single-Implant』の日本語版を上梓する運びとなったことは、このうえない喜びであります。日本語版を上梓するにあたり、私のメンターであるDr. Tarnowに直接、注意点などアドバイスをおうかがいしたところ"No one better"とのお言葉をいただき、より身の引き締まる思いでした。コロナ禍前までは、20年以上の長きにわたり少なくとも1年に1回はDr. Tarnowの講義をニューヨークあるいはその他の国で拝聴しており、つねづねDr. Tarnowの理論が教科書になったら良いのにと思っておりましたので、本書は満を持して上梓されたという感想です。

皆さまが一度は耳にしたことがある思われる歯のコンタクトポイントと歯槽骨頂の距離が5mm以内であれば、ほぼ100%の確率で歯間乳頭ができるということをエビデンスにした1992年に発表された「The effect of the distance from the contact point to the crest of bone on the presence or absence of the interproximal dental papilla」が世界一引用件数の多い論文です。また、プラットフォームスイッチングインプラントの場合、インプラントとインプラントの距離がプラットフォームスイッチングではないインプラントが3mmであるのに対して、2mmでよいというエビデンスも検証されました。臨床において非常に有益で大事なエビデンスの数々を発表した天才であるといっても過言ではないと思います。

本書においては、前歯部、特に抜歯即時インプラント埋入において、いかに審美的にインプラントを埋入し、長期的な成功を得るということが理解できる教科書になっております。キーワードは"Dual-Zone Socket Management"という言葉にあります。これはより審美的に、また、より天然のコンポーネントである、歯肉、骨、歯間乳頭を利用したエマージェンスプロファイルを美しく仕上げるためには、骨縁下の造成だけではなく、天然の組織の形状維持、そしてより骨縁下の造成を確実にするために、骨縁上の歯肉の部分の造成も重要だという内容です。長期的な審美を獲得するためには生物学的幅径の原則が重要で、それを達成するためには"Dual-Zone Socket Management"が必要となります。詳しくは本書の内容をご覧ください。

翻訳に際して、本書の価値を理解し、より多くの日本の歯科医師に有益な情報を与えたいという志のもと、日頃の忙しい日常をも犠牲にして、読者によりわかりやすいように努力して翻訳をしていただいた先生方にこの場をお借りして心より感謝を申し上げます。本書を手にする先生方が増え、日本のインプラント治療のレベルがより上がることを祈念いたします。

最後に、本書の日本語版の上梓に多大なるご支援ご指導をいただいたクインテッセンス出版株式会社の北峯康充代表取締役社長、山形篤史様、石原千晴様に心から御礼を申し上げます。

2024年9月吉日
日本大学客員教授　鈴木仙一

Dual-Zoneとは？

Dual-Zoneとは、文字どおり「2つの領域」という意味である。この領域の境目となるのが、右図の線上の骨縁である。領域の1つが骨縁下、もう1つが骨縁上である。

骨縁下に骨移植材料を充填する目的は、抜歯窩内にできたインプラントとのギャップを埋めるためである。

一方、骨縁上に骨移植材料を充填する目的は2つある。1つ目は骨縁下の骨造成を余分に行うこと（①）、2つ目は歯肉の形状を維持すること（②）である。たとえば、抜歯にともなう歯肉退縮およびダウングロースを、骨移植材料によるサポートで防ぐ役割がある。

この「Dual-Zone」という概念は、本書においてたいへん重要なコンセプトとなっている。

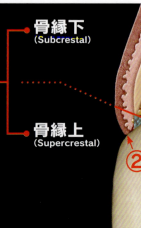
骨縁上と骨縁下をあわせて
Dual-Zone

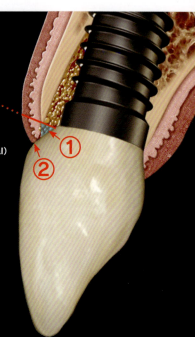
骨縁下 (Subcrestal)
骨縁上 (Supercrestal)

翻訳者一覧

監訳

鈴木仙一
医療法人社団 ライオン会 ライオンインプラントセンター（銀座・町田・海老名）理事長
日本大学客員教授

森本太一朗
医療法人 口福会 森本歯科（福岡県）理事長
博多メディカル専門学校 歯科衛生士科 講師

脇田雅文
医療法人 みやび会 わきた歯科医院（神奈川県）理事長
JAID（Japanese Academy for International Dentistry）顧問

翻訳統括

松成淳一
医療法人社団 翠聖会 新宿西口歯科医院（東京都）院長
JAID 副会長

五十嵐 一
医療法人 五十嵐歯科医院（京都府）理事長
JAID 顧問

新井聖範
医療法人 artistic dental clinic（大阪府）理事長
JAID 常務理事

翻訳（50音順）

安倍稔隆	医療法人社団 翠聖会 新宿西口歯科医院（東京都）
石井宏明	医療法人社団 ITS（新宿区・港区・中央区・千代田区）理事長
石井佑典	医療法人 五十嵐歯科医院（京都府）
今井　遊	医療法人 DXD 友デンタルクリニック（福岡県）院長
落合久彦	医療法人 雄久会（恵比寿・豊洲）理事長
鈴木淑乃	医療法人社団 ライオン会 ライオンインプラントセンター（銀座・町田・海老名）
長尾龍典	ながお歯科クリニック（京都府）院長
中島航輝	明海大学歯学部 機能保存回復学講座 クラウンブリッジ補綴学分野
藤田　裕	医療法人 五十嵐歯科医院（京都府）
毛利国安	医療法人 雄久会（霞ヶ関・豊洲）

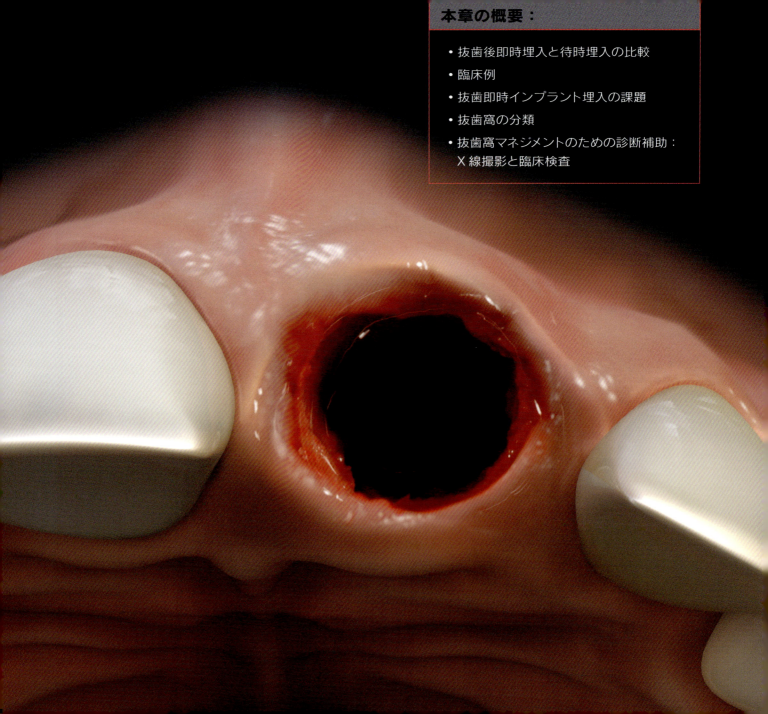

本章の概要：

- 抜歯後即時埋入と待時埋入の比較
- 臨床例
- 抜歯即時インプラント埋入の課題
- 抜歯窩の分類
- 抜歯窩マネジメントのための診断補助：X線撮影と臨床検査

Chapter 1

前歯部および臼歯部シングル・トゥースインプラントの歴史と根拠

History and Rationale for Anterior and Posterior Single-Tooth Implants

訳：中島航輝／脇田雅文

シングル・トゥースインプラント（以下、単独インプラント）修復は、臨床で日常的に使用されるインプラント症例のおよそ2分の1を占め、筆者らの経験では、その多くが審美領域にある。本章では、前歯部抜歯窩への即時インプラント埋入および、プロビジョナルレストレーションに関連する現在の概念、科学、および知識について説明する。前歯部抜歯窩への歯根と歯冠の両方を同時に補うため、即時補綴治療として知られている。

抜歯した直後の窩洞にインプラントを埋入する際に生じる一般的な疑問には、以下のようなものがある。

- 抜歯後どのような変化が生じるのか？
- その結果、硬組織および軟組織にどのような寸法の変化が起こるのか？
- 前歯部抜歯窩と臼歯部抜歯窩の創傷治癒に違いはあるか？
- 残根を除去するためにフラップエレベーションを採用すべきか？
- 一次的なフラップ閉鎖を行うべきか、それとも二次的な創傷治癒に任せるべきか？
- どのような骨移植材料を使用すべきか？
- インプラントと同時に結合組織移植を行うべきか？
- 抜歯窩におけるインプラントの適切な三次

元的位置は？
- 骨移植材料は抜歯窩の創傷治癒プロセスを変化させるか？
- インプラント埋入後にギャップが残っている場合と、そうでない場合との違いはあるのか？
- プロビジョナルレストレーションやカスタムヒーリングアバットメントをインプラントとともに製作するべきか、それとも純正のヒーリングアバットメントを装着する方が良いのか？　インプラントの生存期間、オッセオインテグレーション、審美的な成功に関して、どちらが良いのか？

これらは抜歯窩へのインプラントの即時埋入が議論される際に生じる疑問のほんの一部である。これらのトピックスはすべて議論の的であり、すべての臨床医が独自の解決策をもっているが、その結果はどの程度信頼できるものなのであろうか？　本書は、このような疑問に答え、専門医、一般開業医を問わず、臨床医がさまざまな臨床状況において、一貫した歯周、修復、審美的な結果を得るために、単独インプラントを埋入し、修復するための客観的かつ具体的な情報を提供することを目的としている。

抜歯後即時埋入と待時埋入の比較

抜歯即時インプラント埋入の生存率は、抜歯待時インプラント埋入の生存率より若干高いものの、同等である[1]。文献もこれを支持しているようである[2-9]。待時プロトコールの生存率が90%以上であるのに対し、即時プロトコールは95%の生存率を誇る[5]。前歯部のみであれば、生存率は97%まで上昇する[4,5]。抜歯窩に即時にインプラントを埋入することが、窩洞の治癒能力に影響しないのであれば、なぜそのようにしないのだろうか？　結局のところ、生物学的に許容され適合性のある無菌チタンスクリューを埋入するか否かにかかわらず、抜歯窩は治癒するように遺伝子工学的に設計されているのである。

抜歯後即時補綴治療の主な利点は、治療手順をより少なくして患者の治療回数を集約させることで、周囲の硬組織と軟組織の自然な形状を維持しながら、全体的な治療時間を短縮し、患者の快適性を向上させることである（表1）。抜歯、インプラント埋入、ソケットグラフト、プロビジョナルレストレーションの装着など、ほとんどの処置は最初の治療時に行われるため、より多くの時間を適切に割り当てる必要がある。このアプローチにより、臨床医は抜歯時に硬組織と軟組織を保存する能力と機会を得ることができ、特に1本の歯や、場合によっては隣接する複数のインプラントでさえも保存することができる。この保存のコンセプトは審美的に非常に重要であり、審美的に要求が高く、知識の豊富な今日の患者にとって大きな利点となる[10]。

逆に待時埋入では、臨床的に骨造成や歯科矯正が可能な状況であれば、インプラントの埋入前にすべての部位の形成を行うことができる[11-13]。しかし、このプロトコールでは、より多くの治療時間を要してしまう——まず抜歯を行い、数か月間窩洞を治癒させてから、歯周組織移植をともなうインプラント埋入を1回法または2回法で行う。インプラントの埋入が完了したら、インプラントを外科的に露出させ（2回法）、フラットプロファイルのヒーリングアバットメントを装着する。ヒーリングアバットメント周囲の軟組織が治癒した後、非外科的な軟組織整形のために患者は再来院する必要があり、その後、最終印象採得と最終補綴装置装着のために再度予約を取る必要がある[14]（表2）。このような長期の治療経過は、特に抜歯前にすべての解剖学的構造が存在する場合、患者にとっても臨床医にとっても理想的なものではない[15]。さらに、抜歯により近心接触がなくなると両側の歯間乳頭は収縮し、特に歯肉が薄いバイオタイプでは、必ずしも容易に復元できるとは限らない。1997年、Jemtは、インプラント埋入後1年半経過した25の単独インプラント部位（21の前歯部位）において、近心部乳頭が完全に再形成された割合は68%にすぎず、遠心部乳頭が完全に回復された割合は半分以下（48%）であったことを明らかにした[16]。さらに、乳頭が治療前の高さ（歯肉頂位置から歯の長さの約40%）まで再形成されないこともある。即時補綴治療は、この再形成のためのより良い機会を提供することができる[17,18]。

表 1　即時インプラントプロトコール

予約	外科的介入	治癒期間
1回目	抜歯、インプラント埋入、ソケットグラフト、プロビジョナルレストレーションまたはカスタムヒーリングアバットメント	12〜24週
2回目	印象採得	不要
3回目	最終補綴装置の装着	不要

表 2　待時インプラントプロトコール

予約	外科的介入	治癒期間
1回目	抜歯	6〜12週
2回目	歯槽堤増大術※	12〜24週
3回目	早期インプラント埋入※	12〜24週
4回目	第2段階のアンカバリング	2〜4週
5回目	非外科的軟組織形成	2〜4週
6回目	印象採得	不要
7回目	最終補綴装置の装着	不要

※場合によっては、2回目と3回目の処置を組み合わせることも可能。

　待時アプローチでは、軟組織の成熟と部位の形成が可能であるが、即時補綴治療では、抜歯部位と抜歯窩の存在がインプラント埋入窩形成のためのガイドとなるという明確な利点がある。抜歯直後の窩洞は、外傷により粘膜組織が露出しているため、プロビジョナルレストレーションやカスタムヒーリングアバットメントは、抜歯窩壁の輪郭に適合し、インプラント周囲組織を抜歯前の状態に維持し、使用する材料にかかわらず、挿入前に洗浄または消毒（高圧蒸気洗浄など）する必要がある。

　即時プロビジョナルレストレーションのすぐれた点は、抜歯時に軟組織形態を即座に捉え、保存できることである。治療のゴールは、失われたものを再現することではなく、既存の組織を保存、維持、保護することである。三次元的に適切なインプラントの埋入位置、プラットフォームスイッチング、プロビジョナルレストレーションによる正しい軟組織のサポートにより、予知性の高い修復と審美的な結果を得ることができる。

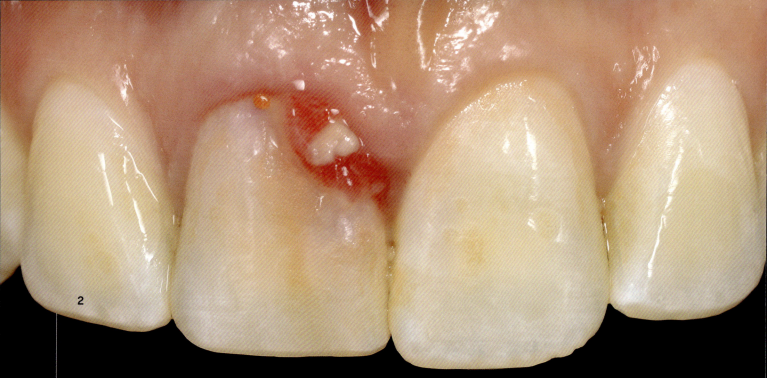

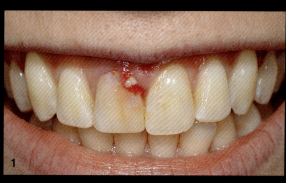

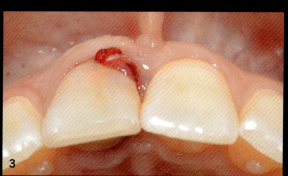

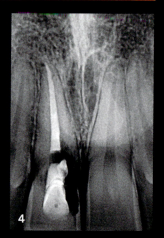

臨床例

　ハイスマイルラインの21歳の女性、上顎右側中切歯の中顔面に進行した外部吸収を認めた（図1〜3）。デンタルX線写真では、歯の構造的な完全性を損なう空洞性病変が認められた（図4）。右側中切歯の軟組織マージンは、左側中切歯の軟組織マージンよりもわずかに歯冠側であり、これは後戻りが生じた場合の治療において有利である（図2参照）。抜歯時、脆弱な歯冠部はわずかな力で破折した（図5）。中顔面窩壁内に肉芽腫性組織の増殖が認められる（図6）。15cのメスで罹患組織を除去し、先細りの外科用ダイヤモンドバー（#859ロングシャンク；Brasseler）を用いて歯根を口蓋側に切断した（図7）。残存歯根は抜歯窩を損傷することなく脱臼抜歯した（図8）（抜歯手技については2章参照）。

　窩洞を十分に掻爬し（図9）、直径5.0mmのインプラント（Zimmer Biomet／現・ZimVie）を窩洞の口蓋側寄りに埋入し、プラットフォームスイッチングを可能にした（図10）。事前に形成した歯肉シェルフォーマー（iShell；BioHorizons／Vulcan Custom Dental）を使用し、インプラント周囲組織の抜歯前の状態を把握した（図11、12）。このシェルを、アクリ

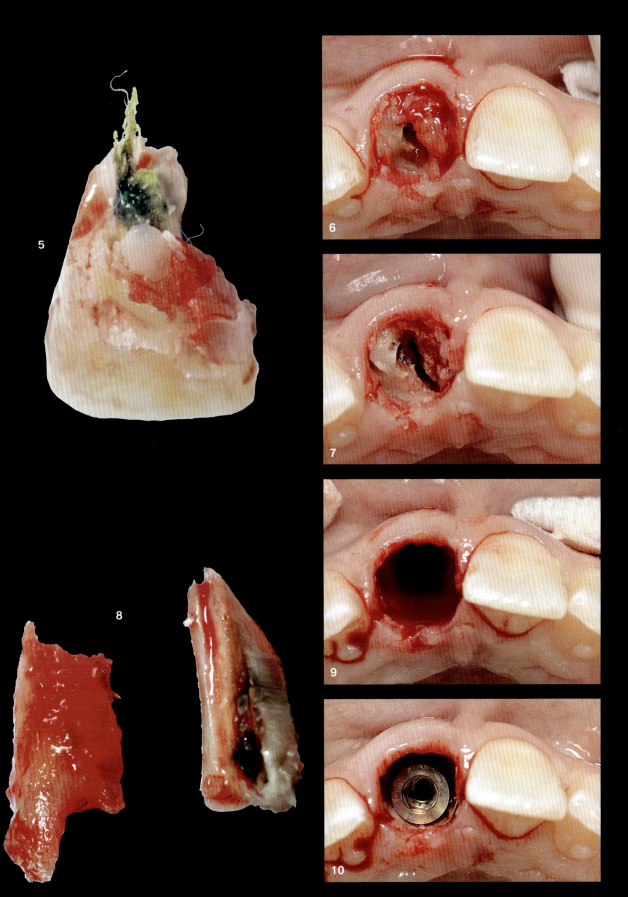

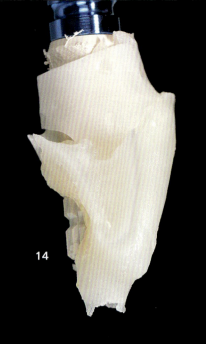
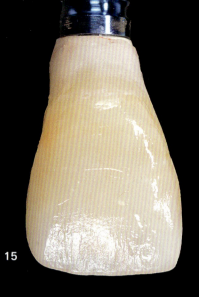

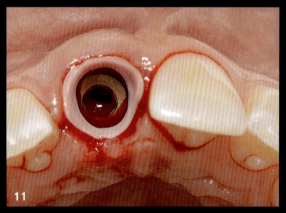

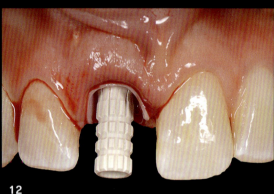

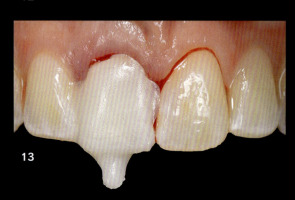

ルレジン(Super-T；American Consolidated)を用いてスクリュー固定式のPEEK(ポリエーテルエーテルケトン)製テンポラリーシリンダーと、それに付ける臨床用クラウンに接合した(図13)。アクリルレジンを常温重合させた後、口腔内で除去し、形態を整え、反対側の中切歯に合わせてカスタムカラー(OPTIGLAZE Color；GC America)で色付けを行った(図14、15)。あらかじめ形成された歯肉シェルフォーマーが、抜歯窩の歯肉縁下輪郭の形状を空隙なく捉えていることに注目されたい(図14参照)。これは通常、血餅の形成やインプラント周囲軟組織の崩壊によって生じるものである。

プロビジョナルクラウンをインプラントに装着し、シェードと形態、そして最大咬頭嵌合位(MIP)および側方運動時の非咬合接触を確認した(図16)。その後、プロビジョナルクラウンを除去し、プラットフォームスイッチングを用いたフラットプロファイルのヒーリングアバットメントを装着して、小粒径の非脱灰他家海綿骨を唇側のギャップに充填した(図17)。その後、ヒーリングアバットメントを取り外し、プロビジョナルクラウンを再装着して、治癒段階で骨移植材料を保護した(図18、19)。治癒後1週、患者の再診時に辺縁歯肉の炎症が消失していることを確認した(図20)。

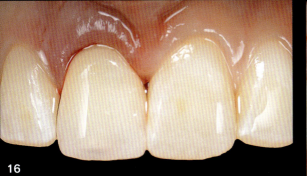
16

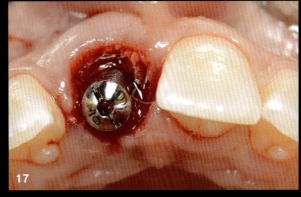
17

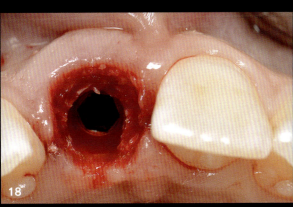
18

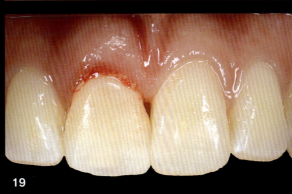
19

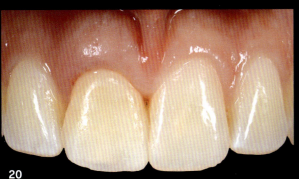
20

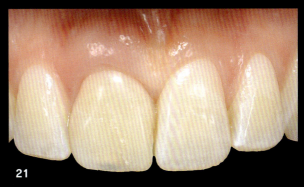
21

　この時点で患者はヨーロッパへの交換留学に出発し、最終的な印象採得のために再来院したのは術後13か月であった（図21）。組織は健康的なスティップリングもあり、印象採得の前にプロビジョナルレストレーションを初めて外した時点で、疾患が完全に消失していることが明らかであった（図22）。パターンレジン（GC America）を用いて軟組織の形態を把握し、正確な模型を製作した（図23、24）。歯科技工所でスクリュー固定式メタルセラミックスによる最終補綴装置を製作した（図25、26）。反対側の中切歯と一致するよ

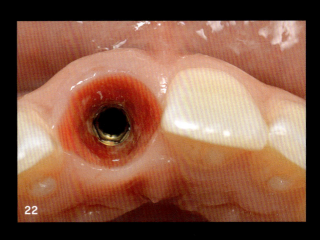
22

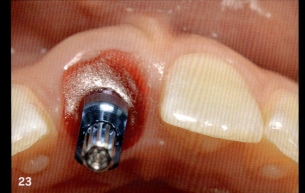
23

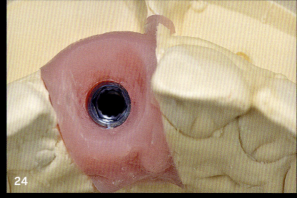
24

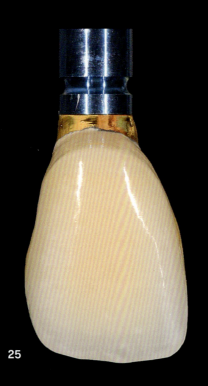
25

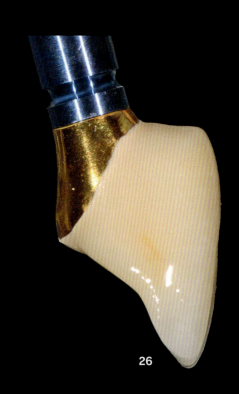
26

うに、適切な歯肉レベルで軟組織を支持するために、補綴装置の中顔面歯肉縁下の形態に注意を払った(図27)。最終的なクラウン装着時には、軟組織の白化が確認できる(図28)。

　非外科的組織スカルプティングテクニック は、軟組織の輪郭形成に効果的な治療戦略である。術後3年が経過したインプラント補綴装置は、周囲の歯、組織、審美性と調和し、良好に一体化している(図29〜31)。術後3年のデンタルX線写真においても、周囲の骨が安定していることが確認できる(図32)。

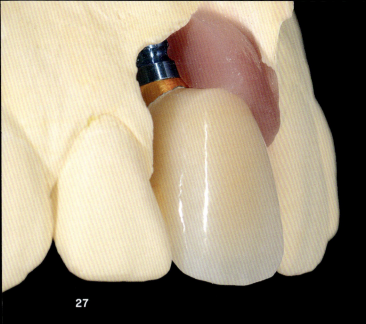
27

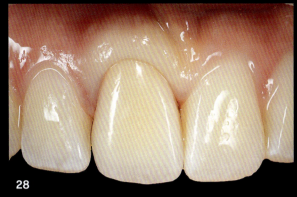
28

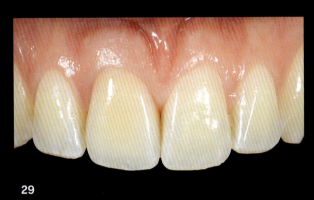
29

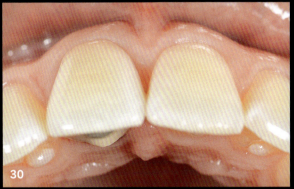
30

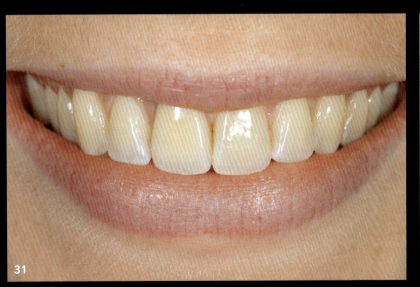
31

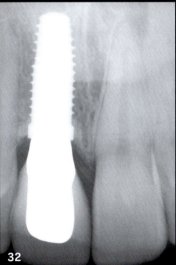
32

抜歯即時インプラント埋入の課題

多くの外科医が抜歯を行い、抜歯窩にインプラントを埋入する際に生じる最大の課題の1つは、インプラントの正面と唇側骨板の口蓋面との間に残存するギャップをどうするかということである。骨移植を行うべきか？ 審美領域でインプラントの生存率を向上させるために骨移植は必要か？ 骨移植はインプラント周囲のオッセオインテグレーションや骨とインプラントの接触を改善するか？ 骨移植によって、インプラント表面を占める細胞タイプは変わるのか？ 骨移植は骨吸収を防ぎ、審美性を向上させ組織の陥没を防ぐのか？

いくつかの研究では、骨移植を行わなくても高い生存率が得られたと報告されており、骨移植はインプラントの成功に不可欠ではないという結論が支持されているようである[2-9]。抜歯直後の窩洞にインプラントを埋入した場合、おそらくもっとも一般的な副作用は、中顔面後退をともなう顔面隆起の崩壊である。これは複数の要因によって起こる——①インプラントが抜歯窩内で過度に前方に埋入された、または角度が付けられ、骨の壁が紙一枚の薄さになった、②インプラント埋入時に頬側プレートの骨堤の一部が欠損した。このような臨床状況では、抜歯即時インプラント埋入にともなう退縮の可能性がある[19, 20]。インプラントが埋入されても唇側骨

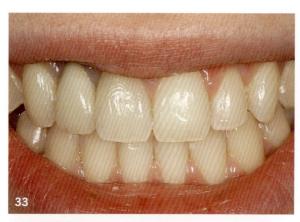

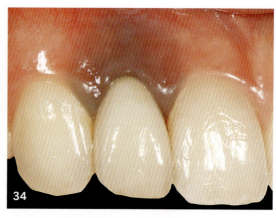

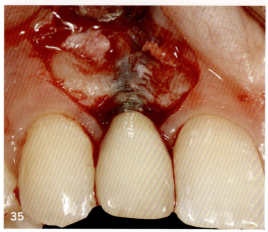

図33　前医で上顎右側側切歯に抜歯即時インプラント埋入を行った症例の正面観。インプラントと補綴装置による組織の変色に注目されたい。内部のチタンによる黒ずんだ色が気になり、審美的ではない。

図34　上顎側切歯の口腔内写真。変色したインプラント補綴装置の範囲と大きさがよくわかる。

図35　上皮下結合組織移植によるフルフラップ形成後、インプラント唇側表面の約半分が骨に覆われていないため、組織が黒く変色している。

板が欠損しているため、審美的には失敗となる（図33〜35）。

　第2のリスクは、インプラント埋入直後（または待時埋入後）の歯間乳頭の喪失である（図36）。歯とインプラントの間の顎骨を維持するために、インプラントと隣接歯の間を最低1.5mm以上離すことを推奨している歯科医師もいる[21, 22]。インプラントと歯の距離が不十分な場合、生物学的幅径の水平形成と顎堤圧壊が、歯間歯槽頂部の骨吸収と退縮の一因となる可能性がある[23]（図37）。Khayatらは、最大178Ncmの非常に高い挿入トルクでも、歯槽頂骨の圧壊（吸収）を認めなかったと報告しているが、埋入後のインプラント周囲の骨の厚さは測定していなかった[24]。その後、Baroneらは、歯槽頂部の骨吸収と骨膜厚の相関を示し、連続する骨寸法が1.0mm未満の場合、高埋入トルク（圧）で硬組織の吸収リスクが高くなると結論付けた[25]。

　実際の臨床では、初期固定を得るために高いトルク値で埋入しようとしても、インプラントは抜歯窩内で抵抗の少ない唇側かつ近遠心的なスペースのある方へ移動してしまう。テーパーの付いたインプラントは、埋入時にインプラントヘッドが口蓋骨に接触することが多い。インプラントがトルクで固定されると、インプラントは口蓋骨壁から押し戻され、抜歯窩の唇側に移動する（図38）。ダイナミックガイドやスタティックガイドを使用すると、埋入窩形成を正確にし、インプラントの埋入位置を目標位置に保つことができる。

　すべての抜歯窩が同じではなく、すべてが抜歯即時インプラント埋入に適しているわけではないことを理解することが重要である。骨とのギャップについては2章を、Type 2とType 3のソケットについてはそれぞれ3章および4章も参照されたい。

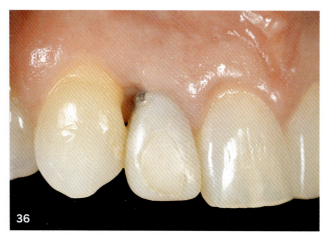

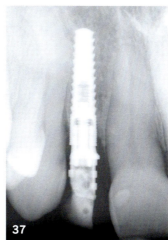

図36　隣接する犬歯に近接し、過度に唇側および遠心部に埋入されたインプラントの口腔内写真。犬歯の近心部唇側の歯間乳頭の高さが失われている一方で、口蓋側乳頭は残っていることに注目されたい。審美領域において理想的な埋入位置でない場合、このように微妙な状態になることがある。

図37　図36に示した側切歯のデンタルX線写真において、犬歯の近心側にインプラントが近接し、それにともなう顎堤の骨欠損が認められる。

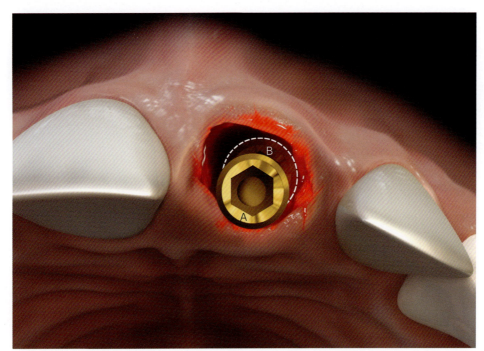

図38 抜歯窩内の口蓋側に位置し、歯頚部に向かって補綴装置をスクリュー固定するためにも望ましい状態のインプラントの図(A)。しかしながら、インプラントは口蓋壁から押し戻され、唇側だけでなく、わずかに遠心側にも移動することがある(B)。スタティックガイドを使用することで、インプラントを正確な位置に埋入することができる。

抜歯窩の分類

抜歯窩には3つのタイプ(図39〜41)があり、いずれも中顔面後退のリスクが予想される[26]。Type 1の抜歯窩は、骨と軟組織がすべて存在するため、臨床的にもっとも理想的な状態である(図39参照)。Type 2の抜歯窩は、中顔面後退のリスクを高める唇側歯槽骨の裂開をともなうため、理想的とはいえない(図40、3章参照)。Type 3の抜歯窩は、すでに中顔面後退欠損を呈し、硬組織と軟組織の両方が失われていることを示す(図41、4章参照)。抜歯窩 Type 1は、他のタイプに比べ、治療が予想しやすい。しかし、適切な条件下でこれらのタイプを治療するには、特別な治療プロトコールと適応症が必要である。抜歯窩 Type 2は、軟組織が存在し、抜歯前のType 1と同じように見えるが、この軟組織は歯根によって支えられているだけであり、その下にある骨は存在しないため、臨床的には見誤る。頬側骨の一部が欠損している場合、抜歯してインプラントを埋入すると、歯肉退縮のリスクがある。多くの臨床医は、ここでトラブルに見舞われる。

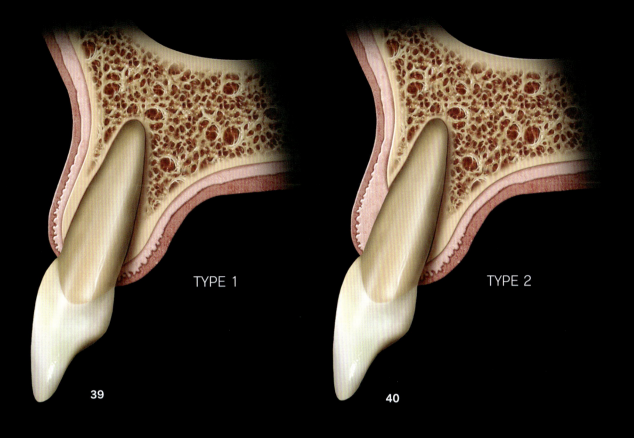

TYPE 1

TYPE 2

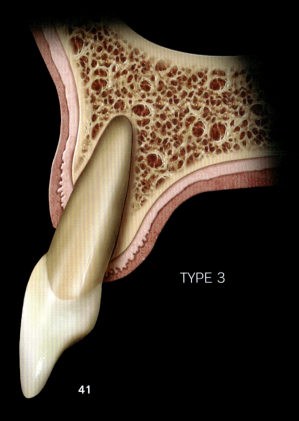

TYPE 3

図39 Type 1の抜歯窩。抜歯前に唇側骨板と周囲軟組織が損傷のないことを示している。

図40 Type 2の抜歯窩。抜歯前、軟組織には損傷がないが、唇側骨には歯槽骨裂開がある。

図41 Type 3の抜歯窩。抜歯前に硬組織と軟組織の両方が欠損し中顔面の退縮が存在する。

抜歯窩マネジメントの診断補助：X線撮影と臨床検査

CBCT

技術の向上、特にコーンビーム CT（CBCT）の出現により、臨床医は治療前に抜歯候補部位を三次元的に把握し、治療中に遭遇する可能性のある障害について事前に評価することが可能となった。CBCT を撮影することは、ほとんどの症例においてインプラント埋入前のスタンダードとなっている。より進化した CBCT 装置のなかには、この診断段階での放射線被ばく量を制限するために、断面スキャンを行うことも可能となっている。術前の状態を評価するために、位置を計測したり、単独歯を撮影したりすることができる（図42〜45）。

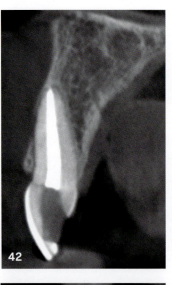
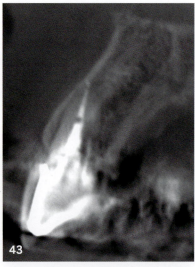
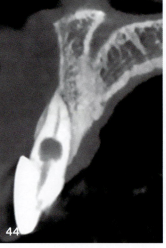
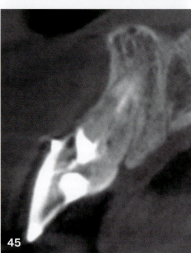

図42　Ⅱ級2類不正咬合の患者の CBCT 画像。この X 線写真では根中央部の唇側骨にフェネストレーションが認められる。

図43　歯根とクラウンの境界部で、口蓋側に破折を認める患者の CBCT 画像。

図44　内部吸収病変と根尖窩洞を有する患者の CBCT 画像。

図45　唇側骨裂開を呈し、Type 2 を示す患者の CBCT 画像。

プローブ

もう1つの有用かつ実用的な診断ツールは、歯周プローブである。プローブは、骨のサウンディングに使用し、溝の深さと骨稜の位置からソケットのタイプを判定することができる。色分けされたプローブ(Colorvue Biotype Probe；Hu-Friedy)の使用は、治療前の患者のバイオタイプの評価に特に有用である(図46)。まず先端の白いプローブを使用する。このプローブが遊離溝歯肉の顔面下に見えれば、歯肉のバイオタイプは薄い(図47)。見えない場合は、緑色の先端をもつプローブを用いて中間のバイオタイプ(図48)、青色の先端をもつプローブを用いて厚いバイオタイプ(図49)と判定する。

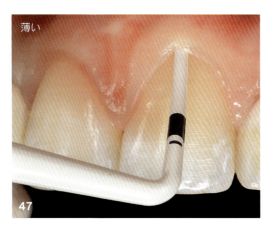

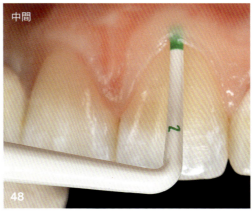

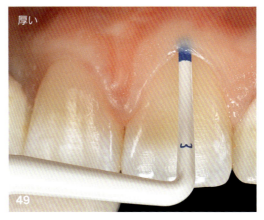

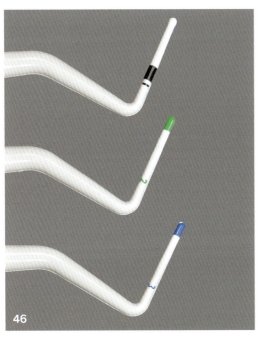

図46〜49 色分けされた歯周プローブで患者のバイオタイプを評価する。

参考文献

1. Cochran DL. A comparison of endosseous dental implant surfaces. J Periodontol 1999;70:1523–1539.

2. Wagenberg B, Froum SJ. A retrospective study of 1925 consecutively placed immediate implants from 1988 to 2004. Int J Oral Maxillofac Implants 2006;21:71–80.

3. Wöhrle PS. Single-tooth replacement in the aesthetic zone with immediate provisionalization: Fourteen consecutive case reports. Pract Periodontics Aesthet Dent 1998;10:1107–1114.

4. Kan JY, Rungcharassaeng K, Lozada J. Immediate placement and provisionalization of maxillary anterior single implants: 1-year prospective study. Int J Oral Maxillofac Implants 2003;18:31–39.

5. De Rouck T, Collys K, Wyn I, Cosyn J. Instant provisionalization of immediate single-tooth implants is essential to optimize esthetic treatment outcome. Clin Oral Implants Res 2009;20:566–570.

6. Block MS, Mercante DE, Lirette D, Mohamed W, Ryser M, Castellon P. Prospective evaluation of immediate and delayed provisional single tooth restorations. J Oral Maxillofac Surg 2009;67:89–107.

7. Tortamano P, Camargo LO, Bello-Silva MS, Kanashiro LH. Immediate implant placement and restoration in the esthetic zone: A prospective study with 18 months of follow-up. Int J Oral Maxillofac Implants 2010;25:345–350.

8. Cooper LF, Raes F, Reside GJ, et al. Comparison of radiographic and clinical outcomes following immediate provisionalization of single-tooth dental implants placed in healed alveolar ridges and extraction sockets. Int J Oral Maxillofac Implants 2010;25:1222–1232.

9. El-Chaar ES. Immediate placement and provisionalization of implant-supported, single-tooth restorations: A retrospective study. Int J Periodontics Restorative Dent 2011;31:409–419.

10. Cosyn J, Eghbali A, De Bruyn H, Collys K, Cleymaet R, De Rouck T. Immediate single tooth implants in the anterior maxilla: 3-year results of a case series on hard and soft tissue response and aesthetics. J Clin Periodontol 2011;38:746–753.

11. Buser D, Chen ST, Weber HP, Belser UC. Early implant placement following single-tooth extraction in the esthetic zone: Biologic rationale and surgical procedures. Int J Periodontics Restorative Dent 2008;28:441–451.

12. Buser D, Bornstein MM, Weber HP, Grutter L, Schmid B, Belser UC. Early implant placement with simultaneous guided bone regeneration following single-tooth extraction in the esthetic zone: A cross-sectional, retrospective study in 45 subjects with a 2- to 4-year follow-up. J Periodontol 2008;79:1773–1781.

13. Chappuis V, Rahman L, Buser R, Janner S, Belser U, Buser D. Long-term effectiveness of contour augmentation with guided bone regeneration: 10-year results. J Dent Res 2018;97:266–274.

14. Zamzok J. Avoiding ridge laps through nonsurgical soft tissue sculpting on implant restorations. J Esthet Restorative Dent 1996;8:222–228.

15. Crespi R, Capparé P, Crespi G, Romanos GE, Gherlone E. Tissue remodeling in immediate versus delayed prosthetic restoration in fresh socket implants in the esthetic zone: Four-year follow-up. Int J Periodontics Restorative Dent 2018;38(suppl):S97–S103.

16. Jemt T. Regeneration of gingival papillae after single-implant treatment. Int J Periodontics Restorative Dent 1997;17:327–333.

17. Chu SJ, Tarnow DP, Tan JH, Stappert CF. Papilla proportions in the maxillary anterior dentition. Int J Periodontics Restorative Dent 2009;29:385–393.

18. Steigmann M, Cooke J, Wang HL. Use of the natural tooth for soft tissue development: A case series. Int J Periodontics Restorative Dent 2007;27:603–608.

19. Chen ST, Buser D. Clinical and esthetic outcomes of implants placed in postextraction sites. Int J Oral Maxillofac Implants 2009;24(suppl):186–217.

20. Merheb J, Vercruyssen M, Coucke W, Beckers L, Teughels W, Quirynen M. The fate of buccal bone around dental implants. A 12-month postloading follow-up study. Clin Oral Implants Res 2017;28:103–108.

21. Esposito M, Ekestubbe A, Grondahl K. Radiological evaluation of marginal bone loss at tooth sites facing single Branemark implants. Clin Oral Implants Res 1993;4:151–157.

22. Cosyn J, Sabzevar MM, De Bruyn H. Predictors of inter-proximal and midfacial recession following single implant treatment in the anterior maxilla: A multivariate analysis. J Clin Periodontol 2012;39:895–903.

23. Rodriguez-Ciurana X, Vela-Nebot X, Segala-Torres M, Rodado-Alonso C, Cambra-Sanchez J, Tarnow DP. The effect of inter-implant distance on the height of the inter-implant bone crest when using platform-switched implants. Int J Periodontics Restorative Dent 2009;29:141–151.

24. Khayat PG, Arnal HM, Tourbah BI, Sennerby L. Clinical outcome of dental implants placed with high insertion torques (up to 176 Ncm). Clin Implant Dent Relat Res 2013;15:227–233.

25. Barone A, Alfonsi F, Derchi G, et al. The effect of insertion torque on the clinical outcome of single implants: A randomized clinical trial. Clin Implant Dent Relat Res 2016;18:588–600.

26. Elian N, Cho SC, Froum S, Smith RB, Tarnow DP. A simplified socket classification and repair technique. Pract Proced Aesthet Dent 2007;19:99–104.

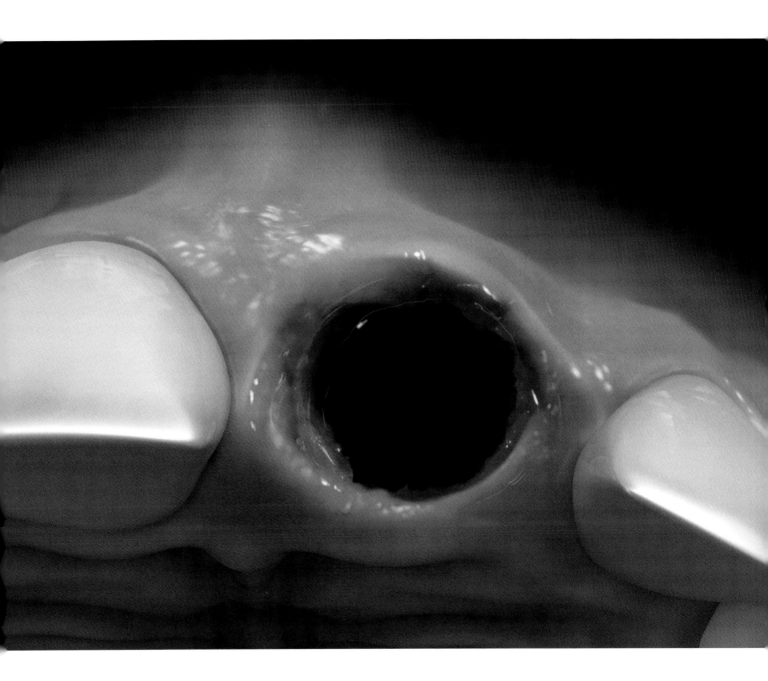

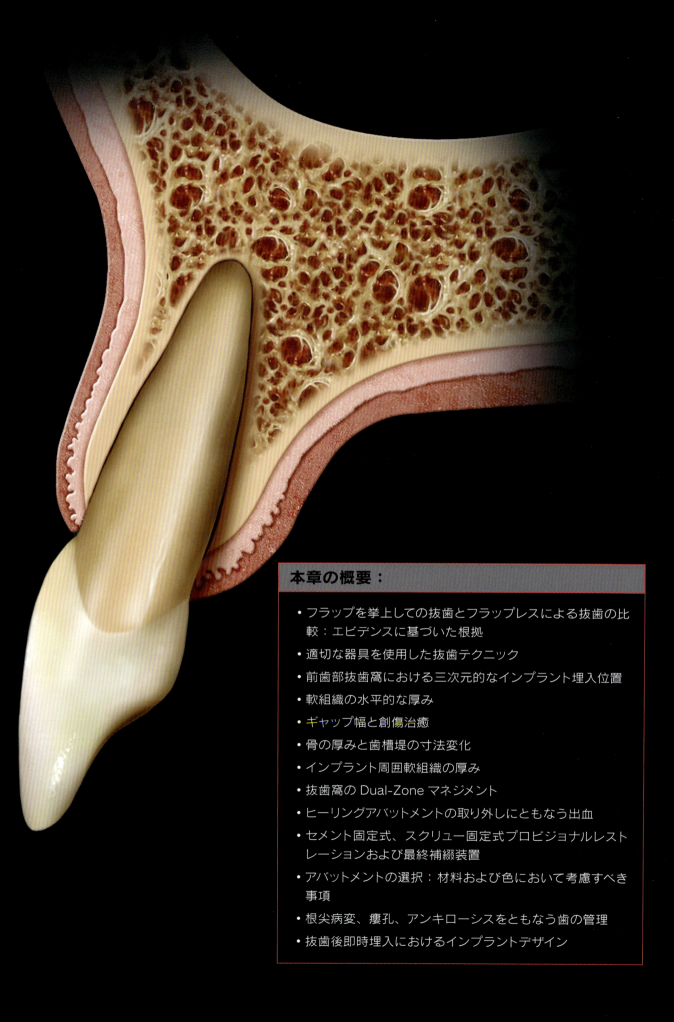

本章の概要：

- フラップを挙上しての抜歯とフラップレスによる抜歯の比較：エビデンスに基づいた根拠
- 適切な器具を使用した抜歯テクニック
- 前歯部抜歯窩における三次元的なインプラント埋入位置
- 軟組織の水平的な厚み
- ギャップ幅と創傷治癒
- 骨の厚みと歯槽堤の寸法変化
- インプラント周囲軟組織の厚み
- 抜歯窩の Dual-Zone マネジメント
- ヒーリングアバットメントの取り外しにともなう出血
- セメント固定式、スクリュー固定式プロビジョナルレストレーションおよび最終補綴装置
- アバットメントの選択：材料および色において考慮すべき事項
- 根尖病変、瘻孔、アンキローシスをともなう歯の管理
- 抜歯後即時埋入におけるインプラントデザイン

Chapter 2

抜歯窩 Type 1 のマネジメント

Management of Type 1 Extraction Sockets

訳：落合久彦／毛利国安／森本太一朗

審美領域において、頬側骨および軟組織が残存している抜歯窩 Type 1 部位にインプラントを問題なく埋入することができる。フラップレスによる抜歯を行った場合は特に予知性が高く、予後の良い結果を出すことができる。本章では、シングル・トゥースインプラント（以下、単独インプラント）の抜歯即時インプラント埋入法に関するよくある疑問点、課題、懸念事項を挙げる。

フラップを挙上しての抜歯とフラップレスによる抜歯の比較：エビデンスに基づいた根拠

抜歯はフラップを挙上またはフラップレスで行う。フラップを挙上することによって、術野の明示や操作性が向上するが、より大きな侵襲性をともなう。侵襲性によって、抜歯窩への血液供給を阻害し、歯槽堤治癒の遅延や審美性の低下をともなう歯槽堤の頬舌的な変化につながる[1,2]。Caneva らの動物研究の結果によると、部分層弁でも骨膜への血液供給が妨げられ、唇側骨の骨吸収が見られることが報告されている[3]。このことから、周囲組織

の構造や血液供給が維持され、損なわれることがないため、フラップレスによる抜歯即時インプラント埋入法が最善だと考えられる。

唇側骨への血液供給

唇側骨への血液供給元として、歯根膜、骨膜、および骨髄由来の骨内の3つを挙げることができる。歯根膜には血管が豊富に見られる。このように血液が豊富なことにより、骨リモデリングや歯に対する強い咬合力に耐えることを可能にしている。しかし、抜歯時には歯根膜も除去される。したがって、残された頬側の骨膜が抜歯窩への血液供給に重要な役割をもつ。たとえば、残根を除去するためにフラップを挙上してしまった場合、頬側骨への血液供給が一時的に低下または遮断される。フラップを縫合で完璧に戻したとしても、新規に血管吻合ができるまで4〜6日かかる。フラップを挙上して抜歯することは30秒ほどあれば簡単に行える反面、頬側骨への主要な栄養源が1週間阻害されることになる。抜歯窩に残された栄養源は、骨髄由来の骨内血液があるが、薄い唇側骨にはこのような血液がない場合が多い。

Huynh-Ba らおよび Braut らの報告では、前歯の頬側骨の厚みは64％でわずか0.5mm

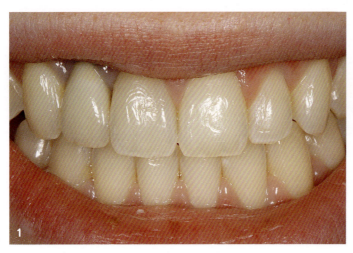
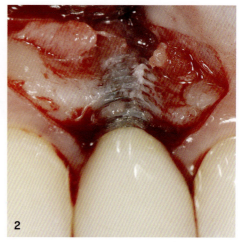

であることがわかった。他の25%では、わずか1.0mmの厚みであった。このことにより、上顎前歯部において患者の約90%の唇側骨の厚みは1.0mm以下といえる[4,5]。Cookらも同じような結果を報告している。歯肉が厚いフェノタイプでは唇側骨は1.0mm以下、薄いフェノタイプでは0.5mm以下の厚みの傾向がみられた[6]。

同じように2005年のAraújoらによる重要な研究では、インプラントが抜歯窩の創傷治癒を変化させることはないことを報告している。そのため、唇側骨が特に薄い（1.0mm以下）場合、インプラントは唇側骨を維持することができず骨吸収が起きて、唇側におけるオッセオインテグレーションが喪失する[7]。Canevaらも、血管がない薄い唇側骨では骨吸収が起こるため、インプラント埋入位置および適切なインプラント径の選択が、唇側骨の形成・再生を促すのではないかと報告している[8,9]。すなわち、小さい径のインプラントを抜歯窩の口蓋側寄りに埋入することが望ましい[10]。

骨内膜や骨髄を含むためには、一般的に少なくとも骨の厚みが1.5～2.0mm必要である。そのため、抜歯窩において歯根膜および骨膜からの血液供給が遮断されれば、唇側骨から抜歯窩への血液供給は、ほとんど期待できない[11-14]。唇側骨の欠損により唇頬側中央部の陥凹や退縮が起こり審美性が損なわれるため、このことは患者も臨床医も悩ませる潜在的な問題である（図1、2）。

唇側のカントゥアおよび歯槽堤の寸法変化

フラップを挙上して抜歯を行った場合の歯槽堤の寸法変化を検証した研究がいくつかある[15-20]。Lekovicらの研究では、フラップを挙上して前歯部の抜歯を行い、抜歯窩をメンブレンや骨移植材料を使わず口蓋側に向かってフラップを一次閉鎖した[14,15]。6か月後に検証した結果、口蓋側骨、つまり歯槽骨の高さが維持されることで垂直的に1.0mm程度の変化しか見られなかった。しかし、頬舌的な寸法変化は4.4～5.9mmも見られ、それによって退縮も認められたため、審美的には好ましくない結果であった。

フラップレスで抜歯を行った場合の歯槽堤の寸法変化を検証した研究もいくつか挙げる[21-24]。Grunder、Veraら、BrownfieldとWeltman、Degidiらの研究では、頬舌的な寸法変化は1.0、0.6、0.8、1.3mmと、それぞれ報告されている。この結果は、侵襲的な抜歯とフラップ挙上を行った後の頬舌的な寸法陥凹が3.0～5.0mmもあった症例よりも有意に少なかった。これらの数値から、フラップを挙上することで手術部位へのアクセスを容易にしようとすると、歯槽堤の頬舌

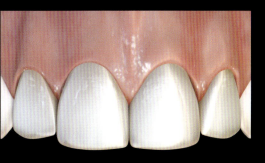

図3　臨床的に歯冠破折が見られる歯の抜歯前の図解。

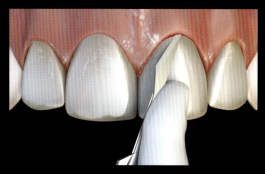

図4　小さい15cのメスを歯肉溝に挿入し、歯肉縁上の線維の切断を行う。この時、デリケートな周囲組織を傷つけるような骨膜剥離子を使用していないことに注目してほしい。

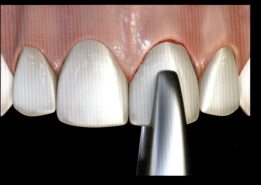

図5　長いくちばし状鉗子を使用し、頬舌的な動きを最小限に抑えながら、歯を回転させる動きで抜歯を行う。この動作により、薄い唇側骨の破折を防ぐことができる。

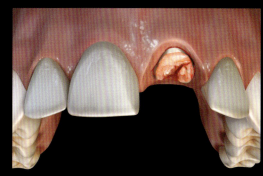

図6　抜歯窩に残根をともなう歯冠破折。

な寸法変化に悪影響を与えることを示している。このような研究結果をふまえて、術者らは抜歯を行う前にその術式を熟考しなければならない。

　抜歯窩は、基本的に骨に穴が開いている状態となる。歯根の先端が残っている場合、先端の小さなダイヤモンドバー、ピエゾ器具、歯根膜剥離子などを使用して隙間をつくり、残留歯根を除去するべきである。歯が埋伏していない限り、フラップを挙上するべきではない。頬側骨が残存しているのであれば、できるだけ触らずに保存すべきである。穿刺部のみならず、臼歯部においても頬舌的な寸法を維持し、頬側の陥凹による食物迷入が起きないようにすることで、治療の成功を達成しやすくなる。

適切な器具を使用した抜歯テクニック
単根前歯

　審美領域における単独インプラントの抜歯後即時埋入法でもっとも難しいのは、非侵襲的な抜歯である。その理由は、唇側骨は非常に薄く、デリケートであり、歯根除去の際に破折するリスクがあるためである。このような難しい処置を行うためには、適切な器具を揃えなければならない。骨縁上の歯肉線維群を鋭利なメスで切断し、くちばし状鉗子で歯根まで把持するように抜歯を行うことが重要である。鉗子での頬舌的動作は、唇頬側骨の破折をともなうリスクがあるため、回転動作での抜歯が推奨される（図3〜10）。

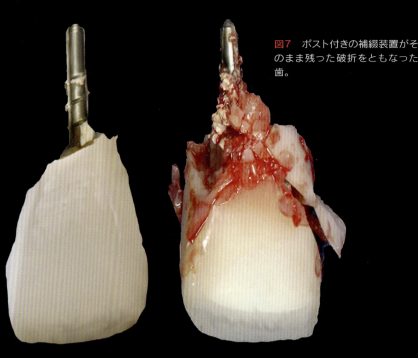

図7 ポスト付きの補綴装置がそのまま残った破折をともなった歯。

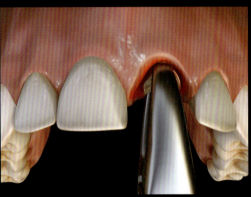

図8 くちばし状鉗子で残根を掴む。この際、生物学的幅径がある歯肉溝内において、骨縁までの領域で残根を把持することが重要である。

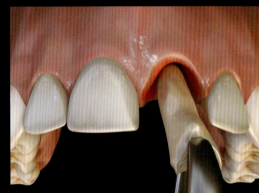

図9 回転動作で残根を除去する。長いくちばし状鉗子の先端で残根の歯冠側部をわずか数ミリ把持するだけで除去できる。

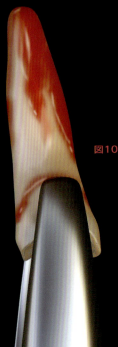

図10 除去された残根。

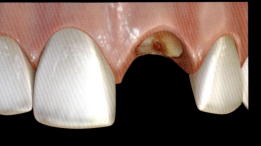

図11 臨床的に歯冠破折が見られる歯の抜歯前の図解。この図では、骨縁まで破折した残根が見られ、歯冠側に鉗子で掴める部分がないことを示している。

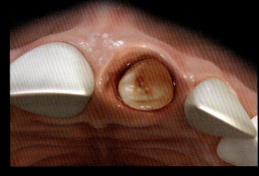

図12 骨縁における残根の咬合面観。

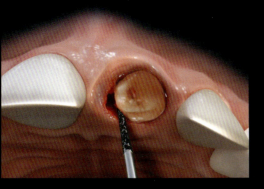

図13 直径の小さな外科用バー（Brasseler；#859）を使用して歯肉溝内で残根の一部を削合し、小さな歯根膜剥離子の先が入る隙間をつくる。

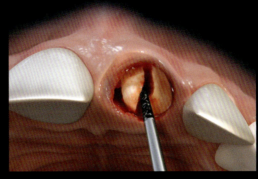

図14 歯根を2つに分割するために、薄い唇側骨を守りながら頰舌的に"猫の目（cat eye）様切れ込み"をつくることができる。分割することにより、薄い頰側骨を損傷せずに分割歯根を除去することができる。

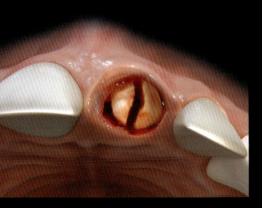

図15 頰舌的に分割した残根。

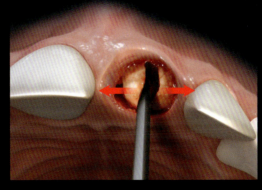

図16 歯根膜剥離子を切れ込みに挿入し、歯根を分割し脱臼を行う。

　遊離歯肉縁または骨縁下の臨床的歯冠破折では、抜歯窩の残根を除去するための補助器具が必要である。残留歯根を除去するポイントとしては、歯根と骨の間に隙間をつくることで除去しやすい環境を整えることである。その隙間は、審美領域や薄い唇側骨を避けて、厚みのある口蓋側隣接面につくるべきである。ロングシャンクテーパードダイヤモンドバー（Brasseler #859 surgical bur）を使用して隙間をつくることを推奨する。この間隙を確保した後、先端の小さな歯根膜剥離子を挿入し、歯根を脱臼させて除去することができる（図11〜21）。

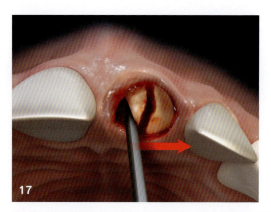 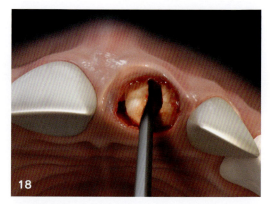

図17、18　脱臼させやすそうな半分は、近遠心方向に動かして除去する。

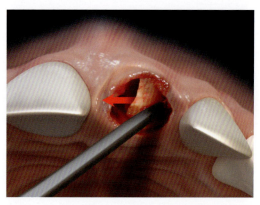 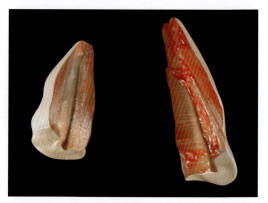

図19　はじめに歯根の半分を除去することによってできたスペースを利用して、残りの半分を脱臼させる。こうすることで、薄い唇側骨への負担を軽減することができる。

図20　除去された分割した歯根。

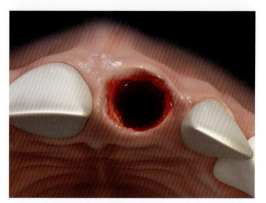

図21　破折歯根の除去後の抜歯窩。フラップを挙上しておらず、組織が無傷な状態であることが確認できる。

前歯部抜歯窩における三次元的なインプラント埋入位置

　残念ながら、理想的なインプラントの位置に関するコンセンサスは統一されてはいない。しかし、Grunderら[14]は、インプラントの表面に頬側骨が最低でも2.0mmあることが望ましいと報告しており、Linkevičiusら[25]は、インプラント - アバットメント境界から2.0～3.0mmの垂直的な組織の厚みまたはインプラントの深さを推奨している。このコンセプトは、抜歯即時インプラント埋入、待時インプラント埋入、およびセメント固定式、スクリュー固定式補綴装置に当てはまる。セメント固定式補綴装置は、近年残留セメントによる医原性インプラント周囲炎（セメント周囲炎）のリスクや補綴装置の撤去のしにくさによりあまり

複根臼歯

　複根臼歯については、5章を参照してほしい。

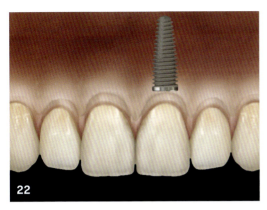
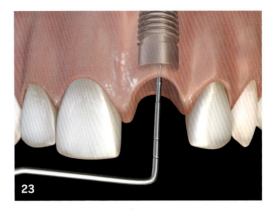

図22、23　遊離歯肉縁の中央から3〜4mm深さ（頬側骨縁一と一致）に埋入したインプラント。

選択されていないが、このような問題を解決するテクニックはいくつかある[26]。インプラントの理想的な位置は、歯肉縁から3.0〜4.0mm根尖方向に位置し、最終補綴装置の結節領域で頬舌的にやや口蓋側寄りに位置し、そしてインプラントから隣在歯の間は1.5mm以上離す必要がある（図22〜24）[27]。

インプラントの位置が補綴装置のエマージェンスプロファイルに与える影響

2011年にDuらは、上顎前歯部のエマージェンスアングルについての論文を発表した[28]。本研究では、セメント‐エナメル境および臨床的歯冠と歯根の境界面と歯の長軸に対するエマージェンスアングルの集計を行った。この結果、中切歯および前歯部において、エマージェンスアングルが平均15°（11°〜15°の範囲）であった。この値はエマージェンスプロファイルを形成するには重要なパラメータになるが、その他にも重要な要素がある。インプラント埋入位置によって補綴装置のカントゥアが決まり、審美性と清掃性を考慮したエマージェンスプロファイルの付与をしなければならない。補綴装置の歯肉縁下のカントゥアが天然歯の15°よりも大きい場合が多い。その理由は、インプラントは抜歯窩の口蓋側寄りに埋入し、埋入した位置に対してのインプラント埋入深度、インプラント直径、およびプラットフォー

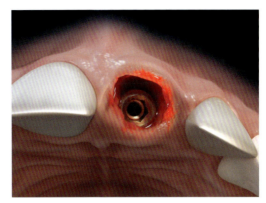

図24　スクリューアクセスホールが結節領域から出るように、インプラントはやや口蓋側寄りに埋入されている。これにより、プロビジョナルレストレーションでの余分なセメントの残留を防ぎ、治癒を促すことができる。

ムスイッチングも考慮しなければならないためである。

現実的には、インプラント埋入位置が補綴装置のカントゥアを直接決定する。カントゥアは、軟組織の支持形態がどの程度必要かにより決まる。たとえば、口蓋側寄りに埋入した場合、軟組織を支持するために大きなカントゥアが必要になるが、唇頬側寄りに埋入した場合は、軟組織の量が少ないためカントゥアは小さい必要がある[29-31]。天然歯の歯根やインプラント補綴装置のアバットメント‐クラウンの歯肉縁下の形態や直径を変えることは、軟組織の高さを操作するテクニックになる。アンダーカントゥアで頬側の軟組織を歯冠側に誘導、オーバーカントゥアで根尖側に下げることができる[32]。図25〜29に示すように、

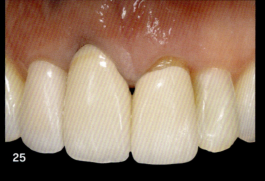
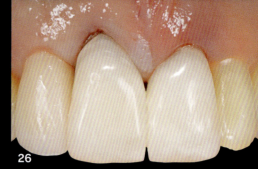
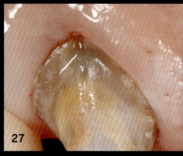
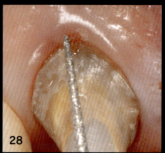
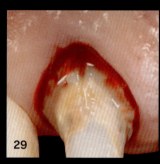
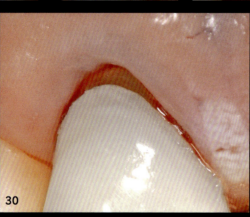
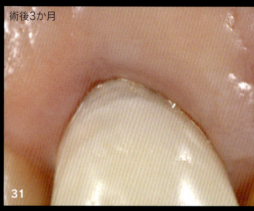

術後3か月

たとえば、上顎右側中切歯の歯肉縁下部にダイヤモンドバーを使用して、形態修正および直径を小さくしている。その後、歯肉縁より短くプロビジョナルレストレーションのリラインを行い、カントゥアの修正を行った（図30）。3か月後、軟組織はプロビジョナルレストレーションのレベルまで上がり、その結果、臨床的な歯冠歯根形態の変化から軟組織の高さは約1mm増加した（図31）。この現象は、歯の直径が小さくなることで軟組織がより切端方向に移動することで起こる。

インプラント補綴装置の歯頚部形態は、できるだけ天然歯と同じように再現するべきである（図32、33）。

インプラント埋入

抜歯窩の唇側に寄り過ぎたインプラント埋入は、唇頬側中央部の骨吸収および歯肉退縮につながるため、審美性が損なわれるリスクがある。このような場合、深めに埋入すれば、この不適切な埋入角度を正しくできるので、補綴装置のアンダーカントゥアリングを行うことで不適切な唇頬側のインプラント埋入置位を修復することができる。しかしながら、どうしても修復することができない場合、インプラントの除去、骨造成、そして適切な位置への再埋入が望ましい選択になる場合もある（図34〜39）。

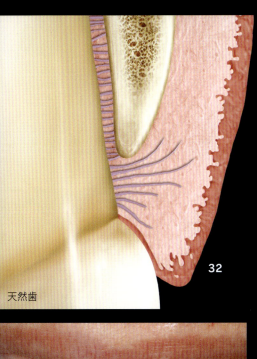

天然歯

32

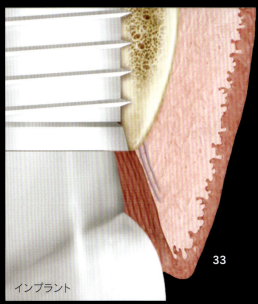

インプラント

33

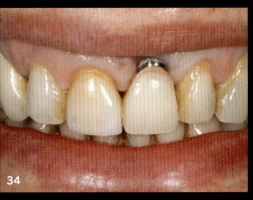

34

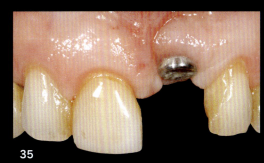

35

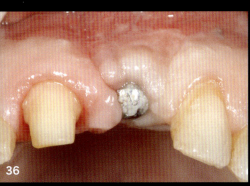

36

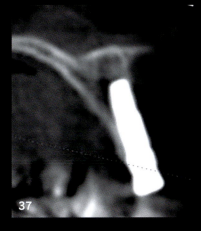

37

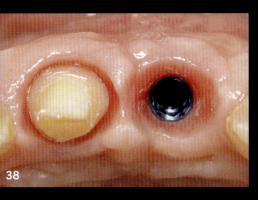

38

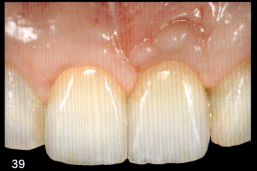

39

前歯部抜歯窩における三次元的なインプラント埋入位置

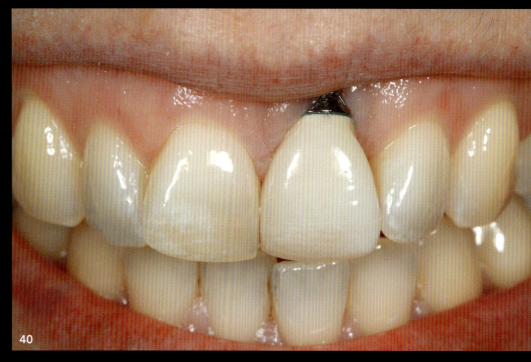

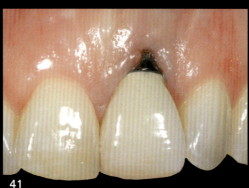

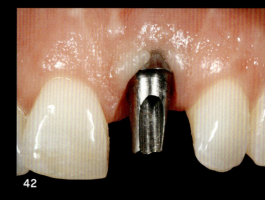

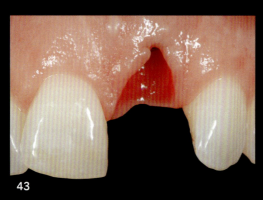

インプラントの埋入角度

　インプラントの埋入角度は、埋入位置と同じく補綴装置のカントゥアに影響し、スクリュー固定式補綴装置の製作において課題を残す場合がある。インプラントの角度や埋入位置が唇頬側に寄り過ぎると、補綴装置のカントゥアに悪影響を及ぼす。このようなケースでは、アバットメントとクラウンのいずれか、または両方にオーバーカントゥアリングが必要になる。オーバーカントゥアリングによって軟組織に過剰な負担を与え、唇頬側中央部の退縮につながることがある（図40〜43）。

Chu SJ, Tarnow DP. Managing esthetic challenges with anterior implants. Part 1: Midfacial recession defects from etiology to resolution. Compendium 2013;34(special issue 7):26-31. Copyright © 2013 to AEGIS Publications, LLC. オリジナルは、上記に掲載されている。無断複写・転載を禁ずる。出版社の許可を得て本書に転載。

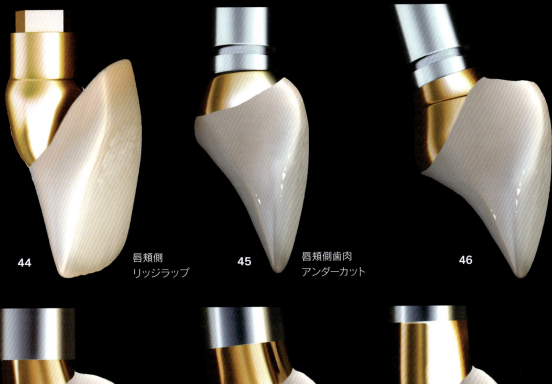

44　唇頬側リッジラップ　　45　唇頬側歯肉アンダーカット　　46

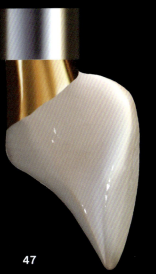
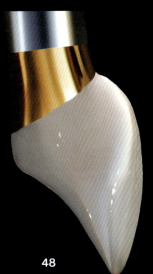
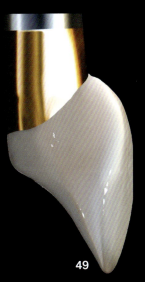

47　　48　　49

インプラントの埋入深度

　補綴装置のカントゥアに影響するインプラントの垂直的な位置関係も考慮しなければならない。インプラントが浅めに埋入された場合、補綴医としては唇頬側リッジラップ形態の補綴装置を製作することしかできない(図44)。一方、インプラントを根尖側に深めに埋入した場合、補綴装置の歯肉縁下からカントゥアが徐々に立ち上がる形態になる。補綴装置に適切なエマージェンスプロファイルを付与するには、インプラントの垂直的な位置を考慮しなければならない(図45〜49)。

　口蓋側寄りに埋入されたインプラントの埋入深度が十分に深くなければ、軟組織を支持するために唇頬側のカントゥアを大きくつくらなければならないため、クラウンに唇頬側歯肉アンダーカット形態をつくる必要がある(図45参照)。抜歯直後の抜歯窩にインプラントを口蓋側寄りに埋入することで、唇頬側にできるギャップ内が血餅で満たされ骨ができるため、インプラントを支持する頬側骨の厚みを増やせることが知られている。しかし、補綴装置の唇頬側中央部のカントゥアをうまくコントロールするためには、インプラントをより深めに埋入することが重要である。平均的

な唇頬側骨縁の位置を考慮し、遊離歯肉縁から3.0mm以上4.0mmを超えないようにインプラントを抜歯窩内に埋入することが推奨される。適切な深さに埋入しても、軟組織を支持するために唇頬側中央部のカントゥアを付与しなければならない場合もある（図48、49）。補綴装置の観点から、より緩やかに立ち上がるカントゥアを与えるためには、適切なインプラントの埋入深度が重要である。

同様に、プラットフォームスイッチングデザインを有するインプラントのように径が小さめのインプラント-アバットメント境界面をもつ補綴装置は、深めに埋入する必要がある。たとえば1.0mm深めに埋入することにより、カントゥアの立ち上がりがより緩やかなエマージェンスプロファイルをつくることができる。メインテナンスのしやすさ、衛生面、歯肉の審美性はもちろんのこと、補綴専門医の立場から見ても、カントゥアの付与は考慮すべき事項であるため、このようなわずかな位置の変更が大きな違いを生むことがある。最後に、セメント固定式とスクリュー固定式補綴装置のエマージェンスプロファイルは同じにするべきである（図50、51）。

軟組織の水平的な厚み

インプラント周囲軟組織の水平的な厚みは、異なる色の基質材料をマスキングし、唇頬側中央部の歯肉退縮を防ぐために重要である[33,34]。セメント固定式補綴装置の場合、インプラント連結部上にアンダーカントゥア、またはOリング（O-ring）タイプの粘膜貫通型アバットメントを設置すると、軟組織が内側に移動することで厚みの増大や質が向上する可能性があるとしているメーカーもある。しかし、Patilら最近の論文では、このタイプの粘膜貫通型アバットメントとストレートアバットメントが比較され、骨吸

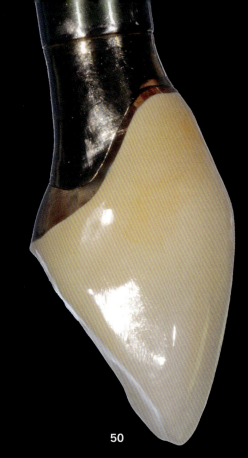

50

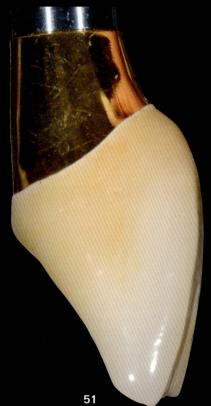

51

収量、付着粘膜、ピンクエステティックスコア、プロービング深度、患者満足度の点で基本的に同じであることが判明した[35-38]。その結果、湾曲したアンダーカントゥアアバットメントとストレートアバットメントを使用した場合では、臨床的な有意差は明白には認められなかったと結論付けた。

一方、2018年にSaitoらが行ったプラットフォームスイッチングによるインプラント周囲唇側軟組織の厚みへの影響を調べた研究では、平均0.33〜0.58mmのプラットフォームシフトで軟組織厚みが1.0mm（平均1.38mm）増大したことがわかった[39]。さらに、アバットメントやクラウンのメタルの部分の色をマスキングするために重要な水平的な厚みも2.0mm以上増えていた。残された本質的な疑問は、インプラント周囲軟組織の増大と歯槽堤の変化や菲薄化との相関性であるが、いまだ不明である。

インプラント周囲および欠損部への結合組織移植

口蓋と上顎結節からの結合組織移植片の採取は、1980年代から行われている。当初は、GBR（骨再生誘導）が確立される前の歯槽堤造成や[40]根面被覆術に使われていた[41, 42]。そしてインプラント治療が普及し、使用される頻度が高まるにつれ、インプラント周囲付着歯肉や角化歯肉の増大への適応のみならず、歯槽堤造成にも自家由来移植材料を使用することは自然な流れであった。

自家由来結合組織を使用する最大の利点は、患者自身の組織を移植するため、移植片に対する免疫反応がないことである。また、採取した移植片は生活組織のため、必ずしも完全に被覆されなくても問題ない。一方で、ティッシュバンクからの他家由来真皮移植材料の場合は、効果を出すためには完全に被覆する必要がある。自家由来結合組織を使用するその他の利点として、生体適合性が高いことに加え、追加費用がかからないことが挙げられる。

自家由来結合組織の欠点としては、供給側から外科的に採取しなければならないことである。術後、患者には不快感が生じ、そして出血リスクの可能性も上がる。また、採取可能な組織の量には限界がある。患者ごとに口蓋側軟組織の厚みが違うため、採取可能な移植片の量はその厚みにより決定される。

他家由来真皮移植材料は、軟組織のみを必要とする部位で増大術にも使用できる。他家由来真皮移植材料を使用する明らかな利点は、事実上無制限に入手可能であり、広い範囲に同時に移植を行えることである。また、自家由来結合組織と比較して、追加で外科的処置を行う部位を必要としないため、患者の術後負担も軽減することができる。

結合組織移植は、抜歯、抜歯即時インプラント埋入、または待時インプラント埋入にも適応されることがある。現在、このような処置への適応は関心を集め注目されているが、どの臨床医も自身にとってもっとも効果的な自分なりの術式をもっている。

歯周組織フェノタイプ

患者ごとに個々の硬組織と軟組織に特徴があることは、歯科の多くの研究で報告されている[43-45]。また、歯の形態、特に形状は歯周組織のタイプとも関連している。四角形の歯をもつ患者は、フラットで厚みのある歯肉フェノタイプと相関し、三角形の歯をもつ患者では薄い歯肉フェノタイプと相関する。2011年にCookらにより、インプラントに関連するさまざまな歯周組織のフェノタイプにおける唇側骨の厚みや寸法を定義したもっとも注目すべき研究の1つが発表された[6]。それによると、薄いフェノタイプをもつ患者では唇頬骨厚みが平均0.6mmである一方、厚い歯肉フェノタイプの患者では平均1.2mmあると報告された。両フェノタイプ間の唇側骨の厚みに有意な違いはなく、インプラント周囲軟組織の厚みの違いのみ有意に

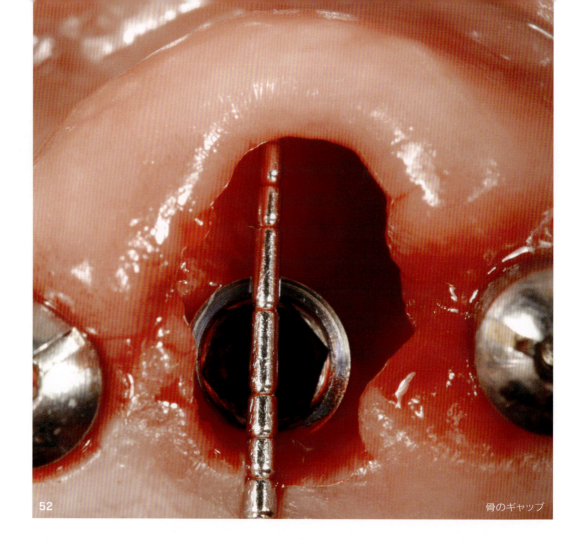

52　　　　　　　　　　　　　　　　　　　骨のギャップ

違いが見られる結果となった。両フェノタイプにおいて骨幅は薄いので、インプラント周囲軟組織の厚みに違いは見られるかもしれない。すなわち、Cookらは軟組織の厚みにかかわらず、上顎前歯部においてすべての患者に対して審美的にハイリスク症例と認識して治療することを提唱している。

患者の歯周組織フェノタイプは、補綴装置のカントゥアの形態を決定する際の参考となる。厚い歯肉の場合、カントゥアを大きく設定するが、薄い歯肉の場合、ストレートまたは凹んだカントゥアを付与することで唇頬側中央部の退縮を避けることができる[32]。

ギャップ幅と創傷治癒

抜歯窩内にインプラントを即時埋入した症例では、唇頬側にギャップ（インプラントの唇側表面から唇頬側の抜歯窩壁までの距離）が頻繁に見られる。ここで唇側インプラント表面に対してどのような創傷治癒形態が見られるのかおおいに気になるところである。図52では、上顎犬歯部の抜歯窩をペリオプローブで計測した結果、4.25mmのギャップがあることが確認できる。このギャップは、一般的にオッセオインテグレーションの失敗の閾値とされる1.5mmよりも大きい。しかし、本症例では、ギャップ内の血餅をそのままにしておくだけで、骨がきれいにできあがったことが確認できる。本症例ではフラップは挙上せず、一次閉鎖もなく、メンブレンも使用しなかった。なぜこのようなことができるのだろうか？

1988年に抜歯窩を再現した研究があり、そこでギャップ幅および創傷治癒に関する興味深いデータが報告されている[46-50]。

Carlssonらは、その代表的な研究において、インプラントと骨の間のギャップが1.5mm以上見られるケースで、線維性の薄層があることを指摘している[46]。Gotfredsenら、Knoxら、Stentzら、Akimotoらも同様の報告をしている[47-50]。なぜこのような結果が現代では通用しないのだろうか？　では、なぜ現在の治療方法では異なる結果を期待するのか、Akimotoらの研究を考察してみたい[50]。

　Akimotoらのイヌ研究で、抜歯窩の治癒を待ち、インプラント周囲にスペースがない状態、0.5mm、1.0mm、1.4mmのギャップがある状態でそれぞれインプラントが埋入された。トレフィンバーで抜歯窩形態を再現し、インプラントを根尖側でしっかり固定した。各インプラントの上部は、抜歯窩にスペースが残されていた。ギャップがないコントロール群では、良好なオッセオインテグレーションが確認でき、組織学的に骨がインプラント表面の全周囲に確認できた。一方で、1.4mmのギャップがあるグループでは、他の研究と同様にインプラント周囲に帯状の線維様組織が見られた。しかし、すべての研究においてメンブレンは使用されず、インプラントはフラップで閉鎖されたことに注目してほしい。加えて、インプラント周囲の残存骨の寸法は、すべての研究において測定されていなかった。

　2005年のAraújoらと、2010年のCanevaらの研究では、頬側骨の厚みは創傷治癒に非常に重要な要素であり、骨吸収やリモデリングに対する影響が明確に示された[7-9]。フラップでインプラント埋入部位を閉鎖すると有茎で血液が豊富なため、線維組織の増殖を促進し、骨よりも速くギャップを埋め、その結果、線維性の薄層ができ、オッセオインテグレーションを妨げる。もし、メンブレンと併用されていれば、線維性の薄層は避けられただろう。その他の要因としては、インプラントの埋入深度、Linkevičius[25]が報告した垂直的軟組織の厚み、インプラント表面のマイクロ構造などが挙げられる。しかし、もっとも重要なのは、そもそもフラップを挙上せずに、われわれが推奨する二次創傷治癒で行った場合、結果はどのようになっていたかということである。

フラップの一次閉鎖と二次創傷治癒

　典型的な抜歯窩では、血餅にもっとも近い上皮の発生源は、明らかに創傷縁である。この上皮を元の位置に維持し、二次創傷治癒により抜歯窩は骨で満たされる。インプラントを抜歯窩の中心に埋入したか、していないかにかかわらず、抜歯窩は治癒し骨で満たされる。この例は、創傷縁の上皮には血餅がとおり抜けられないため起こる（上皮はそれ自身の独立した血液供給がないことを思い出していただきたい）。その代わりに、血餅を越えて上皮に血液供給するために、抜歯窩壁の下にある肉芽組織が血管を形成（血管新生）するのを待たなければならない。これらの組織は新生血管よりも早くは形成されない。したがって、骨はゆっくりと形成され、抜歯窩中心のインプラントに到達する。逆に一次閉鎖を行うと、上皮と線維性結合組織は新生骨が抜歯窩を満たす前に抜歯窩の上部を移動し、肉芽組織とともにギャップ内を満たす可能性がある。そのため、フラップを挙上して1.5mm以上のギャップで埋入されたインプラントにおいて、線維性の薄層がしばしば見られる。

　擦過傷において血餅の下の新生結合組織から治癒に必要な血液供給が受けられる皮膚上皮とは違って、フラップで一次閉鎖していない抜歯窩の上皮は擦過傷と同程度の大きさの創傷であっても抜歯窩は深いので、皮膚と同じ様な治癒形態をたどることができない。つまり、抜歯窩が深いため、上皮化の過程は遅くなる。直径8〜10mmの皮膚の擦過傷は7日間かけて上皮化してから血餅が剥がれるの

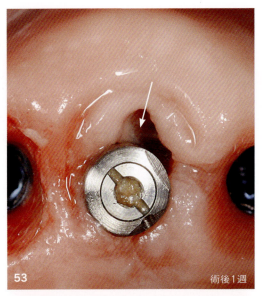
53　術後1週

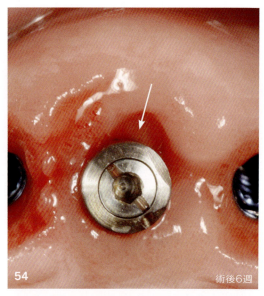
54　術後6週

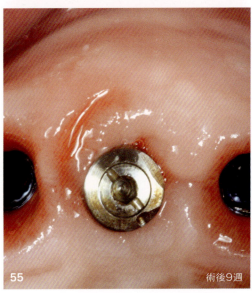
55　術後9週

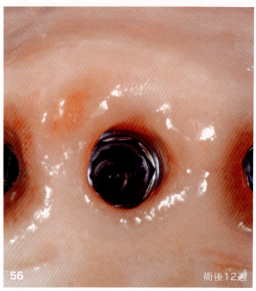
56　術後12週

に対し、一般的なヒトの抜歯窩は3週間かかる。フラップを挙上しない場合、上皮が抜歯窩を封鎖するのには時間がかかる。上皮が抜歯窩を封鎖する前に、抜歯窩内の新生骨からの新生血管が血餅に置き換わるため、ギャップのサイズの違いは問題とならないのは当然である。抜歯窩は、二次創傷治癒によって骨が形成され、やがて治癒する[51]。

症例と組織学的根拠

　この連続抜歯症例では、上顎左側犬歯の抜歯後、ナロータイプのインプラント（4.0mm）が埋入されたが、唇頬側に4.25mmの大きなギャップが見られた（図52参照）。これは、過去の研究が示しているオッセオインテグレーションが失敗する最低ギャップの寸法より2倍以上も大きかった。しかし、治療は続行され、ヒーリングアバットメントが装着された。術後1週、抜歯窩のアバットメント周囲に黄色の血餅を確認することができ、これは治癒期間の初期段階で抜歯窩への食渣迷入を防いでいることに注目されたい（図53）。術後6週、肉芽組織が見られた（図54）。通常であれば術後3週で肉芽組織が見られるが、抜歯窩が大きく、そしてギャップの幅も大きかったため、新生血管が形成されるまで2倍の時間がか

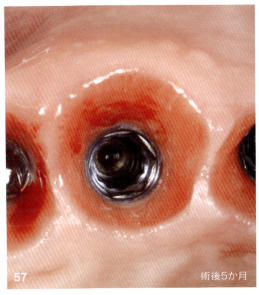
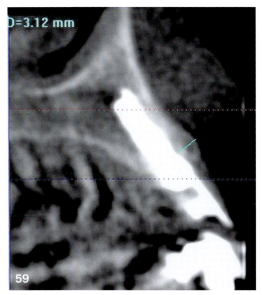

図57 術後5か月
図59

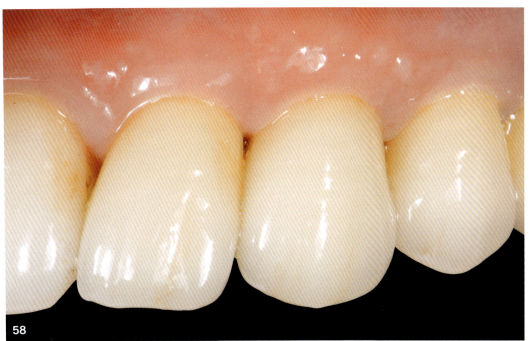

図58

かった。感染などから守るために血餅はまだ表面に残っている。術後9週、抜歯窩の上皮化と角化が見られ始める（図55）。術後12週できれいな角化組織が確認できた（図56）。

術後5か月、インプラントに荷重をかけるため形態の修正を行うことになった（図57）。ヒーリングアバットメントの取り外し後、インプラントの上に軟組織が形成されていることは明らかであったが、問題はどのような組織が存在するかということであった。インプラントに荷重をかけ、軟組織が形成され、その部位にはさらに3〜4か月の治癒期間を与えた。図58は最終補綴装置を示している。ポケットは確認されず、組織の状態も健康的で安定していた。しかし、どのような組織や細胞のタイプがインプラント表面に対して治癒するかは未知数であった。CBCTでは、インプラントの唇頬側に3.1mmの骨が確認されたが（図59）、確実に確認するためには組織学的評価が必要である。患者は、インフォームドコン

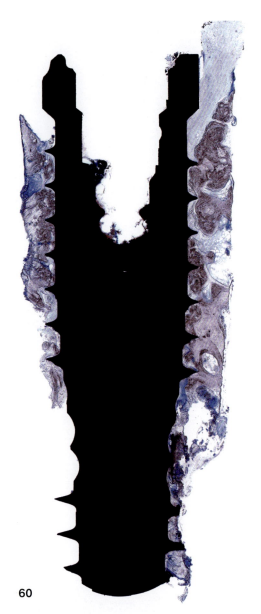

60

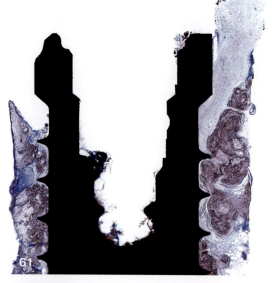

61

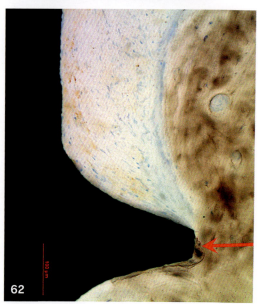

62

　セントにより自身のインプラントを研究に提供することに同意した。

　インプラントは最小限の周囲骨ブロックとともに除去され、骨造成が行われ、治癒後に再度インプラントの埋入を行った。除去したインプラントの両側に隣接するインプラントがあったため、必要に応じて固定式のインプラント補綴装置で一時的に修復することができ、再度埋入したインプラントは問題なく治癒した。

　図60にインプラントの組織学的断面を示す。インプラントとクラウンが接する上部にはわずかに人工的な形跡が認められるが、これは恐らくインプラント除去前にボーンサウンディングが行われ、血餅のみがインプラントを覆っていたためであろう。インプラントは完全に露出していたが、その上部まで上皮付着があり、良好な組織付着を確認できた。インプラントショルダー部に結合組織が確認できた（図61）。もっとも重要なことは、インプラントの最初のスレッドまで骨が形成され、その上に正常な生物学的幅径が確認できたことである。したがって、たとえ4.2mmのような大きなギャップであっても、二次創傷治癒でオッセオインテグレーションが可能であることが

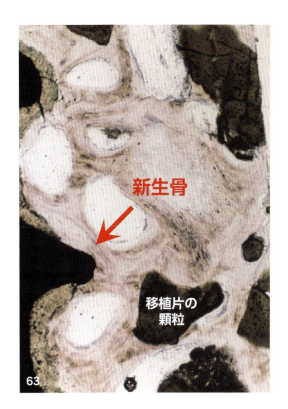

骨髄がインプラント表面に形成されている。どれだけ移植片を骨欠損部に強く充填しても、移植片は最終的には脇に押しやられ、骨に取り込まれる[52]。

インプラント生存率やオッセオインテグレーションの観点から、ギャップ内に骨移植材料を充填することは重要ではない。しかし、審美的な観点から、歯槽堤形態を維持し、陥凹を防ぎ、インプラント周囲軟組織の退縮を軽減するために、骨移植材料を充填することが強く推奨される。また、インプラント表面がどのようなタイプの細胞によって治癒過程をたどっていくかは骨移植材料は関係なく、つねに患者自身の創傷治癒過程に基づいている。

証明された(図62)。今回の組織学的症例報告は、①ギャップ内に血餅が形成後そのまま治癒し、②抜歯窩をフラップで閉鎖せず、③抜歯窩が二次創傷治癒で治る限り、ギャップの幅は重要でないことを裏付けている[51]。

ギャップへの硬組織移植

骨移植は、抜歯窩の治癒のこれらの生物学的プロセスにどのような影響を与えるのだろうか？ 移植片は、歯槽堤形態を維持し、組織の陥凹や退縮を防ぐことに役立つが、創傷治癒に対する骨の組織学的反応は、移植片の有無またその材質や種類にかかわらず同様である。抜歯窩に骨移植材料を充填した場合、その移植片はインプラントを口腔環境から守るため、基本的には新しい肉芽組織の形成の邪魔になる。本質的に治癒の過程で移植片は押し出され、結合組織、肉芽組織、骨に置き換わる。図63は、術後2年半経過しても移植片の顆粒が残っており、骨に囲まれている様子を示している。しかし、移植片はインプラント表面に接触しておらず、むしろ新しい骨と

骨の厚みと歯槽堤の寸法変化

本書の筆者らは近年、抜歯窩における組織の厚みと頬舌的な寸法変化を検証したいくつかの研究を行った[53,54]。研究全体では4つの治療グループがあり、被験者はニューヨーク、アトランタ(ともに米国)、ブエノエアレス(アルゼンチン)の個人開業医から集められた。4グループは以下のように分けられている。

1. 骨移植材料とプロビジョナルレストレーションを使用しない(図64)[53]。これはUeli Grunder氏がコントロール群で行った自身の研究と似ており、単純にインプラントの埋入を行い、その上にストレートヒーリングアバットメントのみを装着した[21]。
2. 骨移植材料は使用せず、軟組織形態を維持するためにプロビジョナルレストレーションを装着した(図65)。
3. 骨移植材料を使用したが、プロビジョナルレストレーションは装着せず、ヒーリングアバットメントのみを装着した(図66)。

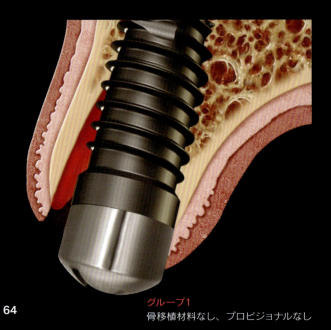

64 グループ1
骨移植材料なし、プロビジョナルなし

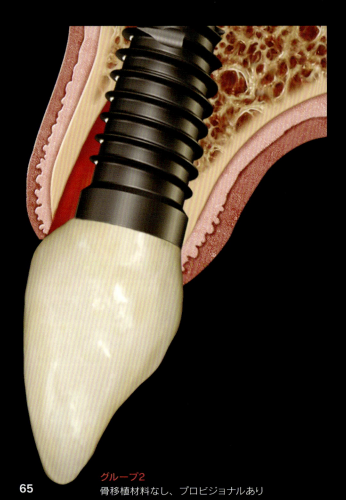

65 グループ2
骨移植材料なし、プロビジョナルあり

4. 骨移植材料を使用し、1章で紹介した症例と同様にプロビジョナルレストレーションを装着した（図67）。

骨移植材料とプロビジョナルなしのグループ1では、遊離歯肉縁から根尖側に1mmの位置で頬舌的な寸法変化は3.0mmであった。これはGrunderらの研究結果と一致し、フラップレスで抜歯を行った場合に同じ様な寸法変化が期待される。

骨移植材料なし、プロビジョナルありのグループ2では、寸法変化は少なく、0.4〜0.5mmであった。抜歯即時インプラント埋入後のプロビジョナルレストレーションの装着によって組織を支持することで歯槽堤は平均0.5mm多く温存することができる。

骨移植材料あり、プロビジョナルなし（ヒーリングアバットメントのみ）のグループ3では、驚くべきことに前述のグループ1と2より予後が良く、骨移植材料のみで歯槽堤の形態とカントゥアを維持できることがわかった。

骨移植材料と抜歯即時プロビジョナルレストレーション装着ありのグループ4では、歯槽堤の寸法変化はほとんどなかった（0.1mm）。なんというパラダイムシフトであろうか。以上のデータから、抜歯即時インプラント埋入、硬組織移植、そして即時プロビジョナルレストレーション装着により歯槽堤の寸法変化の予知性が高くなるという臨床的エビデンスがあることがわかった（図68）。

インプラント周囲軟組織の厚み

頬舌的な歯肉の厚みは、補綴装置に使用する異なる基質材料やアバットメントの色をマスキングするために重要な要素である。アバットメントと同様にインプラントもマスキングす

るには、最低でも2.0mmの厚みが必要である[33]。頬舌側の寸法変化を調査した同じ研究で、著者らは軟組織の厚みも評価している[54]。遊離歯肉の厚みは、インプラント-アバットメント境界面相当部の遊離歯肉縁から約3.0mmの歯肉側3分の1（G）、遊離歯肉縁から約2.0mmの中間の3分の1（M）、遊離歯肉縁から約1.0mmの切端側3分の1（I）——以上の3つの異なる部位とレベルで測定した（図69）。切端部の3分の1は遊離歯肉縁に向かうためつねに薄いが、中央部および歯肉部の3分の1は、インプラント-アバットメント複合体の暗いメタル色をマスキングするために十分の厚みが必要である。

骨移植材料を使用せず、ヒーリングアバットメントのみ使用したグループ1では、切端側3分の1の歯肉は1.2mmで非常に薄かった。中央と歯肉側3分の1は、それぞれ1.8mm、2.3mmであった。骨移植材料を使用せず、プロビジョナルレストレーションを装着した場合（グループ2）、切端側3分の1の厚みは同程度であったが、中央および歯肉側3分の1においての厚みは増加した。骨移植材料を使用し、プロビジョナルレストレーションを使用せず（グループ3）、既製のヒーリングアバットメントのみを使用した結果は、グループ2とほぼ同じであった。骨移植材料とプロビジョナルレストレーションの両方を使用した場合（グループ4）、中央部3分の1で2.4mm、歯肉側3分の1で3.1mmまで厚みが増した。ここでは、軟組織はメタル色をマスキングするために最低限必要な2.0mmの閾値を超えて厚くなっている。繰り返しになるが、最善の組み合わせは、プロビジョナルレストレーションで解剖学的に適切なスペースに骨移植材料を保持することで、インプラント周囲軟組織の厚みを確実に増やすことである（図70）。

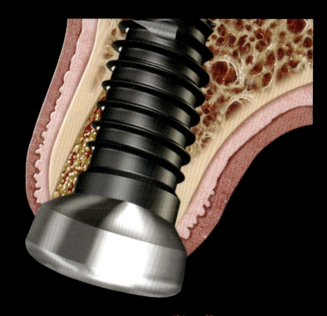

66
グループ3
骨移植材料あり、プロビジョナルなし

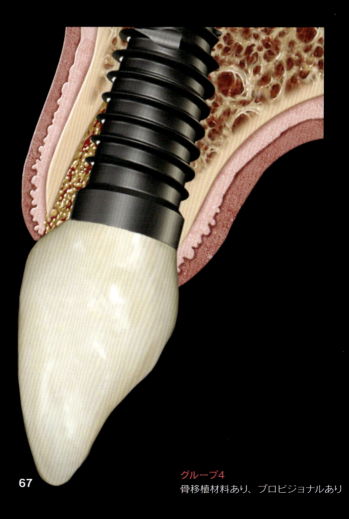

67
グループ4
骨移植材料あり、プロビジョナルあり

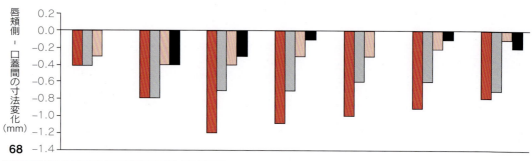

遊離歯肉縁からの距離(mm)	0	1	2	3	5	7	9
■ BGPR なし	−0.4	−0.8	−1.2	−1.1	−1.0	−0.9	−0.8
■ PR あり	−0.4	−0.8	−0.7	−0.7	−0.6	−0.6	−0.7
■ BG あり	−0.3	−0.4	−0.4	−0.3	−0.3	−0.2	−0.1
■ BGPR あり	−0.0	−0.4	−0.3	−0.1	−0.0	−0.1	−0.2

BG：骨移植材料、PR：プロビジョナルレストレーション

インプラント周囲組織の変色

　軟組織の変色は、インプラント治療において審美性を脅かす問題となる。臨床的に見られる歯冠（白色）と歯肉（ピンク色）に対する色知覚の閾値について、いくつかの研究が行われている[55-57]。10年以上前、Parkらはトランペット型のネック部をもつティッシュレベルインプラントでこの現状に気づき、ネック相当部の歯肉のピンク色の色調変化の発生率が100％に近いことを報告した[55]。より最近では、Benicらが後ろ向き研究において、単独インプラントの症例では歯肉の変色率が60％であると報告している[57]。前述した研究では、プロビジョナルレストレーション（Dual-Zone法）を用いてギャップに骨移植材料を充填すると、結合組織移植を行わなくても、歯槽堤の吸収を0.2mm以下に抑え、インプラント周囲の軟組織の厚みを1.0mm増やすことができることが示された。この患者集団では、軟組織の変色率はParkらの100％やBenicらの60％から20％へ減少し、ピンク色の知覚閾値は3.1であった[58]。

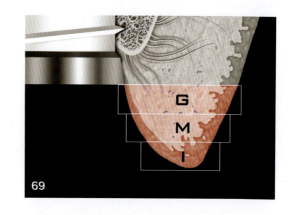

唇頬－口蓋側歯槽堤の吸収に対する一般的な知覚閾値

　どの程度の歯槽堤吸収があれば、認識されるのだろうか？　軟組織の変色は、硬組織吸収や軟組織の菲薄化と関連しており、そのため、硬・軟組織を支持することによって予防することができる。JohnstonとKao、およびGhineaらの研究によると、知覚の閾値が3.7あると変色が認識されないとわかった[59,60]。Sailerらの近年の研究で、ピンク色の知覚閾値が3.1となった[61]。Chuとde SilvaらによるWebで公開されている未発表研究では、軟組織の菲薄化量の違う症例（0.25～1.5mm）において、両側中切歯の軟組織色の変化の違いを検証した。歯の色ではなく、ピンク色の歯

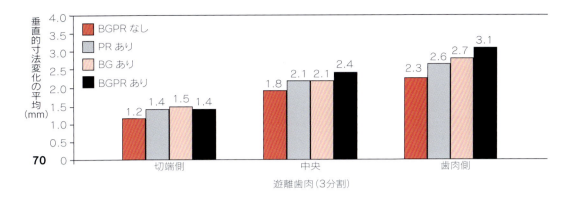

肉の色に関する両側の各中切歯のΔEまたは色の差を分光光度計で測定した。歯肉の厚みの菲薄化が0.25mm以下の症例では、両側中切歯歯肉のΔEは3.1未満であったが、菲薄化量が1.0mm以上の症例では、ΔEの数値は3.1より大きく、審美的な問題がある可能性を示した。

この数値に基づいて100名の一般人にアンケートを行い、「両側中切歯の歯肉色の違いがわかりますか？」と質問した。100名の回答者のうち、圧倒的多数が「いいえ」と答え、0.25mmの軟組織の菲薄化量の場合、2本の中切歯の歯肉の色の違いはわからなかった。0.5mmの場合は、回答者の84％が歯肉の違いがわからないと答えた。しかし1.0mmの菲薄化で変色がある症例だと、回答者の約半分が「違いがわかる」と答えた。この研究では、色の変化を認識する閾値の基準は、グループの半分が違いを認識し、残りの半分が認識しない場合となる。したがって知覚の閾値は、歯肉の変色をともなう1.0mmとなる。さらに、1.5mmの菲薄化量が見られる非常に薄い歯肉のフェノタイプの患者では、回答者のほぼ3分の2（67％）が歯肉の色の違いを感じたと答えている。

つまり、組織の菲薄化があるときは、組織の色はとても重要である。なぜなら、変色がなければ菲薄化はあまり問題にならず、一般人も色の違いを認識しないためである（図71）。軟組織の変色を防ぐため、インプラント埋入時に骨移植を行うことが推奨され、さらに骨造成をともなう、またはともなわない何らかの結合組織移植が必要となることが多い。

抜歯窩のDual-Zoneマネジメント

抜歯窩のDual-Zoneマネジメントは、抜歯窩に即時インプラント埋入を行う際に、注意しなければならない2つの領域を示す──①インプラントのヘッドから根尖側にある硬組織領域、②インプラントのヘッドから歯冠側にある軟組織領域である（図72）[62]。これら2つの領域は、頬舌的な寸法において、萎縮、陥凹などの変化が生じうる場所となる。抜歯窩のDual-Zoneマネジメント法を適応することで、より外科的侵襲のある結合組織移植を行わずに、唇頬-口蓋側の歯槽堤吸収を軽減することができ、インプラント周囲軟組織の厚みを増大させ、歯肉の厚みを増やして軟組織の変色を防ぐことができる。

骨移植材料

どの骨移植材料をDual-Zone移植に使用するかは、ここ数年にわたり議論されてきた。その理由の1つは、現在ではメーカーが製造する骨移植材料の組み合わせが数多くあるからである。加えて、多くの臨床医にとって、長年の経験から自身に合うと判断した信頼する

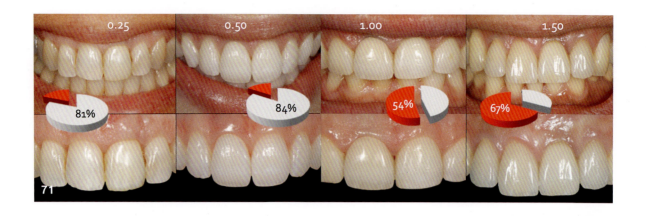

骨移植材料がある。しかし、特定の治療部位の最終的な目的によっては、より良い材料でより安定した結果が得られる、より良い選択がある場合もある。

口腔内で使用する骨移植材料には、自家骨、他家骨、異種骨、および人工骨という4つの基本的な種類がある。

自家骨

自家骨は、患者自身から採取される骨移植材料である。採取できる場所として、下顎枝、上顎結節、オトガイ、歯槽堤がある。口腔外で採取できる場所として、腸骨稜、脛骨、頭蓋骨が挙げられる。自家骨は患者が異物に対する免疫反応を起こすことなく完全に受容されるため、現在でも多くの臨床医にとってゴールドスタンダードと考えられている。自家骨はまた、体に吸収される過程で成長因子を放出する能力もある。これにより、その他の材料と比べて治癒期間を短縮することができる。自家骨は、顆粒状で使用することも、ブロック状で採取して広範囲に使用することもできる。自家骨は、すべて皮質骨、すべて海綿骨、またはその両方の組み合わせである皮質海綿骨である。皮質骨が多いほど、吸収が遅くなる。一方、海綿骨が多ければ多いほど吸収が速く、患者の骨が速く置き換わり骨移植材料のリモデリングが行いやすくなる。

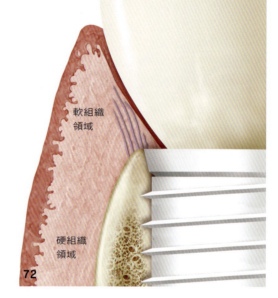

抜歯窩のDual-Zoneマネジメント

他家骨

他家骨は、遺伝子形式の違う同種間(すなわち、他のヒトや献体)の移植片を移植することである。他家骨は抗原性を軽減するために、凍結乾燥処理、放射線処理、化学薬品処理、またはこれらの組み合わせで処理されている。さらに、脱灰処理されたものと、脱灰処理されてないものがある。インプラント治療や歯槽堤増大術では、非脱灰他家骨が多く使われている。その理由は、非脱灰他家骨は吸収が遅く、移植した部分をしっかり維持するために最適だからである。この材料には、皮質骨、海綿骨、または皮質海綿骨がある。皮質骨の割合が多いほど、吸収が遅くなる。現在では、皮質骨、海綿骨、脱灰処理したもの、非脱灰のものなど、さまざまな種類を組合せたものが

使用されている。また、骨移植材料をまとまりやすくするために、コラーゲンを材料に混ぜているメーカーもある。顆粒はさまざまなサイズで作られている（小さいものは0.25〜1.0mm、大きいものは1.0〜2.0mm）。小さい顆粒は吸収されやすく、大きい顆粒の吸収は遅めである。このようにさまざまな種類があるため、時に混乱が起こることは明らかである。他家骨の顆粒サイズ（大きいか小さいか）、組織構成（脱灰または非脱灰）、処理方法（異なる化学的処理方法）、コラーゲンのような添加物は、それぞれの移植片に対する患者の体内反応が変わってくる可能性がある。

異種骨

異種骨は、異種類の動物から採取した移植片である。もっとも一般的なのはウシ由来のものである。異種骨は基本的に、患者の骨をつくる足場材料（スキャフォールド）として使われ、一方では、同時にスペースメインテナンスとしての役割もある。このタイプの移植片は、単独、または自家骨や他家骨と併用して、歯槽堤増大術や上顎洞底挙上術でよく使用される。異種骨の主な利点は、ほとんどが非吸収性のため、歯槽堤の形態の維持や上顎洞底粘膜の挙上の状態を維持するために使用できることである。一般的に、異種骨はコラーゲンマトリックス内に組み込まれているため、形やサイズを使いやすく調整することができ、術野に応じた取り扱い性が向上する（図73、74）。

人工骨

人工骨は名前のとおり、人工的につくられた骨移植材料である。もっとも一般的な人工骨として、吸収性のβリン酸三カルシウム（β-TCP）および、ほとんどが吸収されないまたは非常に緩やかに吸収されるハイドロキシアパタイト（HA）がある。人工骨の利点として、侵襲をともなう別部位での骨採取の必要

がなく、抗反応の可能性がないことである。両者の異なる吸収速度の利点を得るために、β-TCPとHAを組合せて使われてきた。HAはまた、吸収速度を調整するために異なった方法で加工することもできる。

HAの使用は、臨床医がスペースを確保したい場合や骨ができる足場が必要なときに短期間または長期間にわたって顆粒が残ることを望む場合に適応され、一方β-TCPの使用は、より迅速な吸収と患者自身の骨による置き換えを望む場合に適応される。

Dual-Zone法で使用する骨移植材料

Dual-Zoneの治療コンセプトでは、インプラント埋入後の唇側ギャップ（硬組織領域）だけでなく、軟組織の高さ（軟組織領域）にも骨移植材料を充填する[62]。不適切な骨移植材料の選択は、インプラント周囲軟組織に有害な刺激となる可能性があるため、適切なサイズと種類を選択することが重要である。

2011年、Araújo、Linder、およびLindheは、抜歯窩のインプラント周囲軟組織内に意図せず取り込まれた骨移植材料の顆粒に対する組織反応に関する論文を発表した[63]。この研究では、コラーゲンマトリックスと混合した異種骨（Bio-Oss Collagen；Geistlich）を用いたが、軟組織内に放置されていても炎症反応は確認することができなかった。しかし、本書の筆者は、それとは逆のことを発見した—— Dual-Zone法において同様の材料を硬組織領域で使用することは問題ないものの、軟組織領域では長期間でみると骨移植材料は吸収が遅く、軟組織に対して有害な刺激物となる。図75と図76は、移植直後と術後4か月半の薄い歯肉フェノタイプをもつ患者における本現象の例を示している。ここでは、骨移植材料の顆粒が軟組織から排出しようとする反応により、唇側に瘻孔ができていることに注目し

異種骨

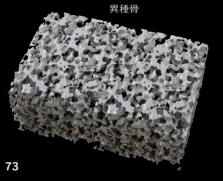
73

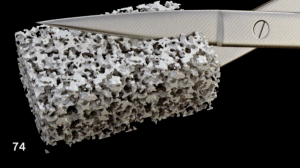
74

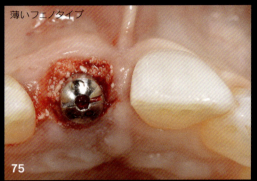
薄いフェノタイプ
75

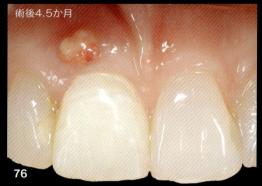
術後4.5か月
76

てほしい。図77は、厚い歯肉のフェノタイプをもつ患者の軟組織内に移植片が巻き込まれている様子を示している。移植片は厚い軟組織を貫通できないことに注目してほしい。

皮質骨の吸収は遅く、刺激物として作用するため、非脱灰で皮質骨＋海綿骨の骨移植材料を軟組織領域に使用する場合にも懸念がある（図78）。このような軟組織の炎症は、症例の約10％に見られた。その結果、Dual-Zone法で骨と軟組織で使用する骨移植材料としては、他家由来の小顆粒の非脱灰の海綿骨が最適である。この移植片はフィラー材として歯槽堤形態を維持し、軟組織の厚みを増大するが、適度な速さで吸収されるため悪い刺激を与えずに炎症は起こらない（図79、80）。

補綴装置によるソケットシーリング

補綴装置によるソケットシーリングとは、約10年前にTrimpouとWeiglが提唱した用語

であり概念で、メンブレンを使用して術野を閉鎖するアプローチとは対照的に、抜歯即時インプラント埋入後の治癒段階で移植片を維持し、保護するためにプロビジョナルレストレーションを使用する方法である[64]。この術式は前述したように、審美性に対して非常に効果的であることが判明している。このテクニックでは、カスタムヒーリングアバットメントまたはプロビジョナルレストレーションが抜歯窩を「封鎖」するための補綴装置として使用される。

カスタムヒーリングアバットメント

カスタムヒーリングアバットメントは、基本的にプロビジョナルレストレーションの遊離歯肉縁から歯肉縁下の部分と同様の形態であり、抜歯即時インプラント埋入において最低限準備しなければならないものである。抜歯待時インプラント埋入と抜歯即時インプラント埋入の審美的結果を比較した近年の研究では、後者は軟組織の退縮や菲薄化を軽減する

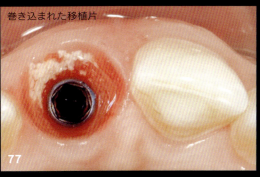
巻き込まれた移植片
77

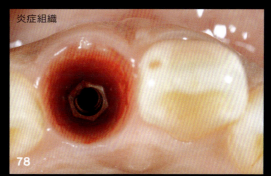
炎症組織
78

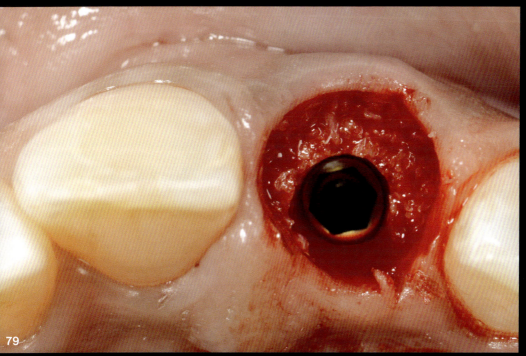
79

という利点が示されている[65]。カスタムヒーリングアバットメントは、抜歯窩のDual-Zoneマネジメントにおいて、骨移植材料が漏れないように保持し、保護、維持するための封鎖性補綴装置として機能する（図81〜89）。

カスタムヒーリングアバットメントの使用は、プロビジョナルレストレーションを使用することで咬合荷重によるリスクが高まるインプラント埋入トルク値が25Ncm未満の場合に適応される[66,67]。

プロビジョナルレストレーション

抜歯即時インプラント埋入を行った症例に対して、プロビジョナルレストレーションを成功させる条件として、適切な埋入トルク値（最

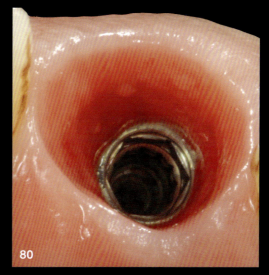
80

低35Ncmが理想)および良好な初期固定が挙げられる。プロビジョナルレストレーションとDual-Zone法を併用した移植を成功させるには、移植前にプロビジョナルレストレーションを製作しなければならない。プロビジョナルレストレーションは、チェアサイドで採得した印象を使用してアクリルまたはコンポジットレジンから製作するか、事前に歯科技工所で製作することができる。その後、鋭利なメスで抜歯する歯の周囲の骨縁上線維群を切断し、周囲軟組織が傷つかないように非侵襲性抜歯を行う。抜歯窩を十分に掻爬し、インプラントを口蓋側寄りに埋入する。プロビジョナルレストレーションが製作され、口腔内に装着して形態などに問題なければ、平らなカントゥアのヒーリングアバットメントを装着することができる。こうすることにより硬組織領域のみならず、遊離歯肉縁の高さを超えて軟組織領域にも骨移植材料を充填することができる(図79参照)。その後、プロビジョナルレストレーションは、抜歯窩のソケットシーリング装置として使用されるため、装着後にトルクをかけてスクリュー締結される。スクリュー固定式プロビジョナルレストレーションは、セメントを使用しないため、歯肉縁下においてインプラント－アバットメント境界面が1か所のみとなり、非常に予知性の高い処置となるという利点がある。同様のプロトコールをカスタムヒーリングアバットメントでも使用することで、フルプロビジョナルクラウン補綴修復の代用とすることができる。インプラントの初期固定が25Ncm未満の場合によく行われる。

　抜歯およびインプラント埋入時にプロビジョナルレストレーションを製作することで、治癒期間における審美的修復、コンタクトの確立による歯間乳頭のメインテナンスを行うことができるという利点がある。

　1992年のTarnow, Magner, Fletcherら

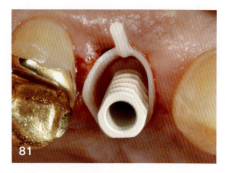

図81　iShell 装置（BioHorizons／Vulcan Custom Dental）はポリエーテルエーテルケトン（PEEK）製のテンポラリーシリンダーを貫通して装着され、固定される。

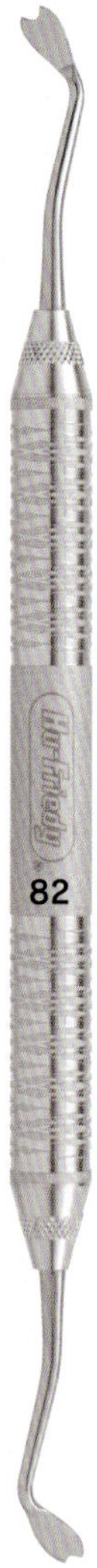

図82　スリーブ装着時には、iShell 保持器具（PPIS；HuFriedy）を使用する。

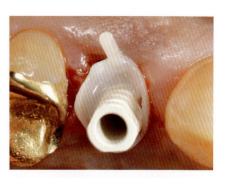

図83　iShell が PEEK 製テンポラリーシリンダーの周囲に適切に装着後、これら2つをアクリルレジンまたはコンポジットレジンで互いに固定する。血液成分がレジン材料自体に巻き込まれないように、iShell をテンポラリーシリンダーに固定する際には、レジンは少量を数か所につけて固定を行うよう注意する。

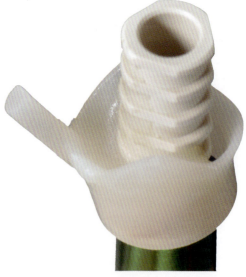

図84　しっかり固定された iShell は、テンポラリーシリンダーともに撤去し、血液成分を高圧蒸気洗浄などでしっかり洗い落とし、隙間には口腔外でレジンを追加して充填する。

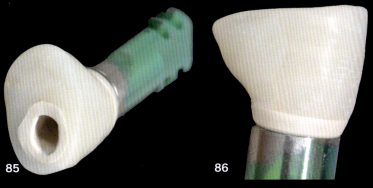
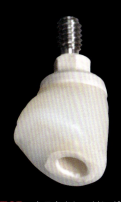

図85、86 余剰レジンとiShellは、歯科技工所のインプラントアナログ（インプラント体の複製品）に装着され、カスタムヒーリングアバットメントの適切なカントゥアを形成するためにトリミングされ、仕上げに研磨される。余分なPEEK材は、遊離歯肉縁までの高さにカットされる。

図87 カスタムヒーリングアバットメントは、インプラントに口腔内で装着する前に、歯科技工所のインプラントアナログから外し、蒸気洗浄される。

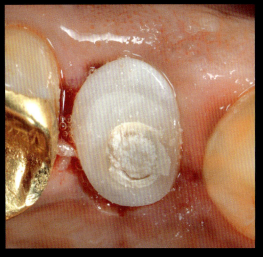
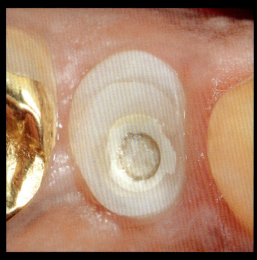

図88 カスタムヒーリングアバットメントは、補綴装置によるソケットシーリングとして、治癒中に移植片が漏れないように保持・保護するための抜歯窩封鎖装置として使用される。

図89 術後2週、治癒は順調に経過していることが確認できる。

の研究[68]により、歯間乳頭の有無は、補綴装置のコンタクトの状態によって影響されることが明らかになっている。プロビジョナルレストレーションによる抜歯即時インプラント埋入の利点は、コンタクト部の歯間乳頭の高さと位置を維持できることである[69]。しかし、たとえば歯肉が非常にスキャロップな形態おいて、補綴装置のコンタクトが歯間乳頭の高さと位置を支持することができなかった場合、後から治療前の状態に戻すことができないリスクがある。

補綴装置によるソケットシーリングを併用したDual-Zone法の図例

Dual-Zone法では、移植を行う前に必ずプロビジョナルレストレーションやカスタムヒーリングアバットを準備する必要があるが、これはこの補綴装置が軟組織領域を占めるため移植後に製作することは非現実的だからである。抜歯を行う前に、診断用模型製作のための印象採得を行う（図90）。常温重合レジンまたはコンポジットレジンを用いて、歯のテンポラリークラウンまたはシェルを製作する（図91、92）。再試適やリライニングを行う

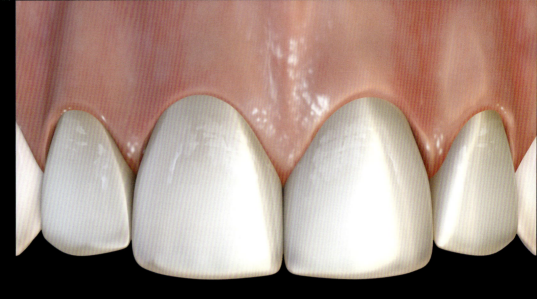

90

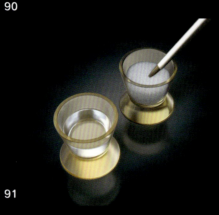

91

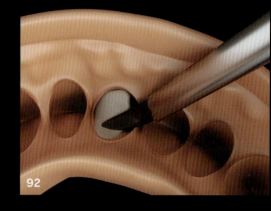

92

　前に、余剰レジンをラボ用バーでトリミングして除去する（図93〜95）。破折歯は、本章で前述したように、フラップを挙上せずに抜歯する必要がある（図3〜10参照）。細いくちばし状鉗子を使用する前に、鋭利なメスで歯肉縁上線維群を切断する（図4〜7参照）。このとき、残根は完全に除去する必要がある（図8〜10参照）。また、インプラント埋入前に、抜歯窩内を十分に掻爬する必要がある。

　抜歯窩の口蓋側寄りにインプラントを埋入後、唇頬側と近遠心側にギャップができるはずである（図96、97）。インプラント埋入後、ポリエーテルエーテルケトン（PEEK）製のテンポラリーシリンダーを装着し、スクリュー固定式プロビジョナルレストレーションを製作する（図98）。事前に準備したシェルの内面を切端部および近遠心部まで削合し、テンポラリーシリンダーに補綴装置を装着する際にリライン材が入るスペースを確保する（図99、100）。口腔内のテンポラリーシリンダーにアクリルレジンを盛り、口腔外でシェル内面にも盛ったうえで、シェルをシリンダーに圧接する（図101〜103）。レジンの硬化待ちの際、シェルの位置を微調整し、少し唇側に設定することで咬合接触を避けることができる（図104）。また、インプラントドライバーでプロビジョナルレストレーションを除去しやすくするため、硬化中にシリンダーのスクリューアクセスホールにレジンが入りこまないよう注意が必要である（図105、106）。

　プロビジョナルレストレーションを一度外してインプラントアナログに装着し、コンタクト部を赤色の蝋製鉛筆でマーキングする（図107〜111）。PEEK製のテンポラリーシリンダー周囲の不足部分には、さらにプロビジョナル材を追加することができる（図112〜114）。ストーン研磨ホイールとダイヤモンドバーを使用して、高速または低速回転で余剰材料を除去する（図113〜118）。小さな気泡に対して材料を追加しながらカントゥアを確認し、問題なけれ

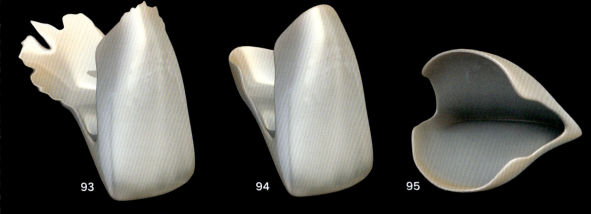

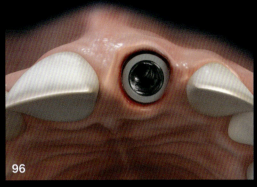

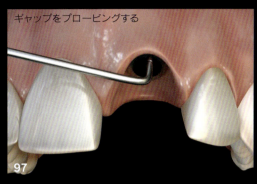

ギャップをプロービングする

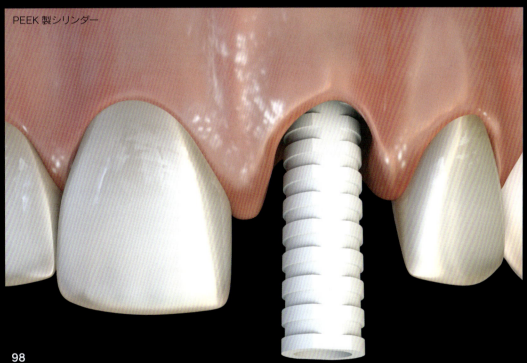

PEEK製シリンダー

ば最終仕上げと研磨を行う(図119〜121)。特注のフィラー材非含有コンポジットレジン(ステイン材)を用いて、プロビジョナルの色やシェードの最終調整を行う(図122、123)。

プロビジョナルレストレーション製作後、インプラント-アバットメント境界面に平らでカントゥアのないヒーリングアバットメントを装着する。プラットフォームスイッチングのプロ

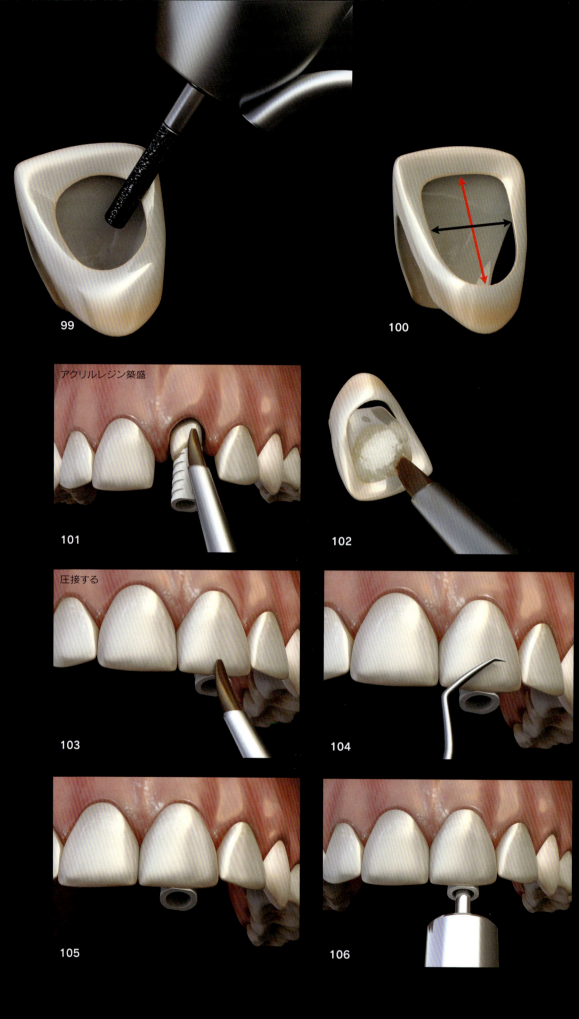

アクリルレジン築盛

圧接する

99　100　101　102　103　104　105　106

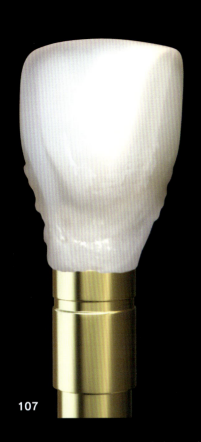

107

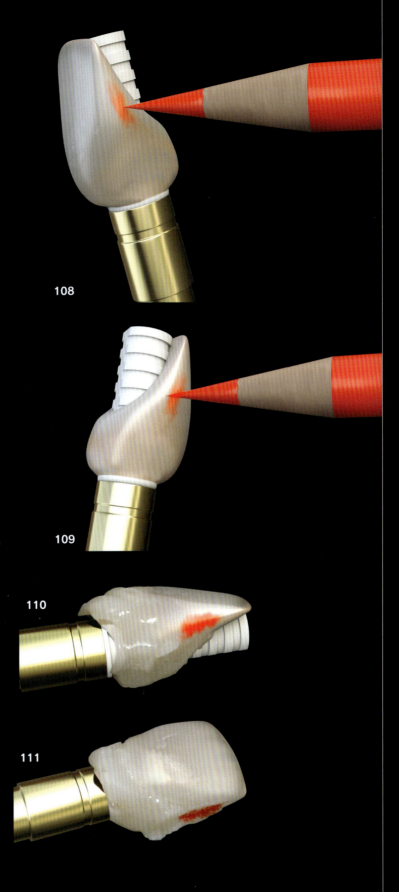

108

109

110

111

ビジョナルクラウンまたはカスタムヒーリングアバットメントを装着する予定がある場合、サイズの合ったヒーリングアバットメントを選択して骨造成を行うべきである（図124）。他家由来の小顆粒の非脱灰海綿骨は、滅菌生理食塩水と混合し（図125）、滅菌したアマルガム用キャリアを使用してギャップ内に充填する（図126）。先が細く曲がったボーンプラガーで骨移植材料を凝縮させ、遊離歯肉縁の高さまで充填と追加を繰り返してギャップを埋める（図127〜129）。ギャップ内の骨移植材料が初期血餅を形成するまで10分待ち、材料の安定が確認できたら、後にヒーリングアバットメントを撤去する（図130）。その後、プロビジョナルレストレーションまたはカスタムヒーリングアバットメントを装着し、骨移植材料を保持する（補綴装置によるソケットシーリング）（図131）。探針またはペリオプローブで余剰材料を取り除き、最大咬頭嵌合位や側方運動で補綴装置が接触しないように調整する（図132〜134）。骨移植材料を

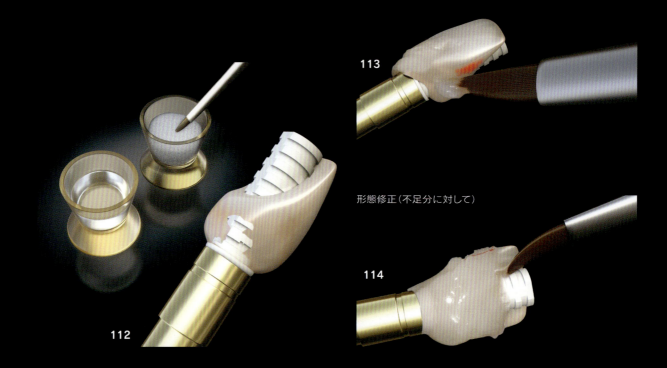

形態修正（不足分に対して）

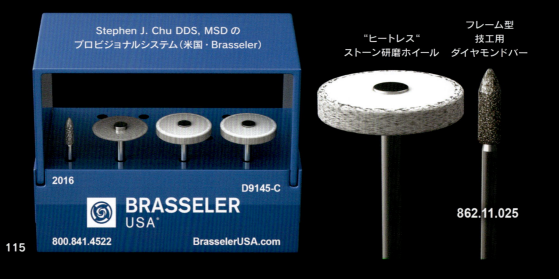

"ヒートレス"
ストーン研磨ホイール

フレーム型
技工用
ダイヤモンドバー

862.11.025

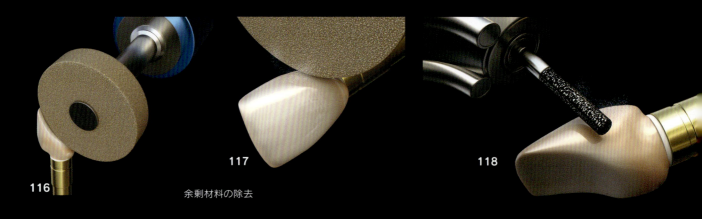

余剰材料の除去

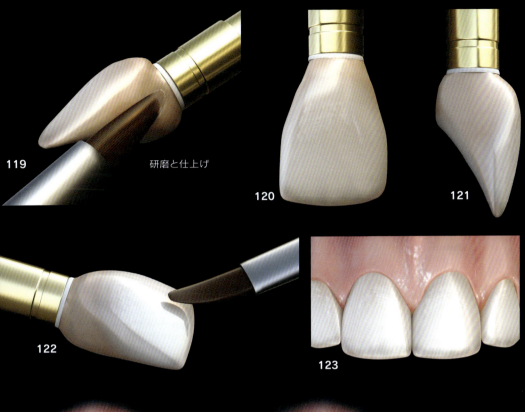

119 　研磨と仕上げ

120　　121

122　　123

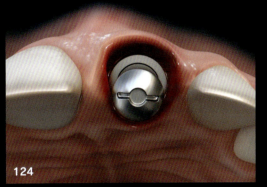

124

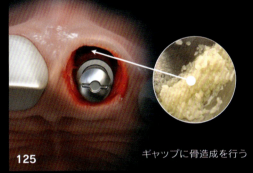

125　　ギャップに骨造成を行う

約4～6か月間治癒・成熟させた後、印象採得を行う。

iShell テクニック

　保存不可能な歯をインプラント補綴に置き換える際、軟組織と骨のカントゥアを自然に維持するには、抜歯前の歯の歯頸部と歯根形態を再現することが重要である。しかしながら、抜歯直後に軟組織形態が崩れるため、元の形態を維持する方法はないだろうか？　このような問題を解決するために本書の筆者らは企業連携により、この重要な領域の歯頸部形態を再現することができる既製の歯肉形成

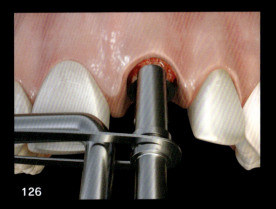

126

器またはスリーブ（iShell）を開発した[70]（図81参照）。このシェルは、即時プロビジョナルレストレーションのみに適応される。シェルは、唇頬側から見てセメント-エナメル境より

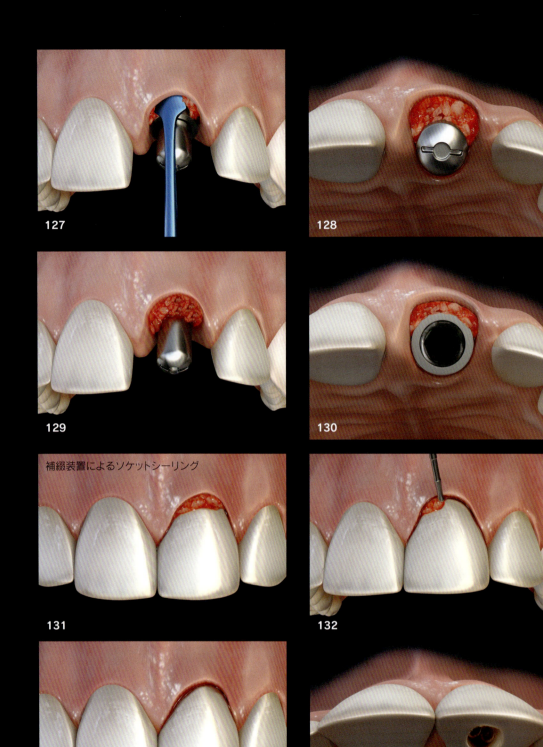

補綴装置によるソケットシーリング

1.0mm 高く、3.0mm 下に広がるように設計されており、厚さは0.3〜0.5mm である。これらの既製シェルは、歯種に合わせて CAD/CAM システムのミリング加工によって削り出すことができる。インプラントの埋入位置に関係なく、iShell は軟組織形態を再現することができる。また、印象採得が容易である。iShell は既製品であるため、プロビジョナルレストレーションに使用している部品と同じサイズとロット番号のシェルを使用して、インプラ

ントレベルの印象採得に使用することができる。軟組織形態が崩れていても、シェルを使用することで抜歯前の形態へ戻すことができる。さらに、同じシェルを使用することで、セメント固定式補綴装置のカスタムアバットメントをワックスアップすることができる。

　したがって、iShell法は、プロビジョナルレストレーションから印象採得、そして最終アバットメントの設計まで、スムーズなワークフローを可能にする。これらのシェルは、審美的要求の高い上顎前歯部に限らず、大臼歯部にも適応できる(5章参照)。臼歯部における食片圧入を防ぐために、軟組織の温存が重要となる。

カスタムヒーリングアバットメントにDual-Zone移植とiShellを併用した図例

　これらの図は、保存不可能に破折した上顎右側中切歯の症例である。鋭利なメスで歯肉縁上線維群をすべて切断し、歯周エレベーターを用いて歯を回転させるように抜歯を行う――重要なポイントは、唇側骨を損傷しないように行うことである(図135～137)。唇頬側骨に欠損がないかボーンサウンディングを行い、正常な骨縁がきちんと残っていることを確認する。インプラントは抜歯窩の口蓋側寄りに埋入するが、この15分間の処置の間にもインプラント周囲軟組織の形態は崩れる。抜歯前の歯頸部形態を捉えるため、iShellを抜歯窩に圧接し、抜歯前の組織の状態を再現する(図138)。シェルを抜歯窩に適合し、適切なサイズや直径であることを確認することが重要である。適合の際、iShellの全周がインプラント周囲組織を支持できているかを確認する。iShellは、絆創膏のような役割を果たし、圧接することによって止血をコントロールできる。

　iShellが適切に装着されるとインプラントの位置にかかわらず、iShellをとおしてテンポラリーシリンダーを装着することができる(図139)。アクリルレジンまたはコンポジットレ

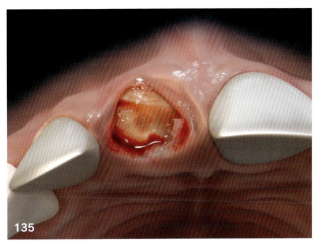

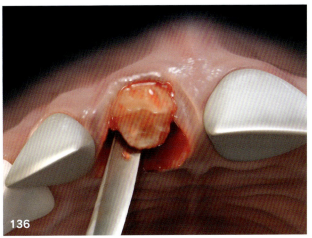

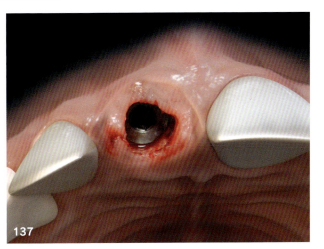

ジンを用いてiShellをテンポラリーシリンダーに固定する(図140、141)。テンポラリーシリンダーとiShell複合体をインプラントから取り外し、歯科技工用レプリカに装着し、残りのギャップを埋めるためにレジンを追加することができる(図142～145)。余剰材料を

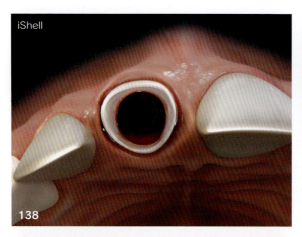
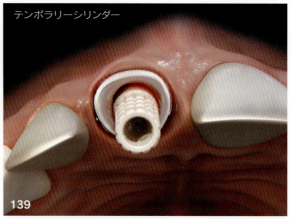
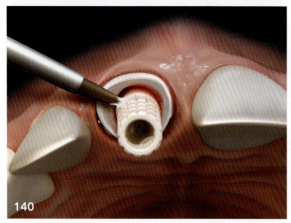
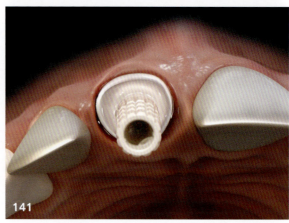

除去し、研磨仕上げを行った後に、スクリューアクセスチャネルは遊離歯肉縁までの高さにカットすることでカスタムヒーリングアバットメントが製作される(図146〜148)。インプラントに装着する前に、20秒間ほど蒸気洗浄するか、アルコールワイプと生理食塩水で洗浄する(図149)。カスタムヒーリングアバットメントを装着することで、印象採得時に初めてアバットメントを取り外すまでに4〜6か月間、組織の成熟と治癒を促すことができる(図150)。抜歯即時インプラント埋入を行った後は、最低限、カスタムヒーリングアバットメントを製作する必要がある。

Dual-Zone移植とiShellを併用したフルプロビジョナルレストレーションの図例

図151〜170は、内部吸収により保存が困難な上顎左側中切歯を抜歯した症例である。本章で前述した同様のテクニックで非侵襲的な抜歯とインプラント埋入を行ったが、唯一異なる点は、iShell法と併用してプロビジョナルレストレーションの製作を行ったことである(図156参照)。歯頸部の歯肉縁下領域の形態を既製シェルによって形成することができるため、プロビジョナルレストレーションの製作時間と労力を大幅に短縮することができ、このプロセスを合理化することが可能である(図160〜163参照)。骨移植はDual-Zone法に沿って行い、フルプロビジョナルレストレーションを補綴装置によるソケットシーリングとして使用する。

ヒーリングアバットメントの取り外しにともなう出血

プロビジョナルレストレーションを取り外す

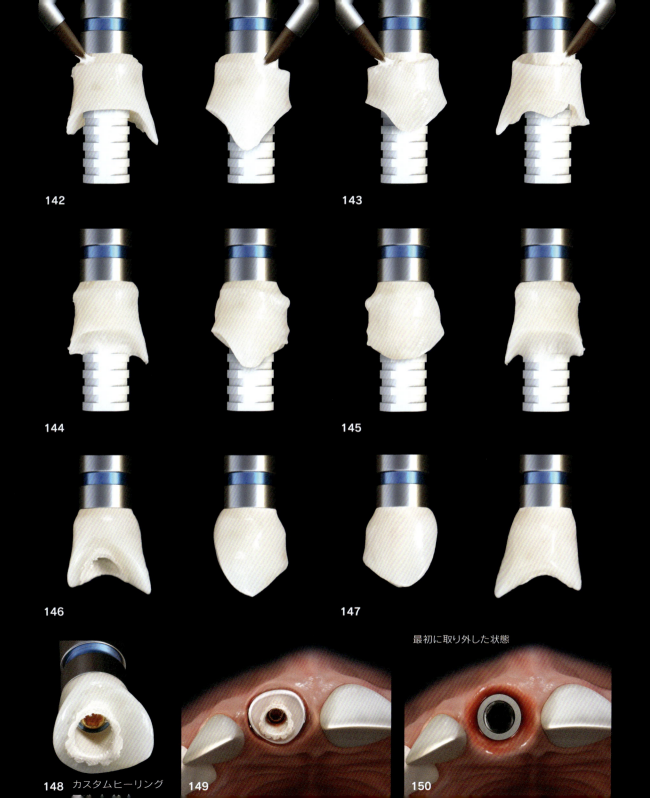

148 カスタムヒーリング　149　　　150 最初に取り外した状態

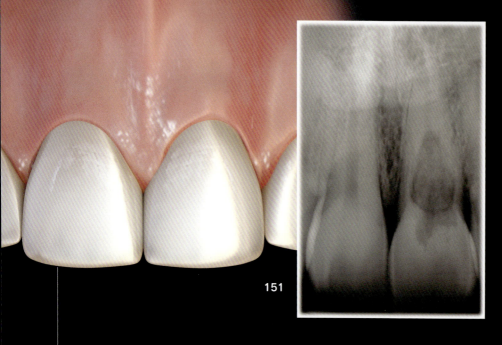

151

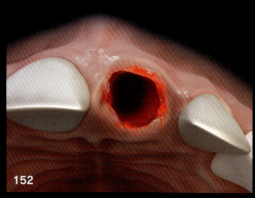

152

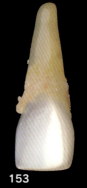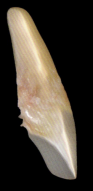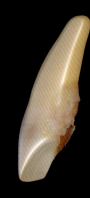

153

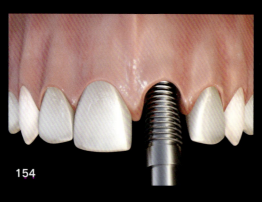

154

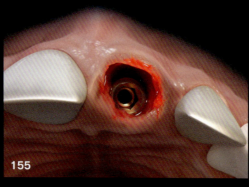

155

際に見られる出血の有無は、審美的な結果を達成するために重要である。近年の研究で、出血はプロビジョナルレストレーションへの軟組織の付着を助けるものであり、このプロセスが起こるための基盤として機能していることが判明した。出血に関するこの研究は、組織学に留まらず、出血の有無によって生じる軟組織の変化と寸法的な歯槽堤の変化を測定しようとするものであった[71]。計測した結果、骨移植材料を使用し、かつ出血が見られた症例において組織の寸法変化はほとんど見られなかった結果となった。このことから、最善の結果を得るためには、ヒーリングアバットメントとプロビジョナルレストレーションは、上皮と結合組織が付着するまで十分な時間を置くべきであるという結論に達した。審美的な観点からも、抜歯即時インプラント埋入を行った部位の初期治癒において、アバッ

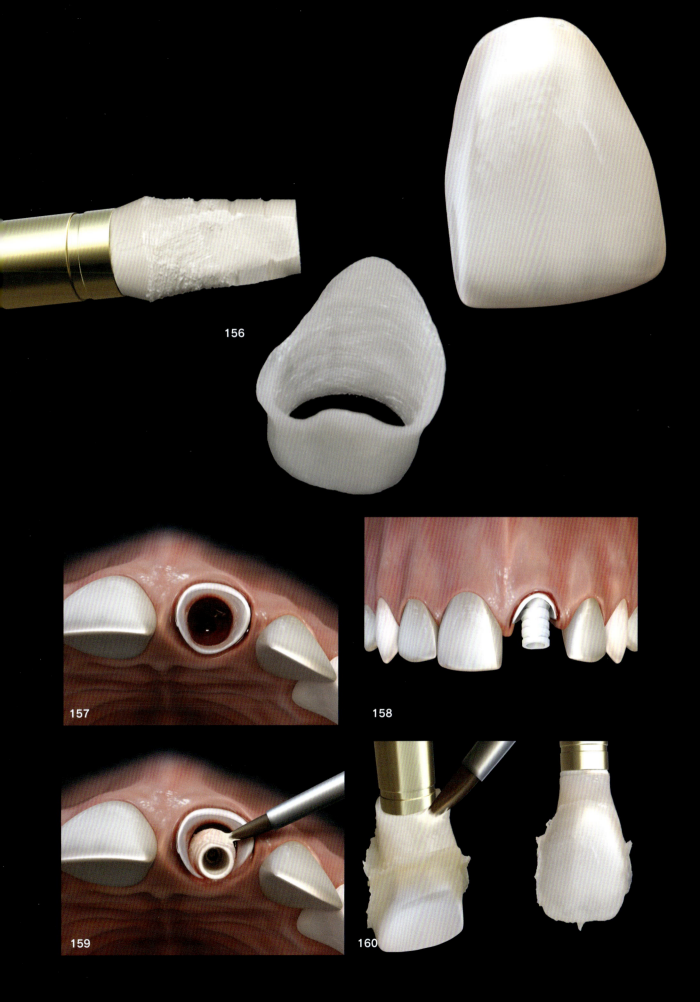

156
157
158
159
160

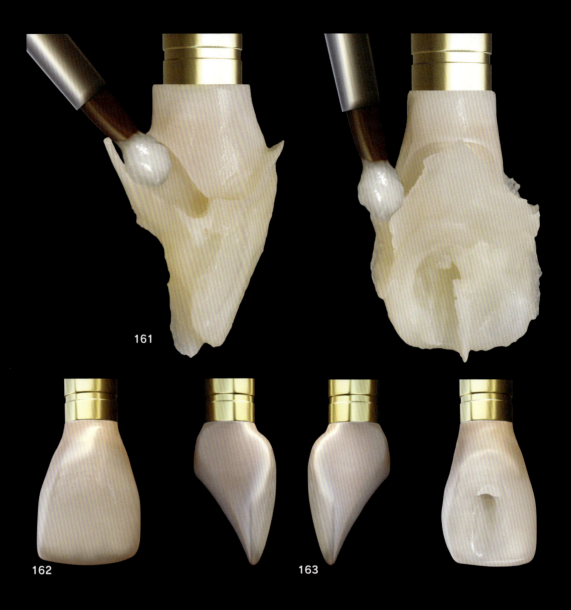

161

162 163

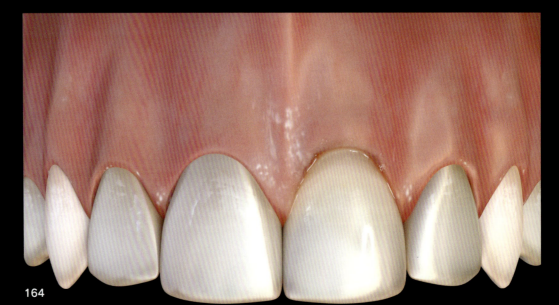

164

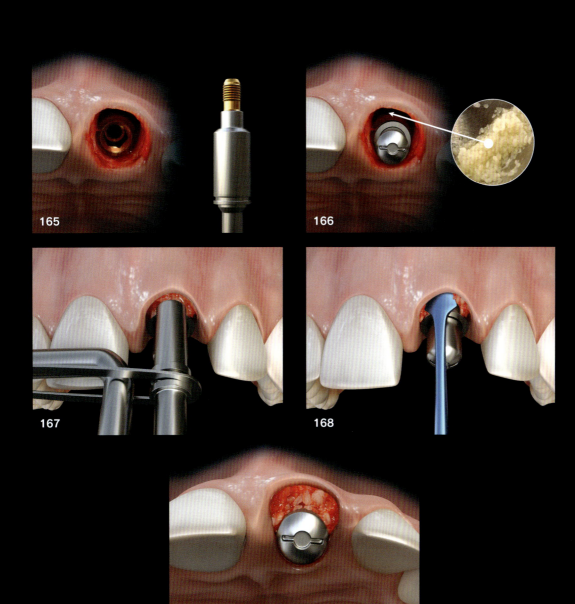
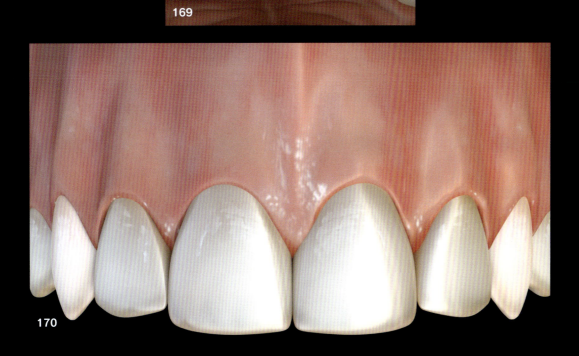

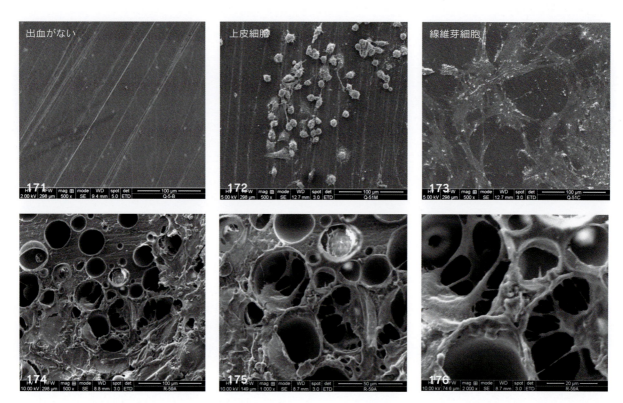

トメントやプロビジョナルレストレーションへの付着機構がわかるのであれば、われわれは異なるパラダイムを見ているのかもしれない。

問題は、アクリルレジン表面に付着する細胞の種類である。米国・メリーランド大学のHanae Saito氏が免疫蛍光染色を用いて行った細胞表面の組織調査では、上皮細胞と線維芽細胞の違いが示された。図171は、プロビジョナルレストレーション表面を走査型電子顕微鏡下で観察したもので、出血がなく、その結果、細胞もないことが確認できる。図172では表面に上皮が確認され、図173では線維芽細胞が表面に確認できる。臨床的には、補綴装置の表面が清潔かつ微孔性であれば、線維芽細胞は補綴装置の表面を物理的に付着することができる（図174～176）。

図177と図178は、アクリルレジン製のカスタムヒーリングアバットメントに隣接する口蓋側歯肉を骨縁まで生検を行った臨床例である。この患者には、組織生検の基部に出血と血管が認められた（図179～181）。ヘマトキシリンとエオジン染色により、アクリルレジン表面と接触している結合組織層内に血管が確認された（図182）。これは、結合組織が補綴装置表面に成長できることを組織学的に証明するものであり、筆者らの臨床研究でアバットメントを初めて取り外したときに出血が認められた場合に、軟組織の陥凹と退縮が少なかった理由でもある。

セメント固定式、スクリュー固定式プロビジョナルレストレーションおよび最終補綴装置

意図せずセメントが手術部位に流れるのを避けるため、特に術後はセメント固定式プロビジョナルレストレーションよりもスクリュー固定式プロビジョナルレストレーションの方がすぐれている（図183、184）。さらに、スクリュー固式定プロビジョナルレストレーションと最終補綴装置には、歯肉縁下部に唯一のインプラント-アバットメント連結機構があるため、微

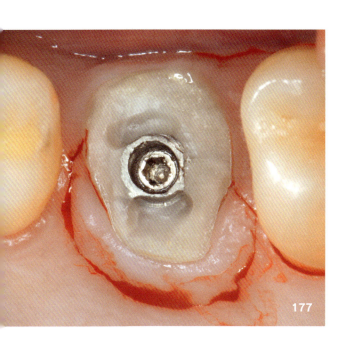

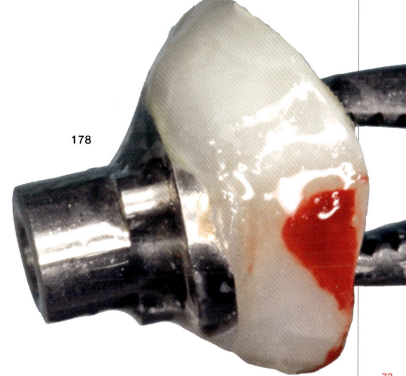

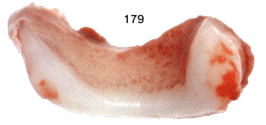

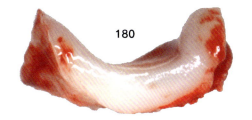

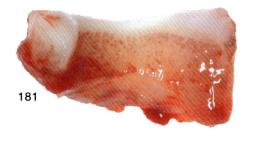

小動揺や細菌漏洩のようなリスクが1か所のみという意味で補綴学的に優位である。一方、セメント固定式プロビジョナルレストレーションの場合、インプラント–アバットメント連結機構とクラウンの2つがあるため問題が起こるリスクが高くなり、さらに残留セメントのリスクもある。

アバットメントの選択：材料および色において考慮すべき事項

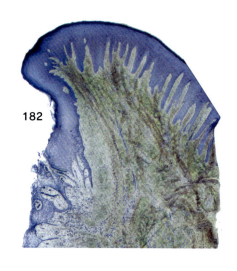

　アバットメントの選択は、選択した材料の色や強度にかかわるため、インプラント修復と審美的観点からももっとも重要なステップの1つである。プラットフォームスイッチングの出現により、アバットメントとクラウンの連結部はインプラントよりも直径が小さくなり、咬合力に

対する抵抗力が低下する可能性があるため、選択プロセスではアバットメントとクラウンの結合強度に留意することが重要である。Jungらは、インプラント周囲軟組織の水平的厚みが、さまざまな色の材料に対するマスキング効果において重要であることを示した。約2.5mmの厚みがあると、グレー色の材料が透けて見えないことがわかった[33]。1.5mm以下の軟組織の厚みが存在する場合、セラミックは色調の観点から望ましい選択である（図185）。

ParkとIshikawa-Nagaiは、淡黄色またはピンク色のアバットメントが軟組織の色調を変化させる悪影響がもっとも少ないことを示した[55,56]。本書の筆者らは、①前歯部のシェードマッチングのためのセラミック盛築、および、②インプラント周囲軟組織の淡黄色を達成するための合金を金メッキ加工することが可能であるという2つの理由から、準貴金属または貴金属 - セラミック補綴装置を頻繁に採用している（図186、187）。

根尖病変、瘻孔、アンキローシスをともなう歯の管理

根尖病変と瘻孔

瘻孔をともなう根尖病変が見られる症例で、抜歯即時インプラント埋入を行うタイミングを決定する際、根尖病変をともなう歯をどのように管理するかという問題がよくある[72]。その懸念は現実のものであり、特に注意して治療する必要がある。理想的には、コーンビームCT（CBCT）を使用し、根尖病変の範囲を三次元的に評価する必要がある。なぜなら、多くの場合、インプラント埋入前に必要なデータである根尖病変の範囲や残存骨量の細かい情報がデンタルX線写真では得られないから

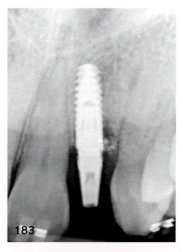

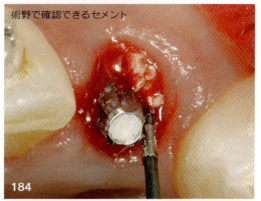

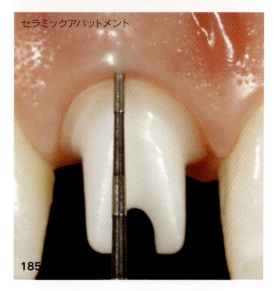

である。幸いなことに、ほとんどの根尖病変は歯根の唇頬側に見られる。一般的にインプラントは抜歯窩内の口蓋側寄りに埋入されるため、抜歯窩の徹底的な掻爬と洗浄により、インプラントを埋入できる可能性がある。この場合、根尖病変はインプラントの正常な埋

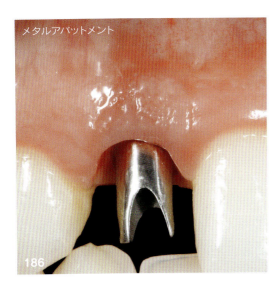
メタルアバットメント

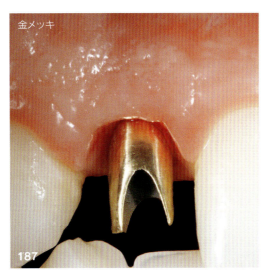
金メッキ

入位置に悪影響を与えることはない。唇側に瘻孔を確認した場合、臨床医は手用器具を使用して、抜歯窩内の瘻孔の大きさを確認することができる。ほとんどの場合、瘻孔は非常に小さく、もちろん抜歯窩 Type 1と同様に骨縁も無傷であるため、メンブレンを使用する必要はない。通常どおりギャップへ骨移植材料を充填し、根尖部も移植片で満たされるようにする。

アンキローシスした歯

アンキローシスした歯の管理および抜歯は、骨癒着の場所によって異なる。もっとも問題となるのは、薄い唇側骨に癒着している場合である。通常、抜歯を行うと頰側の欠損につながるため、特に審美領域にある歯の場合、抜歯即時インプラント埋入を行うことは困難である（3章参照）。この解決策としてソケットシールド法が注目され、本法を適応した症例が増えてきている[73-76]。この方法により、頰側骨は周囲骨とつながったまま抜歯窩に温存することができる。そのため、インプラントは唇側に残した残根（シールドともいう）の舌側に埋入され、残根とインプラント間のギャップに骨移植材料を充填する。このテクニックの主な懸念点は、非常に繊細で難しいため、熟練した経験豊富な臨床医が実施する必要があることである。さらに、唇側に一部歯根を残し、残りの歯根の抜歯を行うには、より多くの時間を必要とする。しかし、将来的には、特定のアンキローシスした歯や、審美領域において歯間乳頭の維持のための複数の隣接歯インプラント治療を行う場合、あるいは唇側骨の裂開に対する治療法として期待される。このテクニックは、頰側にポケットの深さがない場合、抜歯後の軟組織の菲薄化を防ぐことができる。実際、このようなテクニックは特定の症例に対して理想的な治療法となるかもしれない。しかし、この治療法を日常的に使用することを推奨する前に、さらなる短期的および長期的な研究が必要である。

抜歯後即時埋入におけるインプラントデザイン

テーパードと円筒形インプラントの比較、スレッドデザイン、スレッドピッチ

インプラントのマクロデザインは、インプラントメーカーにとってインプラントの市場における重要な差別化要因の1つである。そうはいっても、抜歯即時インプラント埋入に必要

なデザイン要素はいくつか挙げられる。メーカーが提供するもっとも一般的な改良点の1つは、テーパードデザインのインプラントである。研究結果によると、円筒形インプラントに比べて、テーパードインプラントはより初期固定を獲得しやすい[77]。なぜなら、抜歯即時インプラント埋入と即時プロビジョナルレストレーションを行う場合、初期固定期間中に周囲骨の動きを最小限に抑えるため、できるだけ安定させることが重要だからである。

テーパードデザインと並んで、抜歯即時インプラント埋入に必要なもう1つの非常に重要な特徴は、アグレッシブなスレッドデザイン、つまり非常に深くセルフタッピングするスレッドデザインである。このようなスレッドデザインの特徴は、大工の木ネジと同じように、テーパード形状では部分的に失われたインプラントの表面積を増やすことができる。インプラント径が1mm小さくなるたびに、表面積の約25%が失われる。つまり、アグレッシブで深いスレッドデザインの役割は、インプラント初期固定の向上と表面積の拡大である。

スレッドピッチまたはスレッド間の距離の違いも多くのインプラントの特徴であり、インプラントデザインの差別化を図ることができる。ほとんどのインプラントのスレッドピッチは約0.6mmである。つまり、インプラントを1回転させると、スレッドピッチと同じ0.6mm分の深さが骨内に入ることになる。このピッチは、インプラントが骨の中に入っていく際に周囲を損傷する可能性が少ないため、より柔らかい骨にアグレッシブに埋入する場合に大きくなることがある。また、特に柔らかい骨では、タッピング処理を行う必要はない。さらに、一般的な臨床手技として、骨質の悪い場合には、インプラント埋入窩の形成をアンダーサイズにすることで、より深いスレッド、大きいスレッドピッチ、セルフタッピング機構をもつテーパードインプラントを用いて、より

高い初期固定が得られる[78]。

プラットフォームスイッチング

プラットフォームスイッチングは、インプラント径よりも小さい径のアバットメントを装着することと定義されている。このコンセプトは、LazarroとPorterによって10年以上前に初めて提唱され、Canulloらの研究によってこの有効性が証明された[79,80]。このコンセプトでは、補綴装置の微小動揺や細菌漏洩による物理的刺激を受ける領域の水平部分を近心側内側に移動させることで、理論的には骨縁の吸収を軽減することができる（図188、189）。本コンセプトが提唱されてから、何百本も関連論文が発表され、インプラント – アバットメント境界面のデザインの改良を繰り返してきた。Linkevičiusのグループによるいくつかの研究論文は、軟組織の垂直的な高さやインプラント埋入の深さが、プラットフォームスイッチングが成功する重要な要素として明確に示している。インプラントの深さや軟組織の高さの重要性は、インプラントプラットフォーム上の周囲歯肉群の再形成を可能にする生物学的な要素がすべてである[81-84]（図190）。生物学的には、歯に必要な距離がインプラントでも同様であることがこの研究で証明されている。インプラントを軟組織縁から適切な深さに埋入する際、生物学的幅径の一部をインプラントの側面から垂直方向ではなく、インプラントショルダーに合わせることができるためプラットフォームスイッチングまたはミスマッチングが使用される。このような水平的なサイズの違いを考慮すると、周囲骨を保護する余地が増加し、軟組織がインプラントプラットフォームの一部を覆うことができる。そのためプラットフォームスイッチングは、付着歯肉がインプラントプラットフォーム上に移動することによって頬側骨の保護および唇頬側中央部の退縮を防ぐことができる[85]。

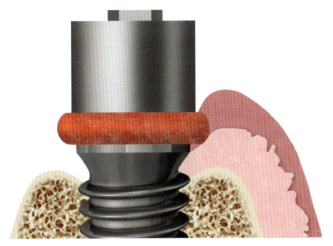

図188 ボーンレベルインプラントにおいて、アバットメントの微小動揺や細菌漏洩によるインプラント-アバットメント境界面で見られる水平的および垂直的領域に炎症が存在する。

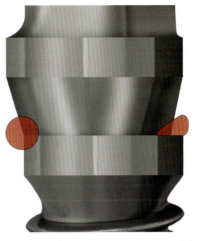

図189 プラットフォームスイッチングがあることで、理論的には、水平方向の要素、つまり炎症領域や細菌漏洩領域が内側に移動するため、辺縁骨吸収は軽減される。

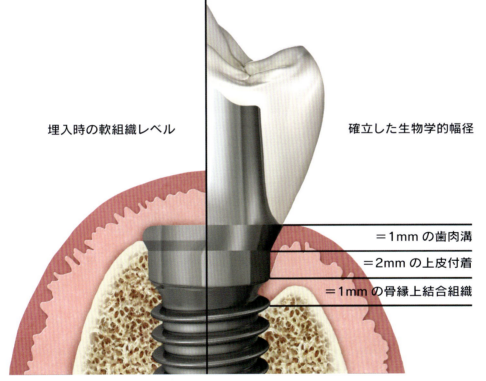

図190 プラットフォームスイッチング機構をもたないインプラントにおける、アバットメントおよび補綴装置装着後に再確立された生物学的幅径を薄い垂直的な軟組織厚みと比較した図。

　図191および図192に示すように、プラットフォームスイッチングにより、インプラント周囲に骨縁上の生物学的幅径が獲得されているのが確認できる。ヒーリングアバットメントに結合組織や接合上皮が付着している。ヒーリングアバットメントを取り外したときに、その付着が破壊されるため歯肉溝内出血がよく見られる（図193、194）。ヒーリングアバットメントの撤去の繰り返しおよび印象採得を行うことで徐々に出血が見られなくなる。その理由は、上皮がインプラントプラットフォームに移動し、アバットメントに付着しなくなったためである。したがって、アバットメントをできるだけ動かさないことが重要で、そのため

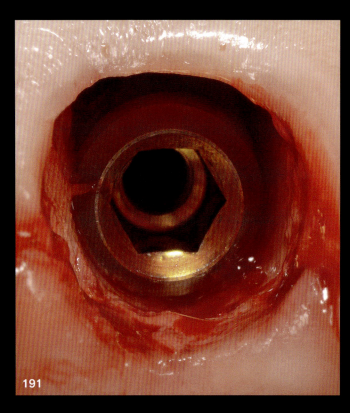

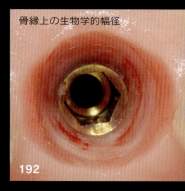

骨縁上の生物学的幅径

192

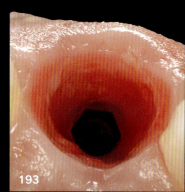

193

191

「one abutment, one time（1アバットメント、1装着）」のコンセプトがある。

2009年、Rodriguez-Ciuranaらは、従来のインプラント埋入および補綴装置では、インプラント間軟組織が1.5mm欠損する一方、プラットフォームスイッチングした場合は0.5mmの欠損しか生じないことを示した[86]。つまり、プラットフォームスイッチングにより、骨吸収をともなわずにインプラント間距離をより近くに配置することができる。側切歯相当部やその他スペースが少ない場合、たとえば0.5mmの差で、スペースを広げる矯正治療を考慮するかどうかの違いが生じることがあるこの方法では、隣接するインプラントはインプラント間骨を維持したまま2.0mmまで近接させることができるため、矯正歯科治療を行うことなく、また隣在歯を損傷することなく、十分な顎堤距離を確保することができる[87]。

One abutment, one time

抜歯即時インプラント埋入の際、抜歯窩の

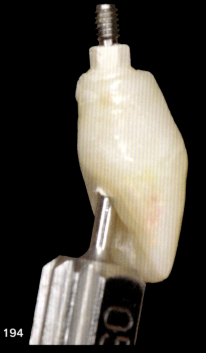

194

封鎖に用いるヒーリングアバットメントをそのままにすることで、軟組織の安定と成熟を図ることが理想的である。しかし、インプラント埋入同日に最終補綴装置を装着することは、今日のデジタルプランニングと技術の進歩に

より不可能ではないが困難である。そのためほとんどの症例では、アバットメントや補綴装置を治療の過程で何度か交換しなければならない。抜歯窩周囲の軟組織が治癒する十分な期間（3〜4か月）があれば、出血はまだ起こり、遊離歯肉内の結合組織もしっかり成熟し、上皮付着が剥離してもしっかり形態を保持することができる。2011年のDegidiらの報告によると、プラットフォームスイッチングインプラントでアバットメントの取り外しを4回行ったテストグループに比べて、「one abutment, one time」コンセプトでは、術後3年で0.1mmの骨吸収しか見られなかった[88]。つまり、アバットメントの撤去を何度も繰り返しても、プラットフォームスイッチングによって軟組織形態の維持ができるということである。

角度付きインプラントとストレートインプラント

スクリュー固定式補綴装置のスクリューアクセスホールが結節部から出るようするには、ストレートインプラントを正確な位置に埋入しなければならない。しかし、文献によると、上顎前歯部特有の解剖学的構造により、欠損部および前歯部の抜歯窩にストレートインプラントを埋入した場合、根尖部でそれぞれ20%と80%の穿孔リスクがあると報告されているため注意が必要である[89]。上顎前歯の解剖学的構造から、80%の場合、抜歯窩の骨は前歯の根尖側と口蓋側に見られる[90-92]。そのため、抜歯待時インプラント埋入、セメント固定式補綴装置、角度付きのスクリューチャネルアバットメント、動的または静的サージカルガイドの適応は、すべてこの問題を回避するための戦略である。

角度付きインプラント（Co-Axis；Southern Implants）は、サージカルガイドやセメント固定式プロビジョナルレストレーションまたは最終補綴装置を不要にする革命的なデザインであ

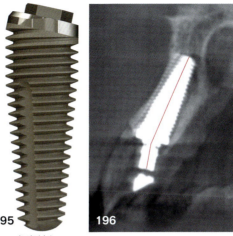

195 角度付き インプラント 196 197

り、角度補正機構は骨縁上ではなく、骨縁下またはインプラントにある[93]（図195）。2002年に開発されたオリジナルのインプラントは、ザイゴマインプラントをヒントに歯槽堤での使用に適応するように開発された。当時の開発目的は、上顎洞底挙上術や頬側骨の穿孔を避けてスクリュー固定式補綴装置を装着する非侵襲的オプションを提供することであった（図196）。これらのインプラントは、12°、24°または36°の角度付きのものがあり、唇頬側骨の裂開や欠損を防ぎながらスクリュー固定式補綴装置の装着を可能にする。

12°角度付きインプラントは、上顎前歯部（小臼歯から反対側小臼歯までの領域）で、骨形態に沿って前から後ろへ向かってインプラント埋入を行う患者に特に有効である。これらの角度付きインプラントは、インプラントを0°で埋入できるように角度付きのマウントが装着された状態で製品が準備されている（図197）。

インバーテッドデザインのボディをもつインプラント

最近の傾向として、ピンクエステティックスコアのような審美的結果を重視し、イン

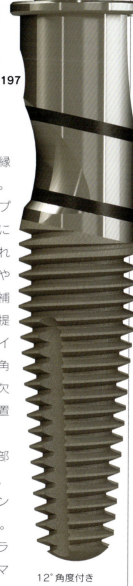

12°角度付き インプラント

プラント生存率やオッセオインテグレーションをあまり重視しない治療結果となっている[94]。上顎前歯部における唇側骨と軟組織の厚みが1.0mm以下ときわめて薄いため、審美的ジレンマが生じるリスクが高いことは十分に確立され、理解され、受け入れられている[6,7,11,12]。生物学的観点から、天然歯周囲の血液供給の乏しい1.0mm以下の薄い唇側骨が問題なく維持されている理由としては、隣接する血液が豊富な歯根膜や骨膜がこの領域に栄養を共有するためである。

　同様に重要なのは、埋入後のインプラント周囲の骨が十分な量とボリュームを備えていることである。生物学的な理由から、長期的な安定性と最終的な審美性を得るためには、インプラント周囲骨の厚みは、少なくとも1.5～2.0mmの厚みが必要であるとする研究報告がある[11,12]。危険なのは、インプラント埋入後、インプラント周囲骨が1.5mm以下であった場合、骨内膜や骨髄が存在しないためインプラントが生存できず、無血管性壊死に陥る可能性である。また、頭蓋顔面領域の成長と発育の変化は、長期的にはインプラント周囲の審美的な問題につながる可能性がある[95]。

　したがって、より小さい径のインプラントが検討されるが、大きめの径のインプラントと比べて高い初期固定が得られない[8,9]。長めのインプラントを選択する考えもあるが、抜歯窩の根尖部の骨から鼻腔底までの距離は限られている[91]。インプラントの長さよりもインプラント径の方がより良い初期固定を得るために効果的であることが示されており、特にインプラント埋入窩をアンダーに形成することは骨質が悪い場合では、臨床上不可欠で有用なアプローチである[78]。しかし、より大きい径のテーパードインプラント（歯冠側に向かって大きくなる）では、唇側骨でのギャップが軽減し、特に中切歯および側切歯における隣在歯 - インプラント間の距離も小さくなるため、

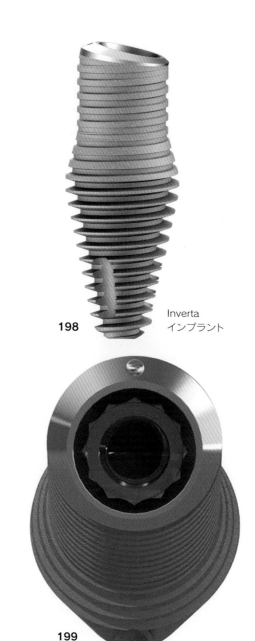

198 Invertaインプラント

199

抜歯窩の歯間乳頭の欠損につながる[96,97]。プラットフォームスイッチングであっても、生物学的幅径が水平的に形成されることや、血液供給がない顎堤の薄い骨の圧迫壊死が原因因子となる可能性がある[98]。1980年代にP-I Brånemark氏がオッセオインテグレーションの概念をスウェーデンから北米に紹介した当時は、インテグレーションとインプラント生存率がもっとも重要な要素であったが、現代に求められる生物学的、ひいては高い審美的ニーズは、もはや当時と同じではない。

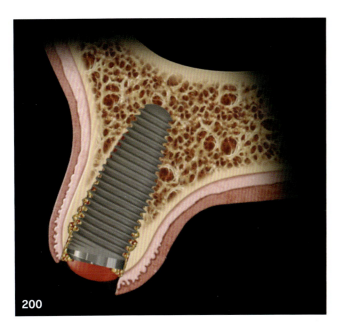
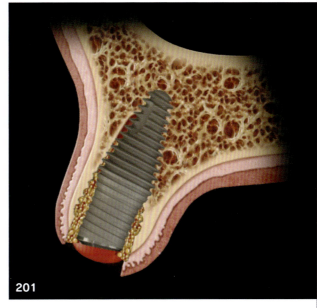

近年、インプラント径と長さの問題点を克服し、"両方の長所あわせもった"革新的なマクロハイブリッドインプラントデザイン(Iverta；Southern Implants)が開発された。このデザインは、根尖側半分はテーパード型で、歯冠側半分は円筒形になっており、これらすべてを1本のボディに組み合わせたものである(図198、199)。近年、このデザインを評価する臨床前および臨床研究が報告されており[99,100]、この直径と形状のユニークなボディシフトコンセプトは、まさにパラダイムシフトである。

インプラントの全体的な形状は、上半分と下半分が反転しており、上半分はインプラント－アバットメント境界面の血液供給が乏しい薄い骨に向かって径が小さくなっており、一般的なインプラントとは異なった形態になっている(図198参照)。根尖側の半分はテーパード型で大きめで、骨量が多く血液供給が豊富な先端部分で固定される。逆にボディシフトデザインにより歯冠側半分の径を小さくすることで、血液供給の乏しい薄い骨に負担がかからないような形態をしている。さらに、より大きなスペースが本質的に生じるため、より多くの骨移植材料を唇側ギャップのみならず近遠心側のギャップにも充填することができ、インプラント周囲の骨の寸法を大きくすることができる(図200、201)。

前臨床動物試験では、埋入されたインプラントのおよそ4分の3において、100Ncmのトルクで安定した埋入値が得られ、根尖部への圧迫による壊死は認められなかった。この組織形態学的研究の結果、抜歯窩の根尖部はもっとも骨量が多いだけでなく、骨髄が豊富で創傷治癒能力が高いため、100Ncmという高い埋入トルクでも根尖部への圧迫による壊死にはならないことが示された。33名の患者に対して、合計33本のインプラントを埋入した臨床試験では、術後1年までに、頬側骨が1.6〜2.0mm、インプラント－隣在歯距離が2.4〜2.6mm、ピンクエステティックスコア12.5を達成することができた[100]。このハイブリッドインプラントデザインには、ストレート、角度付き、ワイド、ウルトラワイドタイプがある。

ワイドタイプとレギュラータイプインプラント

ワイドタイプ(6.0mm以上)またはレギュラータイプインプラントについては、5章を参照してほしい。

覚えておくべき重要ポイント

- 骨移植は審美的な理由で行われ、インプラントのオッセオインテグレーションや生存率に影響しない。

- プロビジョナルレストレーションは、補綴装置によるソケットシーリングで重要な役割をもつ。抜歯窩内の移植片を治癒段階で補綴装置によって維持することができれば、歯肉の薄いフェノタイプの患者でも軟組織の菲薄化を防ぐことができる。

- 抜歯窩の Dual-Zone マネジメントは、プロビジョナルレストレーションと骨移植を併用することで、歯槽堤吸収を0.2mm 以下に抑え、結合組織移植を行わずにインプラント周囲軟組織の厚みを1.0mm 増幅することができ、軟組織の変色のリスクと発生率を減少させるシンプルな方法である。

- プロビジョナルレストレーションおよび最終補綴装置（アバットメント／クラウン）の表面は、患者の口腔内に装着する前に洗浄または消毒する必要がある。

- 変色をともなう1.0mm 以上軟組織の菲薄化は、審美的な結果を容認できない視覚的知覚の閾値であると考えられる。審美性を低下させないように、軟組織の菲薄化をいかに防ぐかが成功の鍵となる。

参考文献

1. Merheb J, Vercruyssen M, Coucke W, Beckers L, Teughels W, Quirynen M. The fate of buccal bone around dental implants. A 12-month postloading follow-up study. Clin Oral Implants Res 2017;28:103–108.
2. Chen ST, Buser D. Clinical and esthetic outcomes of implants placed in postextraction sites. Int J Oral Maxillofac Implants 2009;24(suppl):186–217.
3. Caneva M, Botticelli D, Vigano P, Morelli F, Rea M, Lang NP. Connective tissue grafts in conjunction with implants installed immediately into extraction sockets. An experimental study in dogs. Clin Oral Implants Res 2013;24:50–56.
4. Huynh-Ba G, Pjetursson BE, Sanz M, et al. Analysis of the socket bone wall dimensions in the upper maxilla in relation to immediate implant placement. Clin Oral Implants Res 2010;21:37–42.
5. Braut V, Borenstein MM, Belser U, Buser D. Thickness of the anterior maxillary facial bone wall – A retrospective radiographic study using cone beam computed tomography. Int J Periodontics Restorative Dent 2011;31:125–131.
6. Cook RD, Mealey BL, Verrett RG, et al. Relationship between clinical periodontal biotype and labial plate thickness: An in vivo study. Int J Periodontics Restorative Dent 2011;31:345–354.
7. Araújo MG, Sukekava F, Wennstrom JL, Lindhe J. Ridge alterations following implant placement in fresh extraction sockets: An experimental study in the dog. J Clin Periodontol 2005;32:645–652.
8. Caneva M, Salata LA, de Souza SS, Baffone G, Lang NP, Botticelli D. Influence of implant positioning in extraction sockets on osseointegration: Histomorphometric analyses in dogs. Clin Oral Implants Res 2010;21:43–49.
9. Caneva M, Salata LA, de Souza SS, Bressan E, Botticelli D, Lang NP. Hard tissue formation adjacent to implants of various size and configuration immediately placed into extraction sockets: An experimental study in dogs. Clin Oral Implants Res 2010;21:885–890.
10. de Oliveira Rosa ACP, da Rosa JCM, Dias Pereira LAV, Francischone CE, Sotto-Maior BS. Guidelines for selecting the implant diameter during immediate implant placement of a fresh extraction socket: A case series. Int J Periodontics Restorative Dent 2016;36:401–407.
11. Spray JR, Black CG, Morris HF, Ochi S. The influence of bone thickness on facial marginal bone response: Stage 1 placement through stage 2 uncovering. Ann Periodontol 2000;5:119–128.
12. Chappuis V, Rahman L, Buser R, Janner S, Belser U, Buser D. Effectiveness of contour augmentation with guided bone regeneration: 10-year results. J Dent Res 2018;97:266–274.
13. Pluemsakunthai W, Le B, Kasugai S. Effect of buccal gap distance on alveolar ridge alteration after immediate implant placement: A microcomputed tomographic and morphometric analysis in dogs. Implant Dent 2015;24:70–76.
14. Grunder U, Gracis S, Capelli M. Influence of the 3-D bone-to-implant relationship on esthetics. Int J Periodontics Restorative Dent 2005;25:113–119.
15. Lekovic V, Kenney EB, Weinlaender M, et al. A bone regenerative approach to alveolar ridge maintenance following tooth extraction. A report of 10 cases. J Periodontol 1997;68:563–570.
16. Lekovic V, Camargo PM, Klokkevold PR, et al. Preservation of alveolar bone in extraction sockets using bioabsorbable membranes. J Periodontol 1998;69:1044–1049.
17. Camargo PM, Lekovic V, Weinlaender M, et al. Influence of bioactive glass on changes in alveolar process dimensions after exodontia. Oral Surg Oral Med Oral Pathol Oral Radiol Endod 2000;90:581–586.
18. Iasella JM, Greenwell H, Miller RL, et al. Ridge

preservation with freeze-dried bone allograft and a collagen membrane compared to extraction alone for implant site development: A clinical and histologic study in humans. J Periodontol 2003;74:990–999.

19. Serino G, Biancu S, Iezzi G, Piattelli A. Ridge preservation following tooth extraction using a polylactide and polyglycolide sponge as space filler: A clinical and histological study in humans. Clin Oral Implants Res 2003;14:651–658.

20. Schropp L, Wenzel A, Kostopoulos L, Karring T. Bone healing and soft tissue contour changes following single-tooth extraction: A clinical and radiographic 12-month prospective study. Int J Periodontics Restorative Dent 2003;23:313–323.

21. Grunder U. Crestal ridge width changes when placing implants at the time of tooth extraction with and without soft tissue augmentation after a healing period of 6 months: Report of 24 consecutive cases. Int J Periodontics Restorative Dent 2011;31:9–17.

22. Vera C, De Kok IJ, Reinhold D, et al. Evaluation of buccal alveolar bone dimension of maxillary anterior and premolar teeth: A cone beam computed tomography investigation. Int J Oral Maxillofac Implants 2012;27: 1514–1519.

23. Brownfield LA, Weltman RL. Ridge preservation with or without an osteoinductive allograft: A clinical, radiographic, micro-computed tomography, and histologic study evaluating dimensional changes and new bone formation of the alveolar ridge. J Periodontol 2012;83:581–589.

24. Degidi M, Nardi D, Daprile G, Piattelli A. Buccal bone plate in the immediately placed and restored maxillary single implant: A 7-year retrospective study using computed tomography. Implant Dent 2012;21: 62–66.

25. Linkevicius T, Apse P, Grybauskas S, Puisys A. The influence of soft tissue thickness on crestal bone changes around implants: A 1-year prospective controlled clinical trial. Int J Oral Maxillofac Implants 2009;24:712–719.

26. Wadhwani C, Piñeyro A. A technique for controlling the cement for an implant crown. J Prosthet Dent 2009;102:57–58.

27. Cooper LF, Raes F, Reside GJ, et al. Comparison of radiographic and clinical outcomes following immediate provisionalization of single-tooth dental implants placed in healed alveolar ridges and extraction sockets. Int J Oral Maxillofac Implants 2010;25: 1222–1232.

28. Du JK, Li HY, Wu JH, Lee HE, Wang CH. Emergence angles of the cementoenamel junction in natural maxillary anterior teeth. J Esthet Restor Dent 2011;23:362–370.

29. Su H, Gonzalez-Martin O, Weisgold AS, Lee EA. Considerations of implant abutment and crown contour: Critical contour and sub-critical. Int J Periodontics Restorative Dent 2010;30:335–343.

30. Steigmann M, Monje A, Chan HL, Wang HL. Emergence profile design based on implant position in the esthetic zone. Int J Periodontics Restorative Dent 2014;34:559–563.

31. Chu SJ, Kan JYK, Lee EA, et al. Restorative emergence

profile for single tooth implants in healthy periodontal patients: Clinical guidelines and decision-making strategies. Int J Periodontics Restorative Dent (in press).

32. Weisgold AS. Contours of the full crown restoration. Alpha Omegan 1977;70:77–89.

33. Jung RE, Sailer I, Hämmerle CH, Attin T, Schmidlin P. In vitro color changes of soft tissues caused by restorative materials. Int J Periodontics Restorative Dent 2007;27:251–257.

34. Van Brakel R, Noordmans HJ, Frenken J, De Roode R, De Wit GC, Cune MS. The effect of zirconia and titanium implant abutments on light reflection of the supporting soft tissues. Clin Oral Implants Res 2011;22:1172–1178.

35. Patil R, van Brakel R, Iyer K, Huddleston Slater J, de Putter C, Cune M. A comparative study to evaluate the effect of two different abutment designs on soft tissue healing and stability of mucosal margins. Clin Oral Implants Res 2013;24:336–341.

36. Patil RC, den Hartog L, van Heereveld C, Jagdale A, Dilbaghi A, Cune MS. Comparison of two different abutment designs on marginal bone loss and soft tissue development. Int J Oral Maxillofac Implants 2014;29:675–681.

37. Patil R, den Hartog L, Dilbaghi A, de Jong B, Kerdijk W, Cune MS. Papillary fill response in single-tooth implants using abutments of different geometry. Clin Oral Implants Res 2016;27:1506–1510.

38. Patil R, Gresnigt MMM, Mahesh K, Dilbaghi A, Cune MS. Esthetic evaluation of anterior single-tooth implants with different abutment designs — Patients' satisfaction compared to dentists' observations. J Prosthodont 2017;26:395–398.

39. Saito H, Chu SJ, Zamzok J, et al. Flapless postextraction socket implant placement: The effects of a platform switch-designed implant on peri-implant soft tissue thickness — A prospective study. Int J Periodontics Restorative Dent 2018;38(suppl):S1–S9.

40. Seibert JS, Louis JV. Soft tissue ridge augmentation utilizing a combination onlay-interpositional graft procedure: A case report. Int J Periodontics Restorative Dent 1996;16:310–321.

41. Langer B, Calagna L. The subepithelial connective tissue graft. J Prosthet Dent 1980;44:363–367.

42. Langer B, Calagna L. The subepithelial connective tissue graft: A new approach to the enhancement of anterior cosmetics. Int J Periodontics Restorative Dent 1982;2:23–33.

43. Olsson M, Lindhe J. Periodontal characteristics in individuals with varying forms of the upper central incisors. J Clin Periodontol 1991;18:78–82.

44. Olsson M, Lindhe J, Marinello CP. The relationship between crown form and clinical features of the gingiva in adolescents. J Clin Periodontol 1993;20: 570–577.

45. Kan JY, Rungcharassaeng K, Umezu K, Kois JC. Dimensions of peri-implant mucosa: An evaluation of maxillary anterior single implants in humans. J Periodontol 2003;74:557–562.

46. Carlsson L, Röstlund T, Albrektsson B, Albrektsson T. Implant fixation improved by close fit. Cylindrical

implant-bone interface studied in rabbits. Acta Orthop Scand 1988;59:272–275.

47. Gotfredsen K, Warrer K, Hjørting-Hansen E, Karring T. Effect of membranes and porous hydroxyapatite on healing in bone defects around titanium dental implants: An experimental study in monkeys. Clin Oral Implants Res 1991;2:172–178.

48. Knox R, Caudill R, Meffert R. Histologic evaluation of dental endosseous implants placed in surgically created extraction defects. Int J Periodontics Restorative Dent 1991;11:364–375.

49. Stentz WC, Mealey BL, Nummikoski PV, Gunsolley JC, Waldrop TC. Effects of guided bone regeneration around commercially pure titanium and hydroxyapatite-coated dental implants. I. Radiographic analysis. J Periodontol 1997;68:199–208.

50. Akimoto K, Becker W, Persson D, Baker DA, Rohrer MD, O' Neal RB. Evaluation of titanium implants placed into simulated extraction sockets: A study in dogs. Int J Oral Maxillofac Implants 1999;14:351–360.

51. Tarnow DP, Chu SJ. Human histologic verification of osseointegration of an immediate implant placed in a fresh extraction socket with excessive gap distance without primary flap closure, graft or membrane: A case report. Int J Periodontics Restorative Dent 2011;31:515–521.

52. Rosenlicht J, Tarnow DP. Human histologic evidence of integration of loaded HA implant in an augmented maxillary sinus. J Oral Implantol 1999;25:7–10.

53. Tarnow DP, Chu SJ, Salama MA, et al. Flapless postextraction socket implant placement in the esthetic zone: Part 1. The effect of bone grafting and/or provisional restoration on facial-palatal ridge dimensional change — A retrospective cohort study. Int J Periodontics Restorative Dent 2014;34:323–331.

54. Chu SJ, Salama MA, Garber DA, et al. Flapless postextraction socket implant placement: Part 2. The effect of bone grafting and/or provisional restoration on peri-implant mucosal tissue height and thickness — A retrospective study. Int J Periodontics Restorative Dent 2015;35:1–10.

55. Park SE, DaSilva JD, Weber HP, Ishikawa-Nagai S. Optical phenomenon of peri-implant soft tissue. Part I. Spectrophotometric assessment of natural tooth gingiva and peri-implant mucosa. Clin Oral Implants Res 2007;18:569–574.

56. Ishikawa-Nagai S, DaSilva JD, Weber HP, Park SE. Optical phenomenon of peri-implant soft tissue. Part II. Preferred implant neck color to improve soft tissue esthetics. Clin Oral Implants Res 2007;18:575–580.

57. Benic GI, Scherrer D, Sancho-Puchades M, Thoma DS, Hämmerle CHF. Spectrophotometric and visual evaluation of peri-implant soft tissue color. Clin Oral Implants Res 2017;28:192–200.

58. Chu SJ, Saito H, Reynolds MA, et al. Flapless postextraction socket implant in the esthetic zone. Part 3: The effect of bone grafting and/or provisional restoration on peri-implant tissue color stability — A retrospective study. Int J Periodontics Restorative Dent 2018;38:509–516.

59. Johnston WM, Kao EC. Assessment of appearance match by visual observation and clinical colorimetry. J Dent Res 1989;68:819–822.

60. Ghinea R, Perez MM, Herrera LJ, Rivas MJ, Yebra A, Paravina JD. Color difference thresholds in dental ceramics. J Dent 2010;38(suppl 2):e57–e64.

61. Sailer I, Fehmer V, Ioannidis A, Hämmerle CH, Thoma DS. Threshold value for the perception of color changes of human gingiva. Int J Periodontics Restorative Dent 2014;34:757–762.

62. Chu SJ, Salama MA, Salama H, et al. The dual-zone therapeutic concept of managing immediate implant placement and provisional restoration in anterior extraction sockets. Compend Contin Educ Dent 2012;33:524–532,534.

63. Araújo MG, Linder E, Lindhe J. Bio-Oss Collagen in the buccal gap at immediate implants: A 6-month study in the dog. Clin Oral Implants Res 2011;22:1–8.

64. Trimpou G, Weigl P, Krebs M, Parvini P, Nentwig HG. Rationale for esthetic tissue preservation of a fresh extraction socket by an implant treatment concept simulating a tooth replantation. Dent Traumatol 2010;26:105–111.

65. Crespi R, Capparé P, Crespit G, Romanos GE, Gherlone E. Tissue remodeling in immediate versus delayed prosthetic restoration in fresh socket implants in the esthetic zone. Int J Periodontics Restorative Dent 2018;38(suppl):S97–S103.

66. Norton MR. The influence of low insertion torque on primary stability, implant survival, and maintenance of marginal bone levels: A closed-cohort prospective study. J Oral Maxillofac Implants 2017;32:849–857.

67. Levin BP. The correlation between immediate implant insertion torque and implant stability quotient. Int J Periodontics Restorative Dent 2016;36:833–840.

68. Tarnow DP, Magner AW, Fletcher P. The effect of the distance from the contact point to the crest of bone on the presence or absence of the interproximal dental papilla. J Periodontol 1992;63:995–996.

69. Steigmann M, Cooke J, Wang HL. Use of the natural tooth for soft tissue development: A case series. Int J Periodontics Restorative Dent 2007;27:603–608.

70. Chu SJ, Hochman MN, Tan-Chu JHP, Mieleszko AJ, Tarnow DP. A novel prosthetic device and method for guided tissue preservation of immediate postextraction socket implants. Int J Periodontics Restorative Dent 2014;34(suppl):S9–S17.

71. Saito H, Chu SJ, Reynolds MA, Tarnow DP. Provisional restorations used in immediate implant placement provide a platform to promote peri-implant soft tissue healing: A pilot study. Int J Periodontics Restorative Dent 2016;36:47–52.

72. Novaes AB Jr, Muglia VA, Ramos, UD, Reino DM, Ayub LG. Immediate implants in extraction sockets with periapical lesions: an illustrated review. J Osseointegr 2013;5(3):45–52.

73. Hürzeler MB, Zuhr O, Schupbach P, Rebele SF, Emmanouilidis N, Fickl S. The socket-shield technique: A proof-of-principle report. J Clin Periodontol 2010;37:855–862.

74. Bäumer D, Zuhr O, Rebele S, Hürzeler M. Socket shield technique for immediate implant placement — Clinical, radiographic and volumetric data after 5 years. Clin Oral Implants Res 2017;28:1450–1458.

75. Gluckman H, Salama MA, Du Toit J. A retrospective evaluation of 128 socket-shield cases in the esthetic zone and posterior sites: Partial extraction therapy with up to 4 years follow-up. Clin Implant Dent Relat Res 2018;20:122–129.

76. Kan JYK, Rungcharassaeng K. Proximal socket shield for interimplant papilla preservation in the esthetic zone. Int J Periodontics Restorative Dent 2013;33: e24–e31.

77. Bilhan H, Geckill O, Mumcu E, Bozdag E, Sunbuloglu E, Kutay O. Influence of surgical technique, implant shape, and diameter on the primary stability in cancellous bone. J Oral Rehabil 2010;37:900–907.

78. Barikani H, Rashtak S, Akbari S, Badri S, Daneshparvar N, Rokn A. The effect of implant length and diameter on the primary stability in different bone types. J Dent 2013;10:449–455.

79. Lazzara RJ, Porter SS. Platform switching: A new concept in implant dentistry for controlling post-restorative crestal bone levels. Int J Periodontics Restorative Dent 2006;26:9–17.

80. Canullo L, Fedele GR, Iannello G, Jepsen S. Platform switching and marginal bone-level alterations: The results of a randomized controlled trial. Clin Oral Implants Res 2010;21:115–121.

81. Linkevicius T, Apse P, Grybauskas S, Puisys A. Influence of thin mucosal tissues on crestal bone stability around implants with platform switching: A 1-year pilot study. J Oral Maxillofac Surg 2010;68: 2272–2277.

82. Vervaeke S, Dierens M, Besseler J, De Bruyn H. The influence of initial soft tissue thickness on peri-implant bone remodeling. Clin Implant Dent Relat Res 2014;16:238–247.

83. Puisys A, Linkevicius T. The influence of mucosal tissue thickening on crestal bone stability around bone-level implants. A prospective controlled clinical trial. Clin Oral Implants Res 2015;26:123–129.

84. Linkevicius T, Puisys A, Steigmann M, Vindasiute E, Linkeviciene K. Influence of vertical soft tissue thickness on crestal bone changes around implants with platform switching: A comparative clinical study. Clin Implant Dent Relat Res 2015;17:1228–1236.

85. Rodriguez X, Acedo AN, Vela X, Fortuno A, Garcia JJ, Nevins M. Arrangement of peri-implant connective tissue fibers around platform-switching implants with conical abutments and its relationship to the underlying bone: A human histologic study. Int J Periodontics Restorative Dent 2016;36:533–540.

86. Rodriguez-Ciurana X, Vela-Nebot X, Segala-Torres M, Rodado-Alonso C, Cambra-Sanchez J, Tarnow DP. The effect of inter-implant distance on the height of the inter-implant bone crest when using platform-switched implants. Int J Periodontics Restorative Dent 2009;29:141–151.

87. Elian N, Bloom M, Dard M, Cho SC, Trushkowsky RD, Tarnow DP. Effect of interimplant distance (2 and 3 mm) on the height of interimplant bone crest: A histomorphometric evaluation. J Periodontol 2011;82: 1749–1756.

88. Degidi M, Nardi D, Piattelli A. One abutment at one time: Non-removal of an immediate abutment and its effect on bone healing around subcrestal tapered implants. Clin Oral Implants Res 2011;22:1303–1307.

89. Sung CE, Cochran DL, Cheng WC, et al. Preoperative assessment of labial bone perforation for virtual immediate implant surgery in the maxillary esthetic zone. J Am Dent Assoc 2015;146:808–819.

90. Kan JYK, Roe P, Rungcharassaeng K, et al. Classification of sagittal root position in relation to the maxillary anterior osseous housing for immediate implant placement: A cone beam computed tomography study. Int J Oral Maxillofac Implants 2011;26: 873–876.

91. Lau SL, Chow J, Li W, Chow LK. Classification of maxillary central incisors — Implications for immediate implant in the esthetic zone. J Oral Maxillofac Surg 2011;69:142–153.

92. Gluckman H, Pontes CC, Du Toit J. Radial plane tooth position and bone wall dimensions in the anterior maxilla: a cbct classification for immediate implant placement. J Prosthet Dent 2018;120:50–56.

93. Howes DG. Angled implant design to accommodate screw-retained implant-supported prostheses. Compend Contin Educ Dent 2017;38:458–464.

94. Furhauser R, Florescu D, Benesch T, Haas R, Mailath G, Watzek G. Evaluation of soft tissue around single-tooth implant crowns: The pink esthetic score. Clin Oral Implants Res 2005;16:639–644.

95. Daftary F, Mahallati R, Bahat O, Sullivan RM. Lifelong craniofacial growth for osseointegrated implants. Int J Oral Maxillofac Implants 2012;28:163–169.

96. Esposito M, Ekestubbe A, Grondahl K. Radiological evaluation of marginal bone loss at tooth sites facing single Branemark implants. Clin Oral Implants Res 1993;4:151–157.

97. Cosyn J, Sabzevar MM, De Bruyn H. Predictors of inter-proximal and midfacial recession following single implant treatment in the anterior maxilla: A multivariate analysis. J Clin Periodontol 2012;39: 895–903.

98. Tarnow DP, Cho SC, Wallace S. The effect of inter-implant distance on the height of the inter-implant bone crest. J Periodontol 2000;71:546–549.

99. Nevins M, Chu SJ, Jang W, Kim DM. Evaluation of an innovative hybrid macrogeometry dental implant in immediate extraction sockets: A histomorphometric pilot study in foxhound dog. Int J Periodontics Restorative Dent 2019;39:29–37.

100. Chu SJ, Ostman PO, Nicolopoulos C, et al. Prospective multicenter clinical cohort study of a novel macro hybrid implant in maxillary anterior postextraction sockets: 1-year results. Int J Periodontics Restorative Dent 2018;38(suppl):S17–S27.

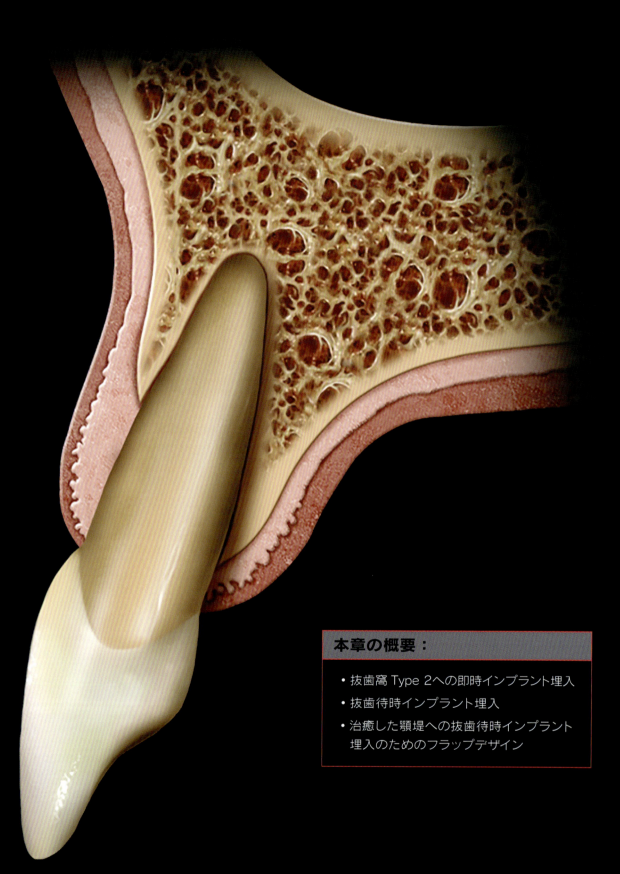

本章の概要：

- 抜歯窩 Type 2への即時インプラント埋入
- 抜歯待時インプラント埋入
- 治癒した顎堤への抜歯待時インプラント埋入のためのフラップデザイン

Chapter 3

抜歯窩 Type 2 のマネジメント

Management of Type 2 Extraction Sockets

Guido O. Sarnachiaro, DDS / *Stephen J. Chu*, DMD, VMSD, CDT /
Dennis P. Tarnow, DDS

訳：長尾龍典／森本太一朗

1 章で説明した抜歯窩 Type 2は、軟組織は無傷であるにもかかわらず、唇側骨が部分的または完全に欠損しており、歯槽骨裂開状欠損と定義される。このタイプの抜歯窩は、治療前の診断がもっとも重要である。診断には、CBCT 断面 X 線写真を併用した臨床的診断が非常に有用である。抜歯窩 Type 2の治療でもっともリスクがあるのは審美性と歯肉退縮である。

抜歯窩 Type 2への即時インプラント埋入

抜歯窩 Type 2へのインプラント埋入は、1993年に Gelb がインプラントの生存率98%という4年間の後ろ向き分析を発表して以来、歯科の文献に記録されている[1]。その後、他の研究者は、裂開状欠損のある抜歯窩にインプラントを埋入するだけでなく、これらのインプラントのプロビジョナル修復も行っている[2-6]。抜歯窩 Type 2の主な懸念は、インプラントの生存率よりも審美的な結果である。なぜなら、唇側骨がないため、唇頬側中央部の歯肉退縮のリスクが高まるからである。Kan らは、歯槽骨欠損をさまざまな形状に分類し、Ｖ字型（狭い）、Ｕ字型（広い）、UU 字型（超幅広）を

示すことで、欠損病変の幅とそれに関連する歯肉退縮のリスクの割合を示した[7]。

その結果、幅の欠損が大きいほど退縮のリスクが高く、8%（Ｖ字型）から100%（UU 字型）に増加することがわかった。Chu らはさらに、抜歯後の裂開の深さによって抜歯窩 Type 2を以下のように細分化した[8]。

- Type 2a：抜歯窩の歯冠側3分の1のみ侵されたもの（図1、2）
- Type 2b：抜歯窩の歯冠側3分の1および中央3分の1が侵されたもの（図3、4）
- Type 2c：抜歯窩の先端3分の1まで侵されているか、唇側骨が完全に欠損しているもの（図5、6）

したがって、もっともリスクが高いのは、欠損の深さと幅を兼ね備えた Type 2c-UU の抜歯窩である。抜歯窩 Type 2にインプラントを埋入する前に、これらの潜在的なリスクファクターを考慮し、検討する必要がある。Type 2a-V および2b-V の抜歯窩は、抜歯即時インプラント埋入治療が可能である。

治療プロトコールは、2016年に Sarnachiaro らによって概説された[5]。一貫した結果を得るためには、次のような臨床ステップが必要である。

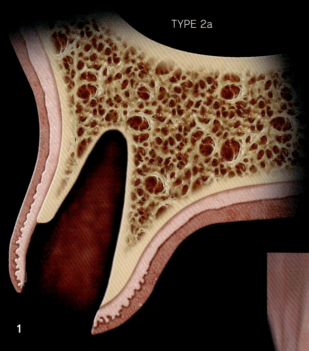

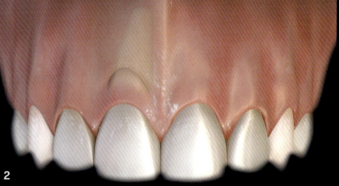

図1、2 抜歯窩 Type 2a。抜歯窩の歯冠側3分の1のみが侵されている。

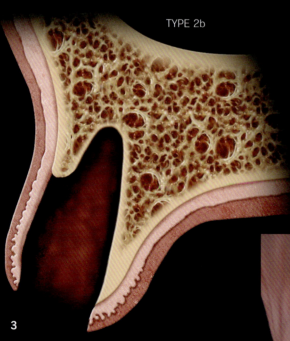

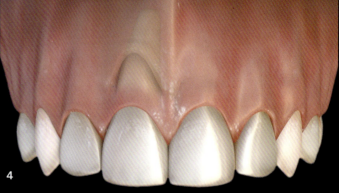

図3、4 抜歯窩 Type 2b。抜歯窩の歯冠側3分の1と中央3分の1が侵されている。

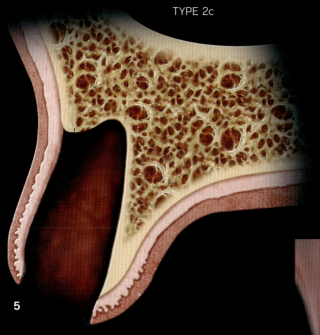

TYPE 2c

Chu SJ, Sarnachiaro GO, Hochman MN, Tarnow DP. Subclassification and clinical management of extraction sockets with labial dentoalveolar dehiscence defects. Compendium 2015;36(7):516-522. Copyright ©2015 to AEGIS Publications, LLC.
オリジナルの論文は、上記に掲載されている。無断複写・転載を禁ずる。出版社の許可を得て本書に転載。

図5、6　抜歯窩 Type 2c。唇側骨が完全に欠損している。

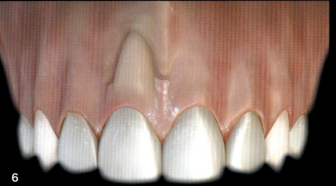

1. インプラント周囲軟組織の損傷をともなわない非侵襲的抜歯。
2. インプラント埋入時の初期固定が30Ncmを超える（図7）。インプラントの埋入位置は、前歯の場合は結節方向、小臼歯の場合は口蓋側歯根窩を目指すが、中心窩からの出口とする。
3. カスタムヒーリングアバットメント（前歯部または臼歯部）、または咬合接触のないプロビジョナルレストレーション（前歯部）を製作する（図8）。
4. 残存窩壁とインプラント表面との間に、血液の存在下でも剛性を維持するクロスリンクコラーゲンメンブレンを遊離辺縁歯肉の高さまで設置する。これにより、抜歯窩 Type 2を抜歯窩 Type 1に変換することができる（図9）。
5. コラーゲンメンブレンとインプラント表面の間に骨移植を行うことで、抜歯窩 Type 1と同様になる（図10）。
6. カスタムヒーリングアバットメント（図11）またはプロビジョナルレストレーション（図12）に交換し、6か月の治癒期間中に移植片を密封・保護し、抜歯窩の形状を維持する[9]。

　上顎第一小臼歯と第二小臼歯にこの臨床手法を用いた CBCT 研究では、前述の著者らが、治療前に頬側骨が存在しなかった場所に3.6mm の骨組織を構築することができた。印象採得までには、新生骨の成熟とミネラル化のために6〜8か月の治癒期間を要した。最終補綴装置が完成した時点でのCBCT 分析によると、3.0mm の純骨造成が確認されたため、骨移植材料のリモデリング量は0.6mm であった（図13）。Spray ら[10] と Chappuis ら[11] は、2mm 以上の骨造成が経時的に安定することを示している。骨移植材料は、骨梁の輪郭、形状、体積をサポートするだけであり、

図7〜11 抜歯窩 Type 2における抜歯即時インプラント埋入法のプロトコール。

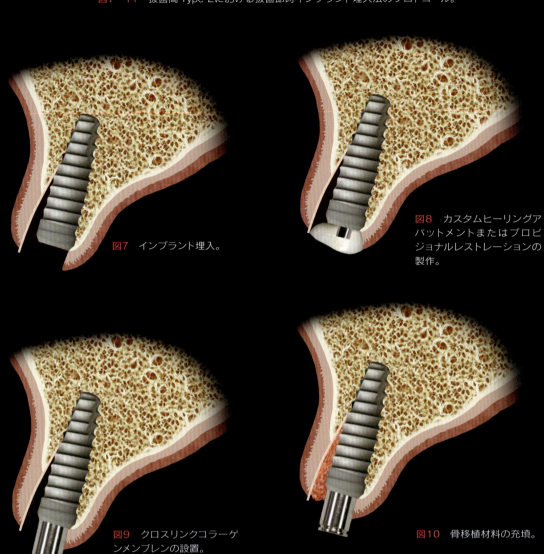

図7 インプラント埋入。

図8 カスタムヒーリングアバットメントまたはプロビジョナルレストレーションの製作。

図9 クロスリンクコラーゲンメンブレンの設置。

図10 骨移植材料の充填。

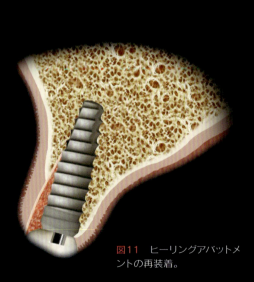

図11 ヒーリングアバットメントの再装着。

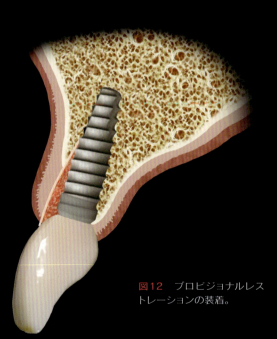

図12 プロビジョナルレストレーションの装着。

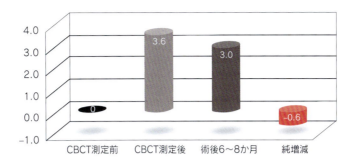

図13 CBCTで測定した頬側骨の厚さ（mm）（N=10）（Sarnachiaroらのデータより[5]）。

インプラント表面を占める細胞の種類を変えるものではないことを理解することが重要である[12]。

臨床例

上顎右側第二小臼歯の頬側遊離歯肉縁上3mmに瘻孔を認めた患者を供覧する（図14）。歯内療法が実施され、周囲病理の徴候は認められなかったことがX線写真により確認できた。しかし、CBCTでは頬側骨の部分的な喪失が認められ、臨床検査では頬側プロービング深さは9.0mmで幅は狭く、抜歯窩Type 2b-Vを示していた（図15）。メタルセラミッククラウンを除去したところ、頬口蓋側方向の破折が認められた。病的歯根のフラップの挙上をともなわない抜歯と徹底的な抜歯窩の掻爬を行った（図16）。Nabersプローブを用いてドレナージポイントによる頬粘膜の穿孔を確認し、60Ncmの埋入トルクでスレッドテーパー型のインプラントを埋入した。インプラント埋入直後、あらかじめ形成されたシェル（iShell；BioHorizons／Vulcan Custom Dental）を使用して、抜去歯のサイズと形状に基づいてカスタムヒーリングアバットメントを製作した。この臨床ステップの完了後、カスタムヒーリングアバットメントを取り外し、研磨して高圧蒸気洗浄を行った。メンブレンの設置と頬側ギャップへの硬組織移植の前に、高さ5.0mmの幅の狭い標準的なヒーリングアバットメントを装着した。頬側骨に部分的な裂開があることを考慮し、クロスリンク

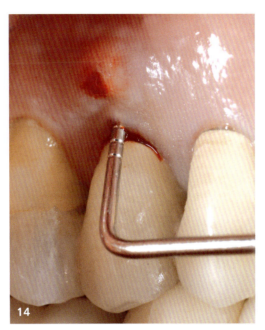

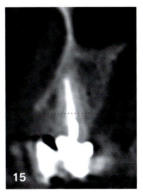

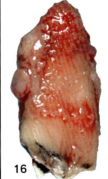

コラーゲンメンブレンを頬側粘膜に対して抜歯窩内に遊離歯肉縁の高さまで設置した（図17）。インプラントとコラーゲンメンブレンのギャップを埋めるために、小粒径の（250～500μm）の非脱灰他家海綿骨を使用した（図18）。このプロセスの完了後、既製ヒーリングアバットメントを取り外し、抜歯窩形態と移

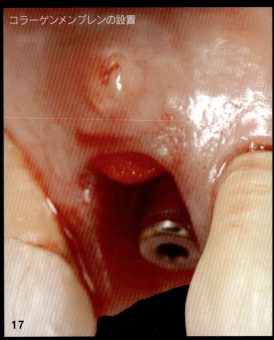
コラーゲンメンブレンの設置

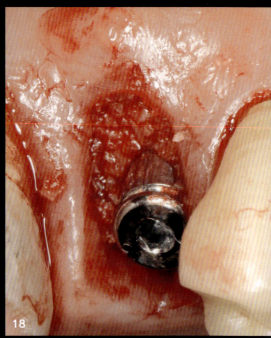

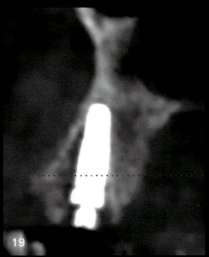

　植片を保持するために、カスタムヒーリングアバットメントを再装着した。術後すぐにCBCTを撮影し、インプラントの頬側に骨移植材料が存在することを確認した（図19）。
　このテクニックのすぐれた点は、4～6か月後に組織を再生するのではなく、抜歯した瞬間から組織の解剖学的形態を維持できることであり、あらゆる困難やよけいな来院を必要としないことである。
　治癒後8か月、歯肉退縮は見られず、最終

印象採得のためにカスタムヒーリングアバットメントを取り外した（図20、21）。術後8か月、CBCTを撮影し、インプラントが埋入されている頬側領域に再生骨が存在することを確認した（図22）。最終印象採得が行われ、スクリュー固定式陶材焼付金属製の最終補綴装置が製作された（図23、24）。図25～27は、治療後3年のリコール時の臨床写真で頬側 - 咬合面観および安定した骨壁のCBCTを示す。

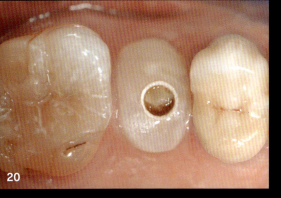
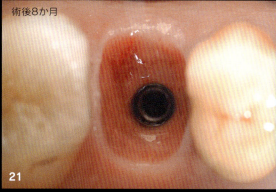

術後8か月

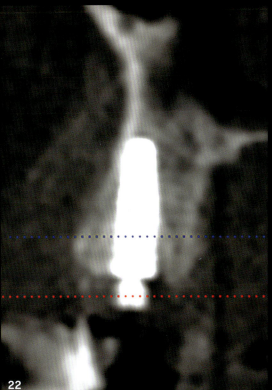
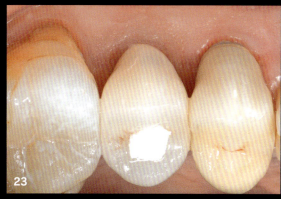
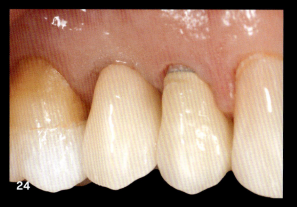
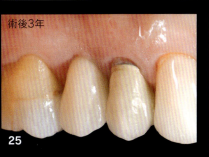

術後3年

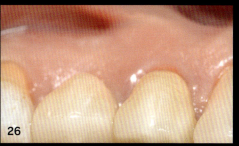
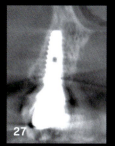

抜歯待時インプラント埋入

　Type 2c-UU病変の場合、抜歯待時インプラント埋入が適応される。このような状況では、抜歯即時インプラント埋入はリスクが高く、疑問が残る。このような状況では、ソケットプリザベーションは、予知性の高い結果をもたらす非常にすぐれた治療戦略である。

ソケットプリザベーション用メンブレン

歯科治療で使用されるメンブレンには、吸収性と非吸収性の2種類がある。現在では、インプラント埋入前または埋入時に使用するのが一般的で、特に骨造成が必要な場合に使用される。

非吸収性メンブレン

非吸収性メンブレンは、歯周病による歯槽骨欠損の治療や審美的な理由、またはインプラント埋入のための歯槽堤増大のために、最初に使用された材料である。この材料の長所は、吸収せず、臨床医が必要な限り口腔内に留めることができることである。この材料は通常、強化型ポリテトラフルオロエチレン（e-PTFE）でできており、高密度または伸長された形状をしている。また、骨移植材料を充填するスペースを確保するために、チタン製のフレームで固定することも可能である。したがって、これは骨再生誘導（GBR）にとって非常に有効な方法である。しかし、このメンブレンの使用には欠点もある。もっとも一般的な欠点は、治療の治癒段階において軟組織が裂開し、メンブレンが露出することである。そのため、予定した時期より前に除去する必要が生じることがあり、骨の成熟を妨げることが示されている。非吸収性メンブレンもまた、骨成熟後に除去する必要があり、余分な外科処置が必要となる。このようなメンブレンは、GBR 後にインプラントを埋入する症例には適しているが、除去後の顎堤ボリュームが失われるため、審美的な骨造成には適さない場合がある。

吸収性メンブレン

現在、吸収性メンブレンは、インプラント治療および歯周治療でもっとも一般的に使用

されている。その理由は、主に外科的に除去する必要がないためである。また、口腔内に露出しても、唾液の酵素によって数週間以内に吸収される。これは確かに利点と考えられるが、特定のタイプの欠損、特にメンブレンの下に骨を充填するために余分な成熟時間を必要とする大きな骨増大術においては、実際には吸収が速すぎる場合がある。また、メンブレンが露出しない状態であっても、メンブレンが無傷で原形を留めている期間には大きなばらつきがある。言い換えれば、メンブレンの厚さ、使用するコラーゲンのタイプ、加工方法（クロスリンク度が高ければ吸収時間が遅くなる）により、メンブレンが無傷でいられる（原形を留めている）時間が決まる。明らかに大きな移植を行う場合は、より厚く、よりクロスリンク度の高いコラーゲンメンブレンを使用すべきである。メンブレンの吸収率については、メーカー各社が情報を提供している。

吸収性のコラーゲンメンブレンの主な欠点は、通常、スペース維持にあまり効果がないことである。そのため、より大きな欠損に対しては、メンブレン下で置換される際に潰れる可能性のある小粒径の他家骨や脱灰骨の代わりに、吸収されにくい異種骨や大粒径の非脱灰皮質骨のような骨移植材料を使用しなければならない場合がある。加えて、臨床医は、治癒期間中にメンブレンが潰れないよう、十分に突出したボーンスクリューや"テント"を顎堤に設置しなければならないこともある。さらに、すべてのメンブレンが縫合やタックピンで固定できるわけではない。メンブレンによっては、水に濡れると崩れて骨移植材料の上を覆うものもあれば、一方で、より硬く、水分が付着してもその形を保つものもある。アイスクリームコーンテクニックや、先に述べた Type 2 欠損の抜歯即時インプラント埋入治療を管理する際には、これらのコラーゲン

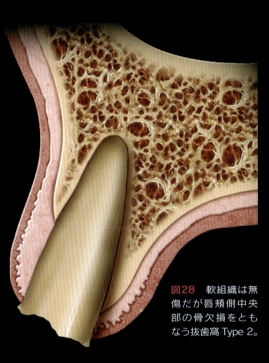

図28 軟組織は無傷だが唇頬側中央部の骨欠損をともなう抜歯窩 Type 2。

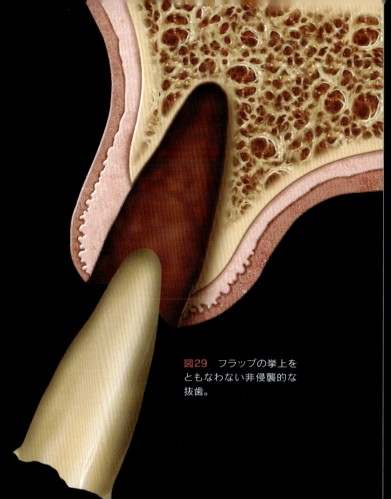

図29 フラップの挙上をともなわない非侵襲的な抜歯。

メンブレンのうち、潰れずに抜歯窩に設置して縫合できる、より硬い（クロスリンク）形態のものを使用すべきである。

アイスクリームコーンテクニック

　口腔解剖学的な欠損に対する再建と修復には、綿密な分析が必要である。長期的な維持が主な目標であり、簡単に入手可能で、予知性があり、リーズナブルな価格の技術を用いる必要がある。抜歯後の頬側骨を修復する理想的な術式は、単純であるだけでなく、付着歯肉や軟組織の形態を保存しつつ、侵襲を最小限に抑えたものでなければならない。一般的にアイスクリームコーンテクニックとして知られ、2007年に Elian ら[13] によって報告されたこのような抜歯窩修復法は、抜歯後に頬側の軟組織は理想的な高さと形状を維持しており、唇頬側中央部の裂開状骨欠損がある抜歯窩 Type 2の治療のために考案された（図28）。

れば、非侵襲的な外科処置が行われる。歯槽頂上の粘膜線維を切開後、粘膜骨膜フラップを挙上することなく抜歯を行う（図29）。精密なエレベーターと小さなくちばし状鉗子を使用する。この時点でインプラント臨床医がもっとも重視すべきことは、歯槽骨の保存である。抜歯の難易度が高い場合は、ダイヤモンドバーを使用して歯根を切断することも推奨される。

　抜歯が完了したら、抜歯窩を徹底的に掻爬し、生理食塩水（塩化ナトリウムを水に溶かしたもの）で洗浄し、適切な除染と感染組織の除去を行う。抜歯窩の掻爬の際、軟組織の穿孔を避けることが重要である（図30）。インプラント周囲の軟組織が弱って潰れてしまうのは、骨質の構築と支持が不足しているためである（図38参照）。

　吸収性クロスリンクコラーゲンメンブレンを V 字型、またはアイスクリームコーン型に調整する（図31）。メンブレンは縫合可能であり、GBR を可能にする長い吸収時間を維持で

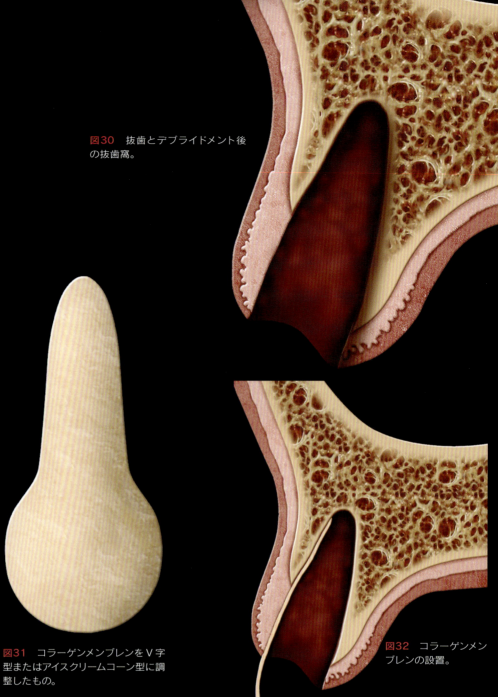

図30　抜歯とデブライドメント後の抜歯窩。

図31　コラーゲンメンブレンをV字型またはアイスクリームコーン型に調整したもの。

図32　コラーゲンメンブレンの設置。

きるように、破れにくく、硬くなければならない。メンブレンはまた、潰れることなく抜歯窩に挿入できるような硬さも必要である。トリミングされたメンブレンの幅の狭い部分（V字型コーン）は抜歯窩に挿入され、頬側壁の欠損を越えて横方向に十分な幅が必要である。メンブレンの幅の広い部分は、骨移植材料の充填後に抜歯窩の開口部を覆うようにトリミングする（図32）。

　最終的な形成が終わると、頬側組織を覆う抜歯窩にメンブレンを設置する。その後、骨移植材料を抜歯窩に充填する。メンブレンに対する移植片の圧力は、頬側軟組織の形態を広げながら、メンブレンを所定の位置に安定させるのに役立つ。移植片が抜歯窩に圧入され、その位置に留まることが理想的である（図33）。

　この手技で推奨される移植片は、小粒径（250～500μm）の非脱灰他家海綿骨の凍結乾燥移植材料である。移植片は5分間水和させ、充填時に粒子が凝集するのに十分な水

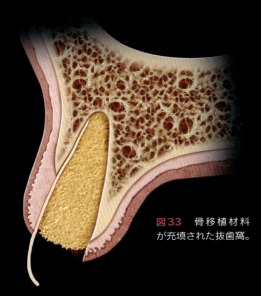

図33　骨移植材料が充填された抜歯窩。

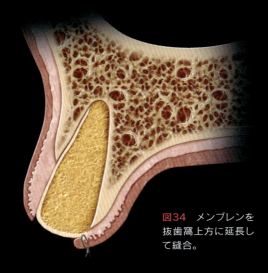

図34　メンブレンを抜歯窩上方に延長して縫合。

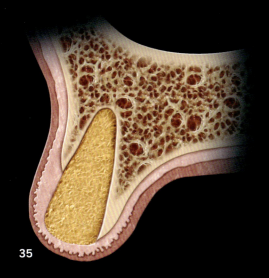

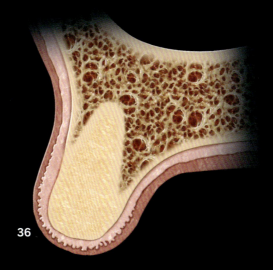

図35、36　コラーゲンメンブレンの吸収と骨移植材料填入後の抜歯窩。

分を保持するようにする。この移植片はよく圧縮され、非脱灰されているため、ゆっくりと吸収される。また、治癒中に新生骨が再増殖して抜歯窩を埋める間、抜歯窩の形状を維持するのに役立つ。

移植片を圧迫充填した後、メンブレンの張り出した部分を抜歯窩の開口部に延長する。その後、2〜3本の5-0吸収性縫合糸でメンブレンを口蓋組織に縫合する（図34）。頬側の縫合は不要である。なぜなら、メンブレンは頬側組織に対する移植片の圧力で固定されるからである。

アイスクリームコーンテクニックでは、頬側骨の裂開を再建し、インプラントの埋入が可能となる（図35、36）。Tanらによる最近の研究では、抜歯前と比較して治癒後に顎堤幅が1.32mm減少する変化が認められたが[14]、これは治癒後に必要であれば補足的な骨移植を行い、口蓋側寄りのインプラント埋入となる程度である（図43参照）

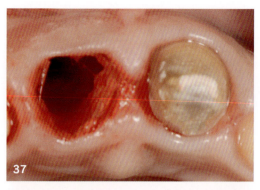

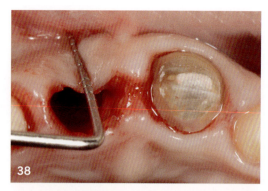

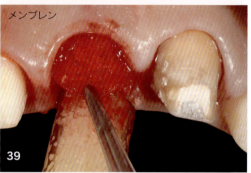

メンブレン

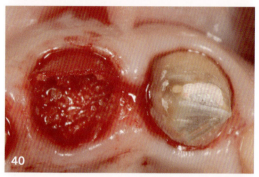

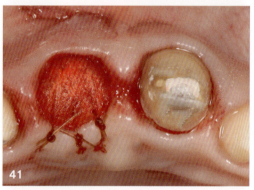

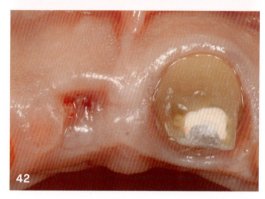

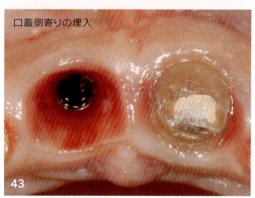

口蓋側寄りの埋入

抜歯待時インプラント埋入と即時プロビジョナルレストレーション修復

　抜歯待時インプラント埋入は、顎堤が治癒または再建された後にインプラントを埋入する手法である。Buserは、インプラントを埋入する前に6〜8週間待ち、インプラントを安定させるために唇頬側に骨を移植し、新生骨の成長を待つことを提案している。問題は、ヒーリングアバットメントを装着するか、プロビジョナルレストレーションを装着するかである。待時埋入の部位では、抜歯窩と比べてドリリング後のインプラントはより多くの骨と嵌

臨床例

　図37〜43は、臨床例におけるこのプロトコールを示している。抜歯後のインプラント周囲軟組織は、骨支持の欠如により弛緩している。

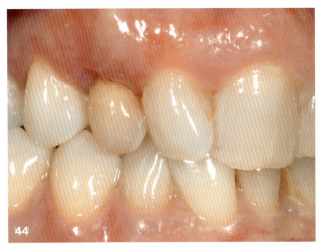
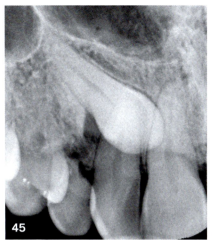

合するため、より高い埋入トルク値が予想される。その結果、より高い安定性が得られるはずである。抜歯即時インプラント埋入では、インプラントは抜歯窩を塞がないため、インプラントの先端部分のみが骨と嵌合する。そのため、プロビジョナルレストレーションを装着するのに十分なトルク（30〜40Ncm）が得られる場合もあるが、待時埋入の場合はインプラント体全体が骨と接触しているため、プロビジョナルレストレーションの初期安定性は、はるかにすぐれている可能性がある。

2011年にヨーロッパで発表された研究では、即時プロビジョナルレストレーションを装着した場合とヒーリングアバットメントのみを装着した場合の違いをみるために、待時インプラント埋入の生存率を調査している[15]。プロビジョナルレストレーションを装着したテスト群は、コントロール群（ヒーリングアバットメントのみ、100％）よりもわずかに低い生存率（97％）を示した。しかし、興味深いことに、両グループの生存率は、抜歯部位に即時インプラント埋入を行った場合の全体的なデータと同等であった。成功のための重要な戦略の1つは、プロビジョナルレストレーションを咬合接触させず、インプラントを保護することである。骨が治癒しようとしている最中の機能的な過負荷は好ましい状況ではないため、避けるべきである。

治癒した顎堤への抜歯待時インプラント埋入のためのフラップデザイン

このセクションでは、パンチテクニックとフラップテクニックの2つの異なるインプラント埋入方法を概説し、それぞれのプロビジョナルレストレーションの製作方法とカントゥアについて説明する。これら2つのテクニックでは、外科的課題と補綴的課題のバランスを取ることが重要である。

パンチテクニック

パンチテクニックの場合、フラップの挙上を行わないため、インプラント埋入部位の組織はまったく損なわれない。ただし、十分な骨と付着歯肉が存在しなければならない。その結果、インプラント埋入部位は視覚的には確認できないため難易度が高くなる。このテクニックではフラップ形成しないため、インプラント埋入部位の骨造成ができないので事前に骨形態を形成しておく必要がある。しかし、プロビジョナルレストレーションの製作は、そのカントゥアと軟組織からの圧力により、インプラント埋入と同時に軟組織を非外科的に形成・整形できるため、はるかに容易である[16,17]。

Chapter 3：抜歯窩 Type 2のマネジメント

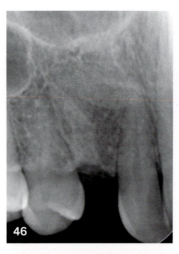
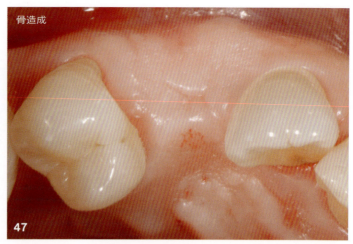

骨造成

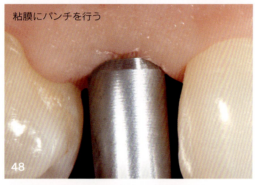

粘膜にパンチを行う

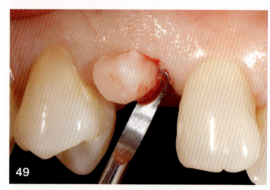
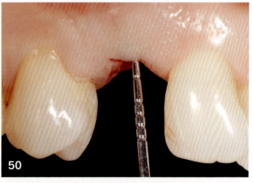
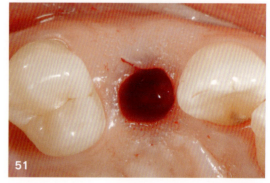
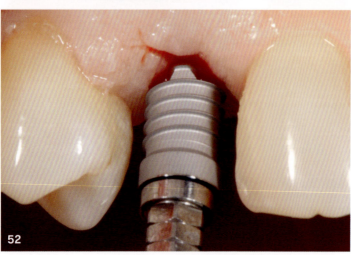
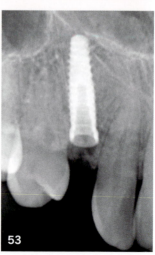

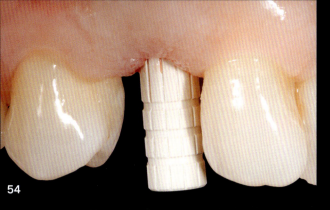

54

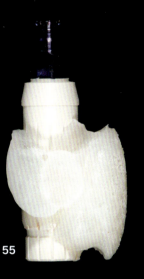

55

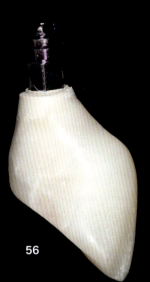

56

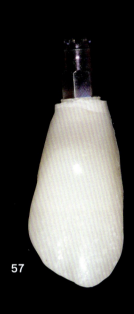

57

臨床例

　上顎右側に乳犬歯があり、永久歯が埋伏している患者の症例を供覧する（図44、45）。この一般的な状況に対しては、成長発育期の思春期であれば容易に治療が可能であるが、5年間の矯正治療を受けたくない成人にとっては治療の選択肢が少ない。その結果、乳歯と埋伏永久歯を抜歯し、6か月後にインプラント埋入のための骨造成と準備を行った（図46、47）。治癒後、顎堤幅はインプラント埋入に十分な厚みがあり、以前の骨造成処置に

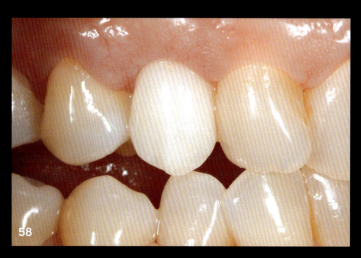

58

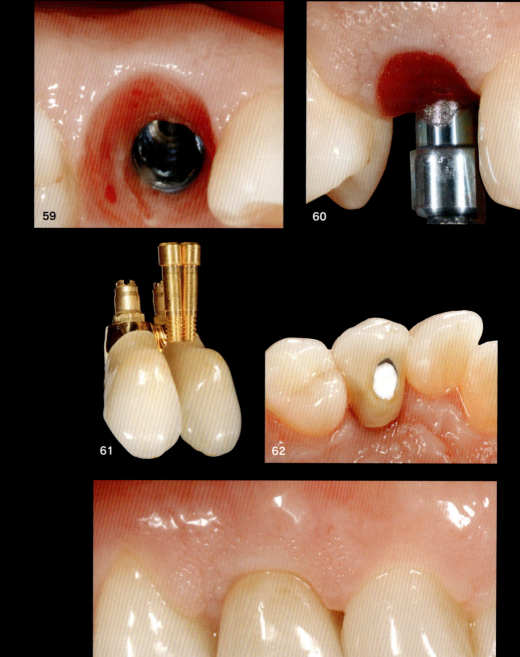

た（図54〜58）。このテクニックの利点は、インプラント埋入直後から組織を形成できることである。補綴装置のカントゥアは、三次元的なインプラント埋入位置と軟組織の厚みに依存するため、適切なカントゥアを形成するためにアクリルレジンやフロータイプのコンポジットレジンを追加することができる。プロビジョナルレストレーションが装着され治癒する

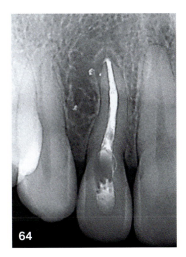
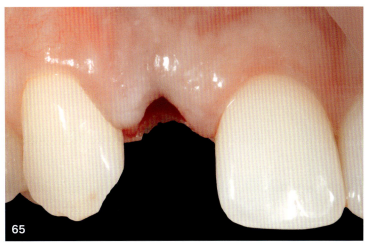

と、インプラント埋入時に軟組織の形態修正が行われたため、骨治癒の初期段階（8～12週）以降はさらなる軟組織の修正を行う必要はない。

治癒後4か月、歯肉退縮は認められず、最終印象採得が行われた（図59、60）。スクリュー固定式陶材焼付金属の最終補綴装置が、適切な色調で製作された（図61～63）。このテクニックは、より多くの前処置を必要とするが、審美的・機能的な結果を得ることが可能であり、1本の前歯の修復に適した治療戦略である。

フラップテクニック

フラップテクニックには明確な利点があるが、欠点もある。術者はフラップの下にある骨形態を確認することができるため、インプラントの埋入位置の視認性は確実に向上する。また、歯間乳頭を温存する切開法を用いることで、歯間乳頭の退縮を最小限に抑えることができる[18]。欠点は、適切なフラップの適合を可能にするために、非常に平坦な、あるいは凹状の歯肉縁下カントゥアを必要とすることである。そのため、プロビジョナルレストレーションの製作がより困難になる傾向がある。フラップテクニックで過剰な歯肉縁下カントゥアを形成すると、フラップの適合不良や喪失、後戻りや歯肉退縮などの問題が生じる可能性がある。

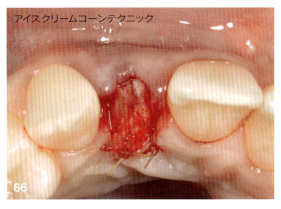
アイスクリームコーンテクニック

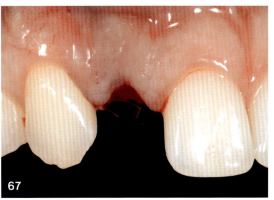

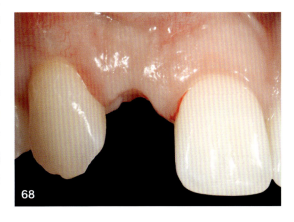

フラップアクセス

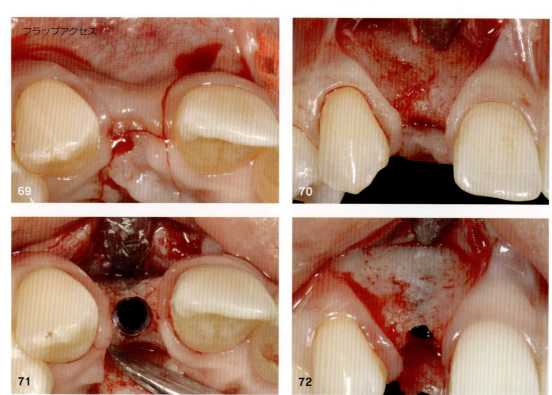

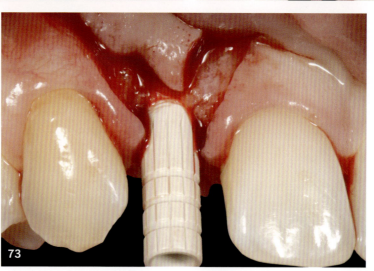

臨床例

　上顎右側側切歯が破折した患者の症例を供覧する（図64）。歯は抜去され、抜歯窩が無傷ではなかったため（Type 2b-V）、アイスクリームコーンテクニックを用いた待時アプローチでインプラントを埋入した（図65〜67）。抜歯時に抜歯窩の修復を行ったが、破折歯にともなう唇側の凹みのため、インプラント埋入時にさらなる骨造成が必要であった（図68）。歯間乳頭温存テクニックを用いて臼歯間乳頭を温存し、フラップを延長することで同部位へのアクセス性を高めた（図69、70）。基部を広げることで、アクセスが可能になっただけでなく、フラップへの血液供給も促進された。顎堤がやや崩壊していたため、口蓋側からのアクセスが可能となり、より口蓋側寄りのアプローチでインプラントを埋入することができたため、スクリュー固定式プロビジョナルレストレーションの使用が容易となった（図71、72）。口蓋側の骨が存在する

このような状況では、唇側に骨移植を行うことで部位を増大させることができる。

インプラントは側切歯に置換されるため、小径のインプラントが使用された。このような小径のインプラントは、隣在歯間の距離が近遠心的に5mm、頬舌的に6mmの場合に使用される傾向がある。この症例では、頬舌側の寸法を改善させる必要があり、口蓋側からのアクセスにより骨移植を行うことができた。

骨移植材料を充填する前に、その部位にアクセスできる状態でプロビジョナルレストレーションを製作した（図73）。フラップテクニックのすぐれた点は、プロビジョナルレストレーションのアクセスホールを確実に結節から出すことができることである。このように装着することで、スクリュー固定式プロビジョナルレストレーションの製作が容易になる（図74）。UCLAクラウンのようなスクリュー固定式プロビジョナルレストレーションには、歯肉縁下の境界面（アバットメント − インプラント境界面）が1つしかないという明確な利点があり、微小動揺や微小漏洩の可能性がある領域が1つしかないため、より有利な補綴設計となる。セメント固定式プロビジョナルレストレーションには、アバットメント − インプラント境界面とクラウン − アバットメント境界面という2つの境界面があり、インプラント周囲溝にセメントが残留する可能性がある。

プロビジョナルレストレーションとスクリュー固定式のテンポラリーシリンダーを結合する際、シリンダーそのものとほぼ同じ形態のきわめて平坦な歯肉縁下のカントゥアが重要である。ここで問題となるのは、プロビジョナルレストレーションの周囲にフラップを合わせることである。歯肉縁下の過剰なカントゥアでは、フラップがプロビジョナルレストレーションに適切に適合しない可能性が高く、歯肉退縮や喪失、移植片の露出や感染のリス

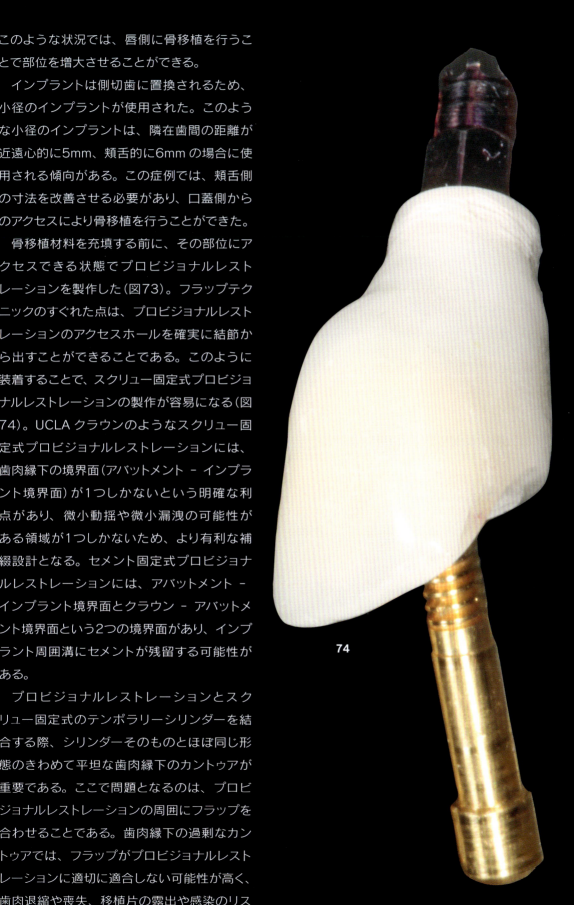

74

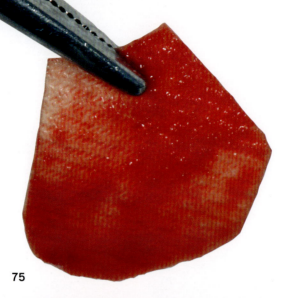

75

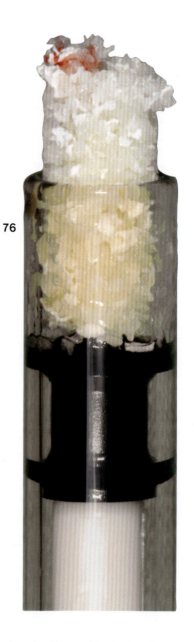

76

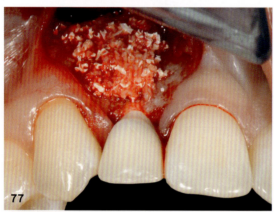

77

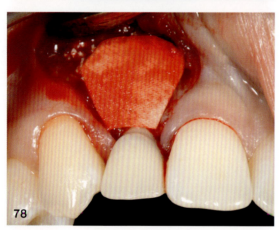

78

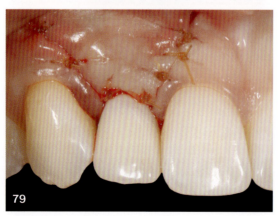

79

クが高まるため、不適切なカントゥアのプロビジョナルレストレーションの場合は大きな悪影響が生じる可能性がある。

　乳頭温存テクニックでは、プロビジョナルクラウンの代わりにストレートタイプのヒーリングアバットメントを使用しなければならない場合がある。これは、縦切開をうまく閉じるためである。プロビジョナルレストレーションでは、頬側のフラップが外側に押し出されすぎて閉鎖が困難となることがある。このような症例は、縦切開が4週間ほどで治癒した後、圧力をかけてカントゥアを整える必要がある。

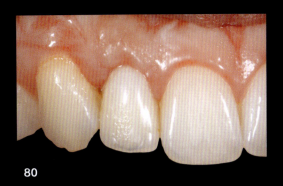
80

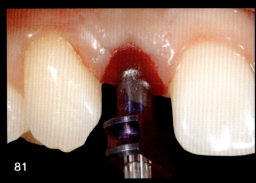
81

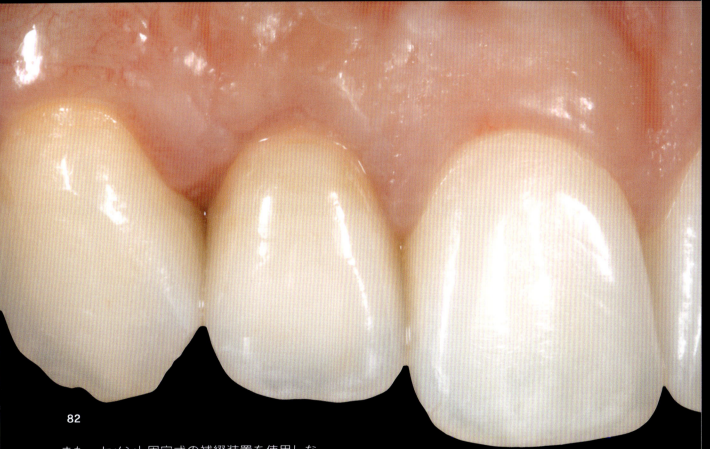
82

また、セメント固定式の補綴装置を使用しなければならない場合は、カスタムアバットメントを使用してマージンをフェストゥーン化（厚く）し、標準アバットメントを使用した場合に起こるセメントマージンが組織より深くなりすぎることを防がなければならない。

骨移植材料を充填する前に、適切なサイズの吸収性メンブレンを選択し、移植片の上で適切にフィットするように形を整えた（図75）。次に骨移植材料を定位置に圧をかけながら充填した（図76、77）。メンブレンはす

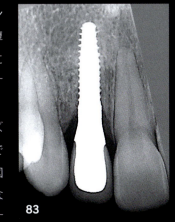
83

本セクションの一部および図表は、Journal of Cosmetic Dentistry, ©2019 American Academy of Cosmetic Dentistry の許可を得て再掲載した。無断転載禁止。608.222.8583; www.aacd.com.

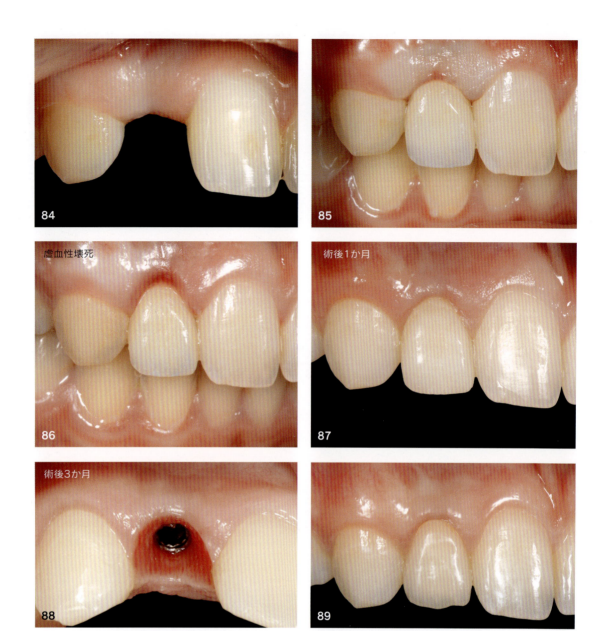

でに適切なサイズにトリミングされていたため、骨移植材料の粒子は完全に覆われ、こぼれ出ることはなかった（図78）。縫合後、プロビジョナルレストレーションのカントゥアが平坦または凹んでいたため、フラップはテンションがかかることなく適合した（図79）。インプラントを埋入し、唇側に骨造成を行い、プロビジョナルレストレーションを咬合接触のない状態で装着して、患者は医院を後にした。

術後1週、治癒は良好であった（図80）。術後5か月、プロビジョナルレストレーションを取り外し、最終印象採得を行った。インプラントレベルの印象採得は、アクリル製パターンレジン（GC America）（図81）を用いて行った。プロビジョナルレストレーションを取り外した後は軟組織が落ち込みやすいため、この印象採得は迅速に行う必要がある。その後、印象は歯科技工所に送られ、スクリュー固定式陶材焼付金属の最終補綴装置が製作された。このシンプルなテクニックにより、審美的な結果を得ることができた（図82、83）。

プロビジョナルレストレーション による軟組織形態の形成

インプラントが治癒し、オッセオインテグレーションした後に軟組織の形態をつくることが望ましいが、軟組織は伸展し調整されるため、十分に成熟させるための時間をかけておくことが重要である。また、1回の来院で軟組織を形成するのではなく、1〜2週間隔で何度か来院してもらい、徐々に形成することも可能である。図84の患者の場合、1回の予約で軟組織を形成したため、1週間後に虚血性壊死に陥ったが、最終的な結果には大きな影響はなかった。これが、組織を形成する際に注意が必要な理由である。ある程度の虚血による蒼白化は予想されるが、10分または15分経過しても虚血状態が消えない場合は、軟組織への圧力が高すぎるため、組織が壊死してしまう（図85、86）。貧血帯が15分以上続く場合は、プロビジョナルクラウンを外し、形を整え、カントゥアの調整を行ってから戻す。再度、貧血帯が10〜15分後に消失するか確認する。この患者の場合、組織は術後1か月に成熟し始めた（図87）。術後3か月、インプラントレベルの印象採得を行い、最終補綴装置には適切なカントゥアを与えることができた（図88、89）。

参考文献

1. Gelb DA. Immediate implant surgery: Three-year retrospective evaluation of 50 consecutive cases. Int J Oral Maxillofac Implants 1993;8:388–399.
2. Noelken R, Kunkel M, Wagner W. Immediate implant placement and provisional restoration after long-axis root fracture and complete loss of the facial bony lamella. Int J Periodontics Restorative Dent 2011;31:175–183.
3. da Rosa JC, Rosa AC, da Rosa DM, Zardo CM. Immediate dentoalveolar restoration of compromised sockets: A novel technique. Eur J Esthet Dent 2013;8:432–443.
4. da Rosa JC, Rosa AC, Francischone CE, Sotto-Major BS. Esthetic outcomes and tissue stability of implant placement into compromised sockets following immediate dentoalveolar restoration: Results of a prospective case series at 58 months follow-up. Int J Periodontics Restorative Dent 2014;34:199–208.
5. Sarnachiaro GO, Chu SJ, Sarnachiaro E, Gotta SL, Tarnow DP. Immediate implant placement into extraction sockets with labial plate dehiscence defects: A clinical case series. Clin Implant Dent Relat Res 2016;18:821–829.
6. Tripodakis AP, Gousias H, Mastoris M, Likouresis D. Five-year volumetric evaluation of periodontally compromised sites restored by immediate implant restorations. Int J Periodontics Restorative Dent 2016;36:645–653.
7. Kan JY, Rungcharassaeng K, Sclar A, Lozada JL. Effects of the facial osseous defect morphology on gingival dynamics after immediate tooth replacement and guided bone regeneration: 1-year results. J Oral Maxillofac Surg 2007;65:13–19.
8. Chu SJ, Sarnachiaro GO, Hochman MH, Tarnow DP. Subclassification and clinical management of extraction sockets with labial dentoalveolar dehiscence defects. Compendium 2015;36:516–525.
9. Crespi R, Capparé P, Crespi G, Gastaldi G, Romanos G, Gherlone E. Tissue remodeling in immediate versus delayed prosthetic restoration in fresh socket implants in the esthetic zone: Four-year follow-up. Int J Periodontics Restorative Dent 2018;38(suppl): s97–s103.
10. Spray JR, Black CG, Morris HF, Ochi S. The influence of bone thickness on facial marginal bone response: Stage 1 placement through stage 2 uncovering. Ann Periodontol 2000;5:119–128.
11. Chappuis V, Rahman L, Buser R, Janner S, Belser U, Buser D. Effectiveness of contour augmentation with guided bone regeneration: 10-year results. J Dent Res 2018;97:266–274.
12. Rosenlicht JL, Tarnow DP. Human histologic evidence of integration of functionally loaded hydroxyapatite-coated implants placed simultaneously with sinus augmentation: A case report 2.5 years post placement. J Oral Implantol 1999;25:7–10.
13. Elian N, Cho SC, Froum S, Smith RB, Tarnow DP. A simplified socket classification and repair technique. Pract Proced Aesthet Dent 2007;19:99–104.
14. Tan-Chu JHP, Tuminelli FJ, Kurtz KS, Tarnow DP. Analysis of buccolingual dimensional chnages of the extraction socket using the 'ice cream cone' flapless grafting technique. Int J Periodontics Restorative Dent 2014;34:399–403.
15. den Hartog L, Raghoebar GM, Stellingsma K, Vissink A, Meijer HJA. Immediate nonocclusal loading of single implants in the aesthetic zone: A randomized clinical trial. J Clin Periodontol 2011;38:186–194.
16. Cooper LF, Reside G, Raes F, et al. Immediate provisionalization of dental implants in grafted alveolar ridges in the esthetic zone: A 5-year evaluation. Int J Periodontics Restorative Dent 2014;34:477–486.
17. Chu SJ, Tarnow DP. Provisional restoration of single tooth implants into healed ridges in the esthetic zone. J Cosmet Dent 2014;29:112–123.
18. Gomez-Roman G. Influence of flap design on peri-implant interproximal crestal bone loss around single-tooth implants. Int J Oral Maxillofac Implants 2001;16:61–67.

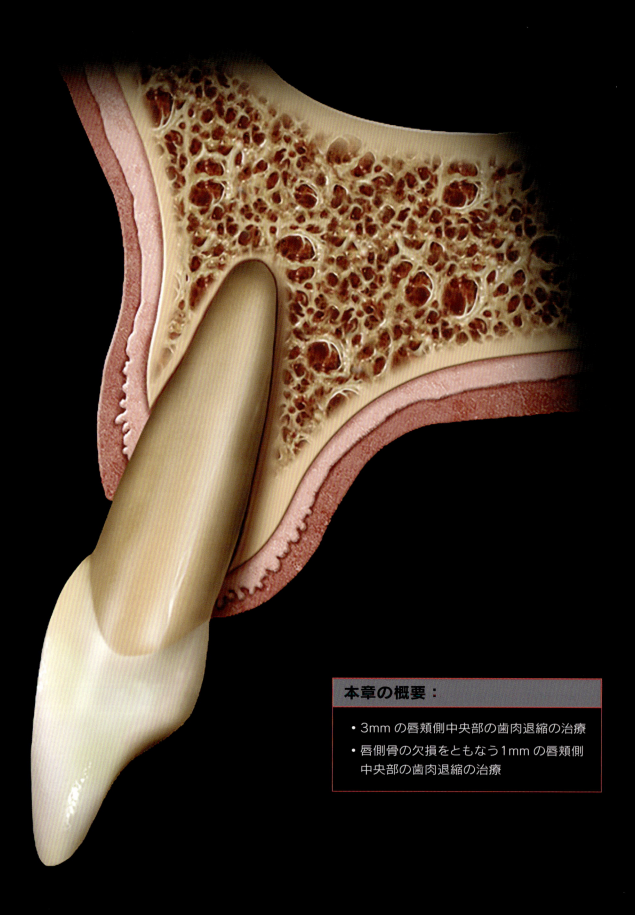

本章の概要：

- 3mm の唇頬側中央部の歯肉退縮の治療
- 唇側骨の欠損をともなう1mm の唇頬側中央部の歯肉退縮の治療

Chapter 4

抜歯窩 Type 3 のマネジメント

Management of Type 3 Extraction Sockets

訳：長尾龍典／森本太一朗

抜歯窩 Type 3 は、すでに唇頬側の硬組織と軟組織の喪失をともなう中央部の歯肉退縮を呈しているため、臨床医にとって難題となる。歯肉退縮と歯周アタッチメントの喪失は、しばしば歯周病と関連している。しかし、唇頬側中央部の歯肉退縮は、①歯頸部の擦過傷、びらん、または剥離、②歯の位置異常、特に唇側転位、③補綴装置のオーバーカントゥア、④薄い歯周組織が関係しているといわれている[1,2]。歯根の解剖学的構造と歯頸部の擦過傷が目立つ中央部の歯肉退縮（3mm 以上）では、インプラントの埋入を遅らせるのが最善である。このような症例では、抜歯し、抜歯窩は骨と軟組織を自然に治癒させ、歯肉歯槽粘膜境（MGJ）をそのままの位置に残すようにしなければならない（図1〜4）。この組織は、口蓋組織の高さまで角化組織（母床となる結合組織移植片）で

満たされる。このような状況なら、早期の待時インプラント埋入が可能である。逆に、抜歯と同時に欠損部や抜歯窩を歯冠側に移動したフラップで被覆しようとすると、歯肉歯槽粘膜境が好ましくない位置に変化するため、後日外科的な修正が必要となる（図5、6）。

歯の過剰な唇側への位置異常は、唇側中央部の歯肉退縮を引き起こすもう1つの原因であり、矯正歯科治療によって歯の位置を変えることで対処できる。しかし、唇側中央部の退縮が少なく（3mm 以下）、抜歯が必要、かつ笑ったときに唇側歯肉組織が見えない場合は、抜歯即時インプラント埋入が有効な治療選択肢となる。この治療戦略には、①口蓋側寄りのインプラント埋入ポジション、②唇頬側中央部の欠損を管理するための適切な補綴装置のカントゥアが含まれ、これにより歯肉組織をより歯冠側に治癒させることが可能になる[3,4]。

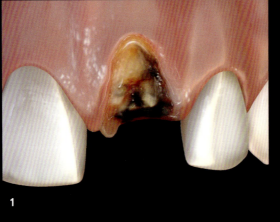
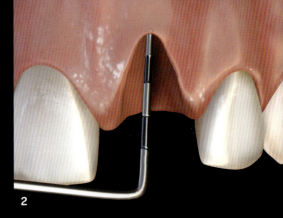
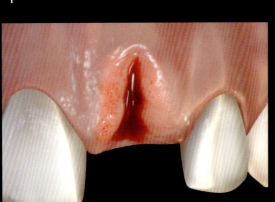
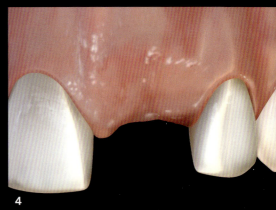
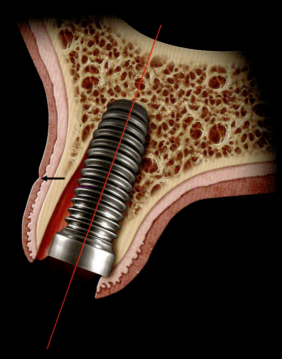
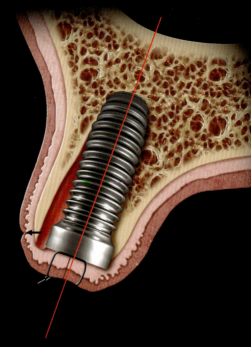

図5 抜歯およびインプラント埋入後の正常な歯肉歯槽粘膜境の関係。

図6 抜歯窩に埋入したインプラントを被覆するためにフラップを挙上すると、好ましくはないが歯肉歯槽粘膜境より歯冠側に移動する。角化した付着歯肉の領域は減少する。歯肉歯槽粘膜境を元の位置に戻し、インプラント周囲の付着歯肉の領域を増やすためには、追加の外科処置が必要となる。

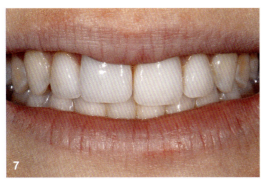
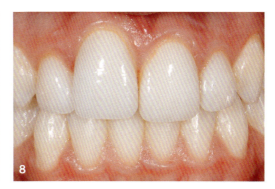
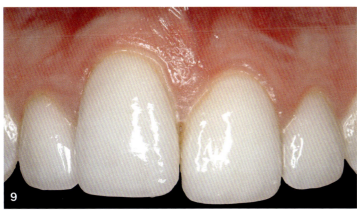
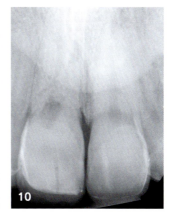
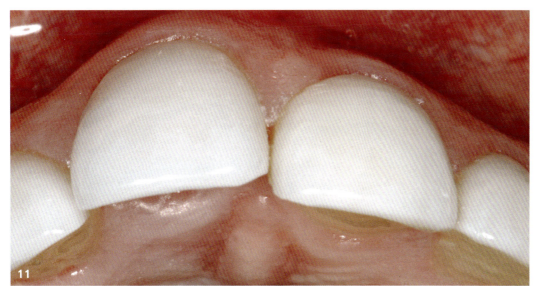

3mmの唇頬側中央部の歯肉退縮の治療

　26歳の女性、上顎前歯部に既製のベニア補綴装置を装着していたが、右側中切歯が隣在歯列に対してより先端側に位置していた（図7〜11）。この患者は、唇側中央部のスマイルラインが低いにもかかわらず、切縁の不一致と、垂直方向および頬舌側方向の歯列不正による歯肉の不調和を気にしていた（図7参照）。彼女の歯科受診歴には、右側中切歯を歯列弓に配列させるための矯正歯科治療が含まれていたが、この歯は外傷によりアンキローシスした可能性があったため、この治療は効果がなかった。この歯のX線検査で、歯根内部吸収が認められた（図10参照）。

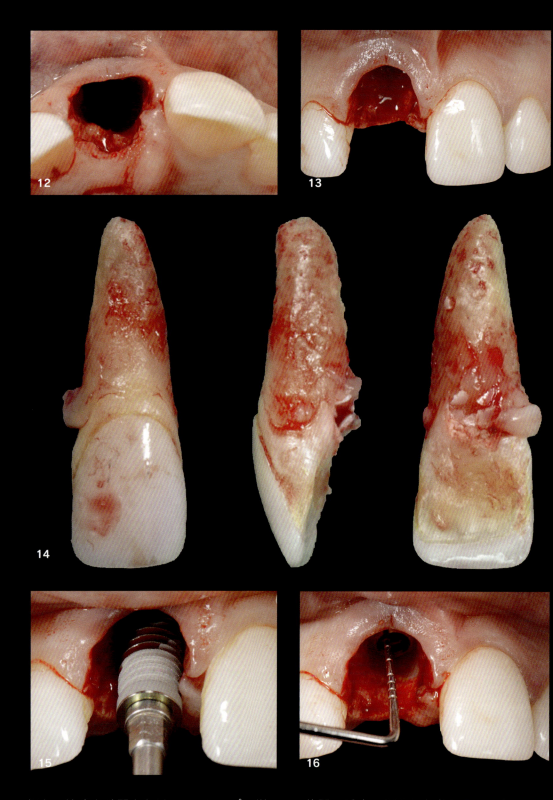

　細心の注意と時間をかけて、フラップの挙上をともなわない低侵襲な方法で抜歯した(図12、13)。抜歯時、口蓋側に吸収病変が認められた(図14)。インプラントは、唇頰側の骨頂に対して、遊離歯肉縁からおよそ3mmの位置で垂直に埋入した(図15、16)。さらに、プロビジョナルレストレーションの適切なカントゥアをコントロールするために、本来歯があったはずの位置から口蓋側寄りにインプラントを埋入した。Type 3の欠損に対して

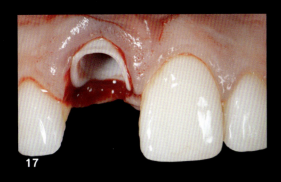
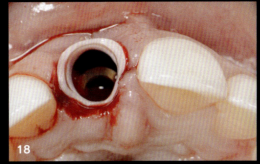
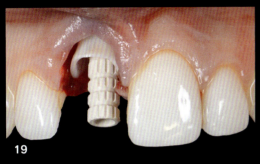
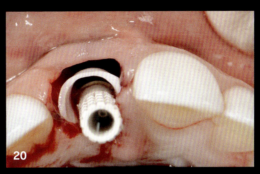
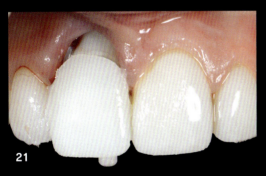
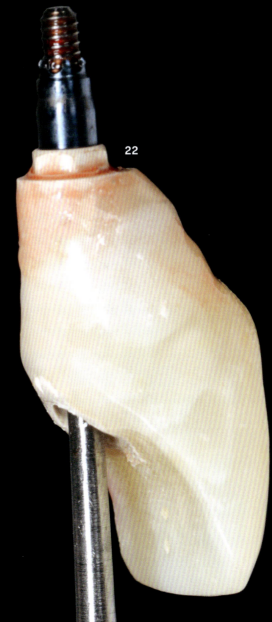

予知性のある治療を行うために必要な診断の鍵は、口蓋側組織の高さが歯冠側位置にあり、隣接する歯間乳頭組織と同じ高さであることである（図13参照）。アクリル製の歯肉スリーブまたはシェルは、CAD/CAMデジタルファイルを用いて、既製のポリメチルメタクリレートブロックからミリングして製作した[5]（図17〜20）。このスリーブを、即時重合型アクリル性レジン（Super-T；American Consolidated）を用いて、既製インプラントアバットメントポストに装着し、スクリュー固定式プロビジョナルレストレーションを製作した（図21、22）。

　プロビジョナルレストレーションには、適切なカントゥアと歯肉縁下カントゥアを形成し、唇側歯肉縁がより切端側に移動するよう

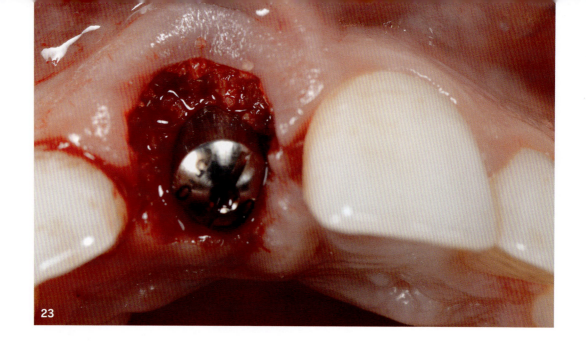

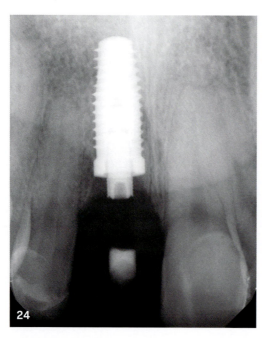

に調整した。プロビジョナルレストレーションを製作し取り外した後、高さのある平らなチタン製ヒーリングアバットメントをインプラントに連結し、小粒子の非脱灰他家海綿骨（Puros；Zimmer Biomet／現・ZimVie）を唇側のギャップに充填した。この Dual-Zone の治療コンセプトは、硬組織領域（口蓋骨から唇側骨）だけでなく、軟組織領域（インプラント周囲軟組織）（図23）の移植にも用いられた。チタン製ヒーリングアバットメントを取り外した後、4～6か月の治癒期間中、骨移植材料を留まらせ、保護するために、咬合接触のないプロビジョナルレストレーションクラウンを装着した（図24）。プロビジョナルレストレーションの補綴カントゥアは、抜歯前の歯の元の不正位置に比べて、著しくアンダーカントゥアであった。これにより、歯肉組織が口蓋側および切端側に移動し、唇頬側の遊離歯肉縁の位置が再確立された。図25～28は、術後1週から5か月の組織の治癒と成熟過程を示したものである。この治癒期間中に遊離歯肉縁が歯冠側方向に移動していることに注目してほしい。

　前歯部抜歯窩へ埋入されたインプラントの審美的な成功に向けた全体的なプロセスにおいて、組織の成熟は過小評価されている。硬組織は6か月、軟組織は3か月の成熟期間を要する。プロビジョナルレストレーションは、治癒後5か月にインプラントから取り外された（図29）。インプラントレベルの印象用コーピングをインプラントに装着し、色付きのレジン（Pattern Resin；GC America）を用いて軟組織縁下の形態（サブジンジバルカントゥア）を確認した（図30）。ポリビニルシロキサン（PVS）素材（Flexitime；Kulzer）を用いて印象採得を行い、インプラントの位置関係を転写した（図31）。インプラントレベルの印象用コーピングにインプラントレプリカまたは歯科技工用アナログを装着し、軟組織付きのハイ

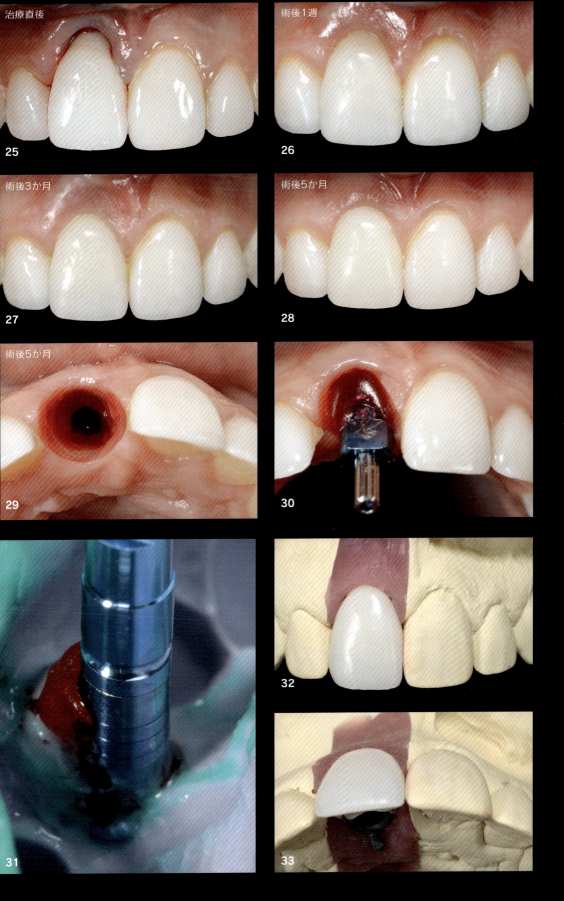

治療直後 25

術後1週 26

術後3か月 27

術後5か月 28

術後5か月 29

30

31

32

33

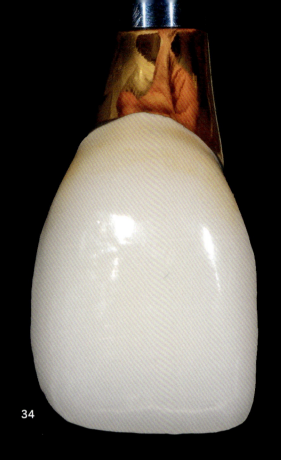

34

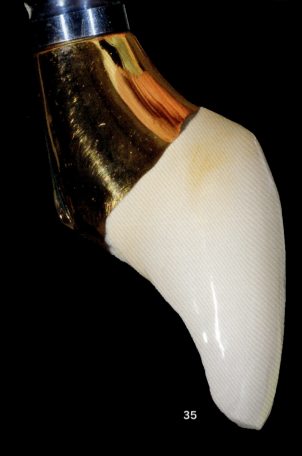

35

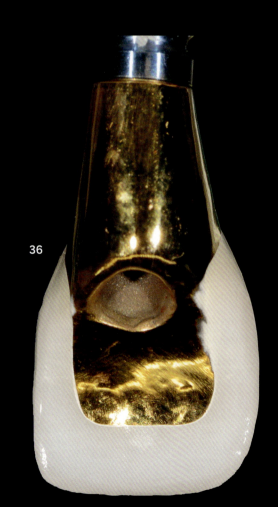

36

　ブリッドマスターキャストを石膏で製作し、スクリュー固定式最終補綴装置を製作した（図32、33）。

　最適な強度と審美性から、陶材焼付金属が最終補綴装置の材料として選択された[6]。この材料は、プラットフォームスイッチング設計により、補綴装置の最大強度を維持しながら、歯肉縁下の適切なカントゥア形成を可能にした。貴金属合金のゴールド色を使用することで、歯肉の色調の審美性も向上した[7]（図34～36）。スクリュー固定式最終補綴装置は、メーカーが推奨するスクリューのトルクで装着された（図37）。術後3年の写真に示すように、右側中切歯のインプラント補綴装置の歯肉カントゥアと色調は、隣在歯と良く調和している（図38）。術後3年のデンタルX線写真では、骨レベルが改善したことがわかる（図39）。

Tarnow DP, Chu SJ. Clinical management of Type 3 recession defects with immediate implant and provisional restoration therapy: A case report. Compendium 2017;38(7):468–473. Copyright © 2017 to AEGIS Publications, LLC. All rights reserved. オリジナルの論文は、上記に掲載されている。無断複写・転載を禁ずる。出版社の許可を得て本書に転載

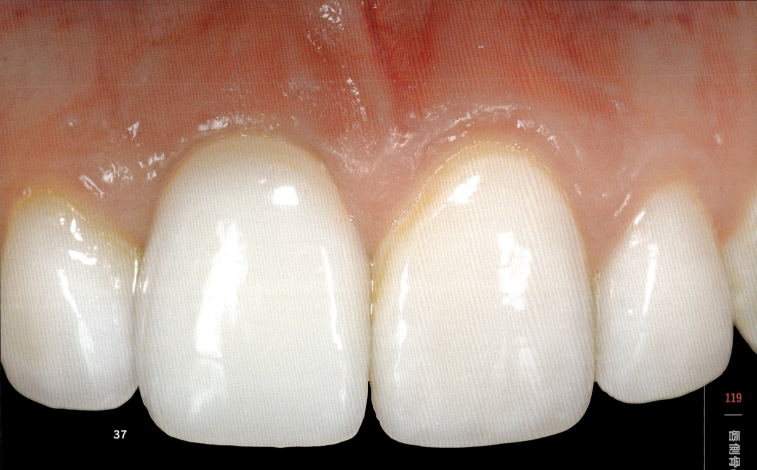

37

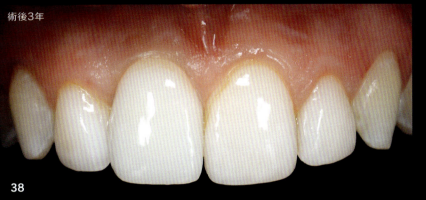

術後3年

38

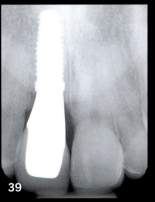

39

唇側骨の欠損をともなう1mmの唇頬側中央部の歯肉退縮の治療

　CBCTやデンタルX線写真で、唇側骨が欠損し、唇頬側中央部の歯肉退縮が1〜2mmあることが確認された場合、これらの欠損を治療するために歯冠の形態修正術と抜歯窩Type 2の修復（3章参照）を行うべきである（図40〜42）。クラウンを除去した後、鋭端な鋭匙とエレベーターを用いて、残根の端を慎重に除去する（2章で説明した手技に従う）（図43）。軟組織は無傷で、唇側骨が欠損していることがわかる（図44〜46）。その後、iShell（BioHorizons／Vulcan Custom Dental）（2章参照）を使用し、抜歯窩の形状と歯肉縁下のカントゥアを抜歯前の状態に回復し、アクリルレジンを用いてPEEK（ポリエーテルエーテルケトン）製のテンポラリーシリンダーに接合した（図47〜49）。アクリルベニアをPEEK製のテンポラリーシリンダーに接合し、色付きレジンで外側を充填し、プロビ

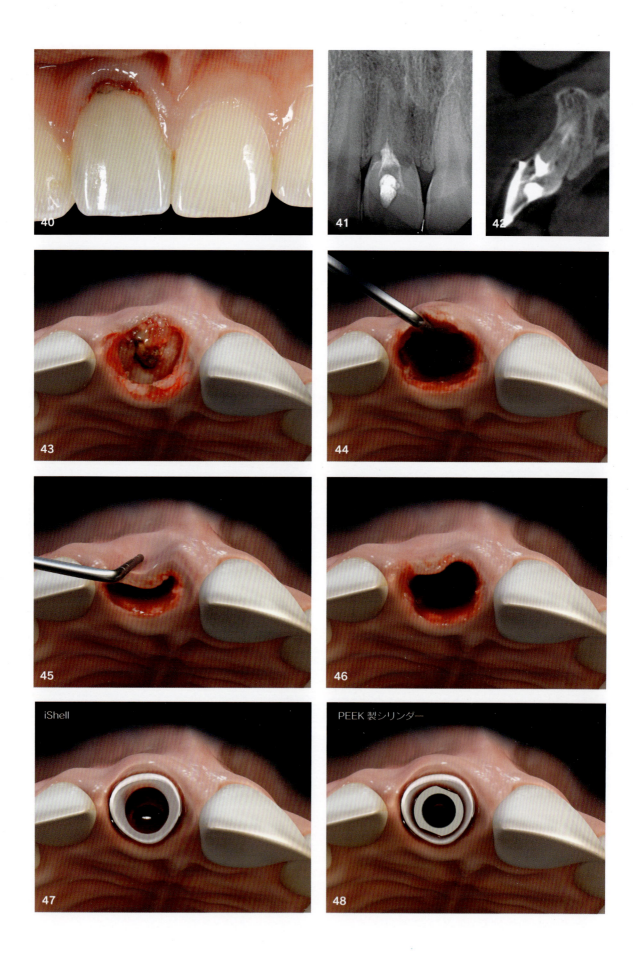

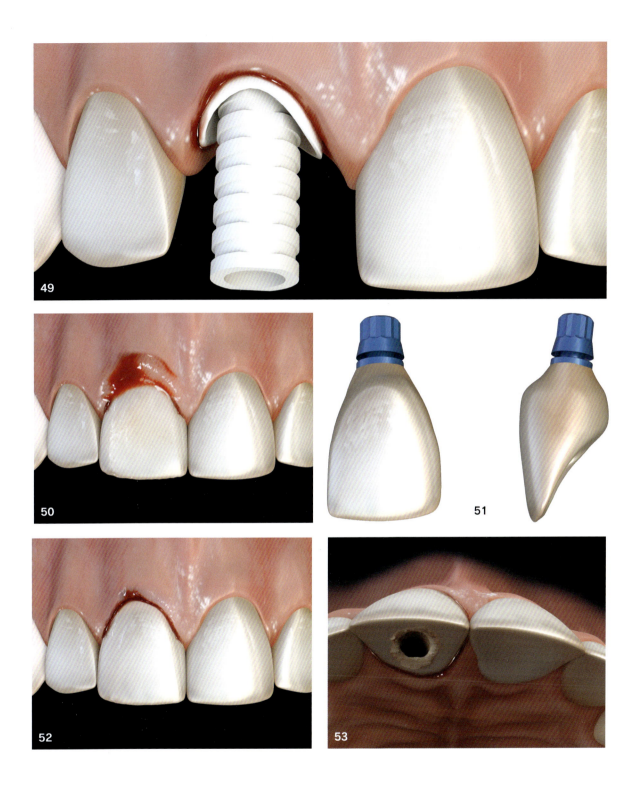

ジョナルクラウンを製作、咬合接触のないように咬合面をわずかに調整する（図50、51）。歯肉が残存している場合は注意が必要である。歯肉退縮が存在する症例では、セメント-エナメルジャンクション部（CEJ）下のプロビジョナルクラウンの唇側を意図的にアンダーカントゥアにするよう注意する必要がある（図51参照）。この時点で、プロビジョナルクラウンの審美性と咬合を評価する（図52、53）。

その後、プロビジョナルレストレーションを取り外し、平なカントゥアのヒーリングアバットメントに置き換える。クロスリンクコラーゲ

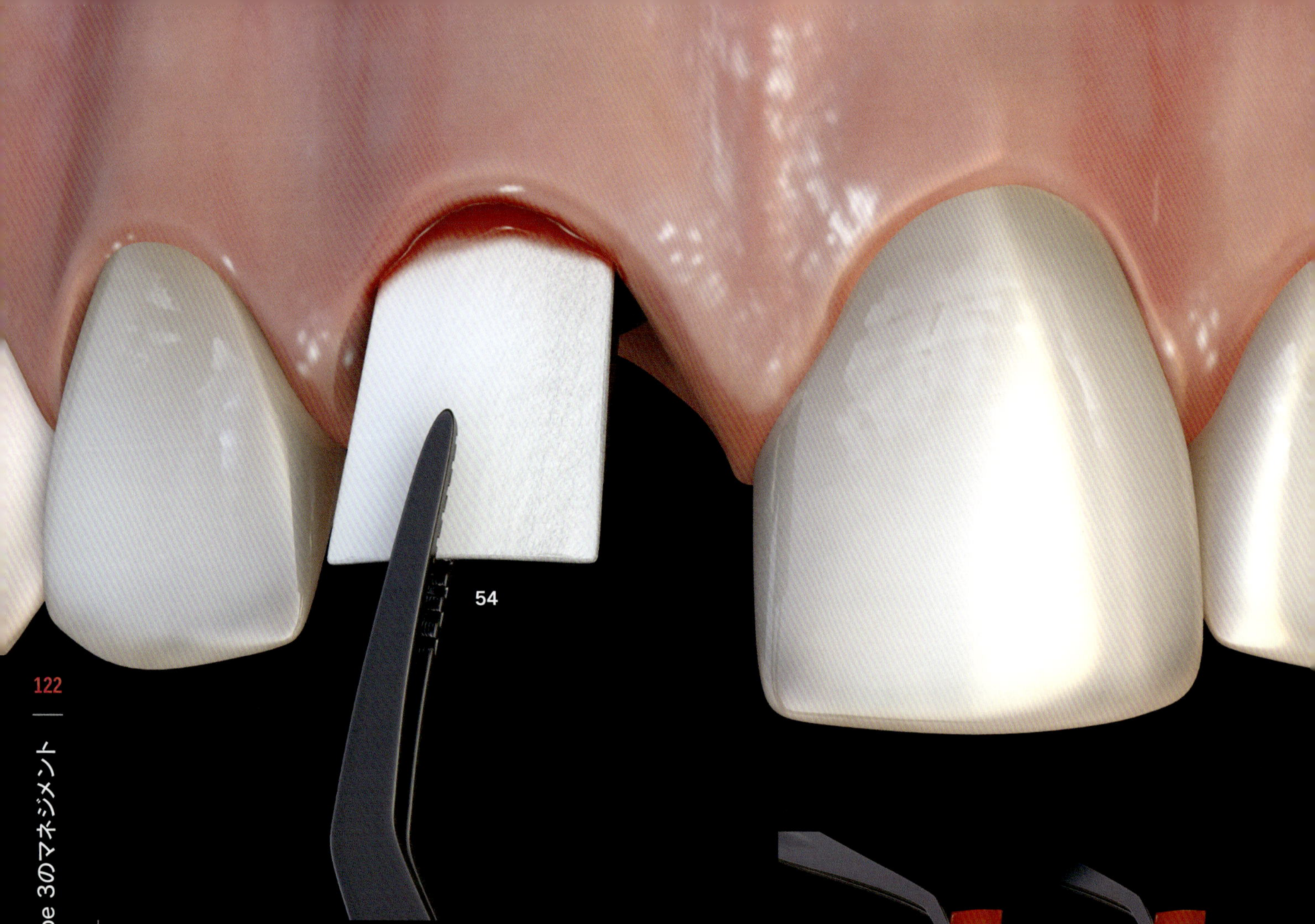

54

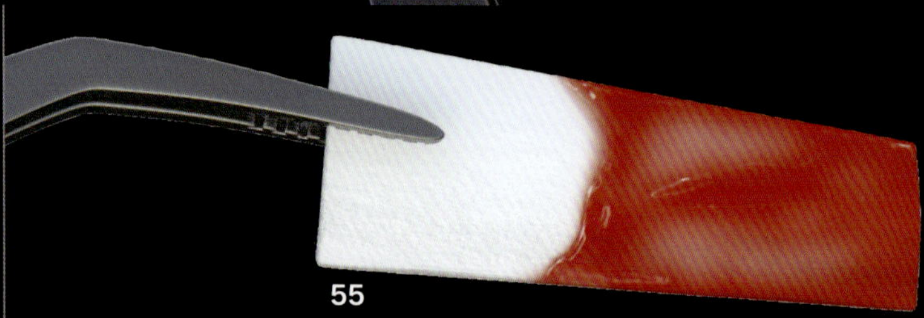

55

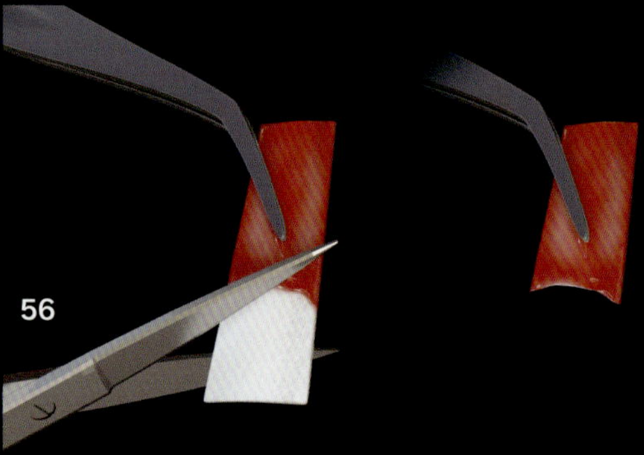

56

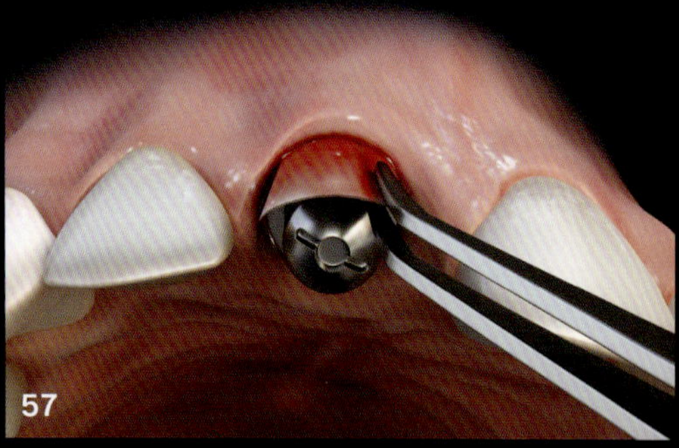

57

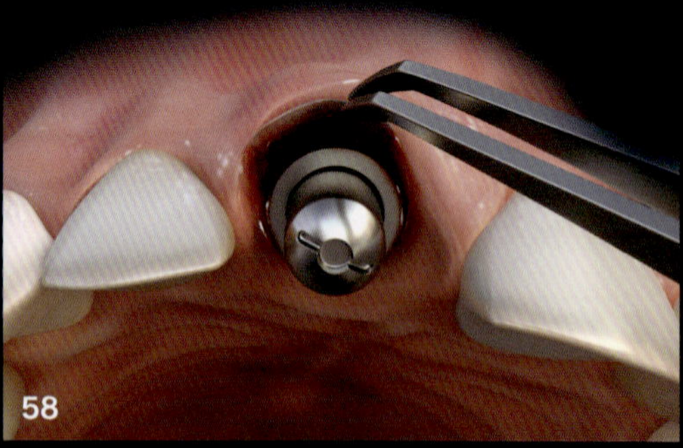

58

ンメンブレンの形を合わせ、インプラントの
唇側に設置する（図54〜57）。このメンブレ
ンを唇側遊離歯肉縁の高さでトリミングし、3
章（抜歯窩 Type 2）で説明したように、失わ
れた唇側骨を再建する（図58）。小粒子の非

脱灰他家海綿骨を用い、インプラントとコラー
ゲンメンブレンの間に充填する（図59、
60）。ヒーリングアバットメントは、プロビジョ
ナルレストレーションの装着の妨げとなる移
植片の粒子がインプラント連結部に入り込む

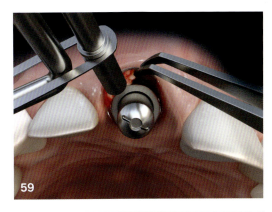
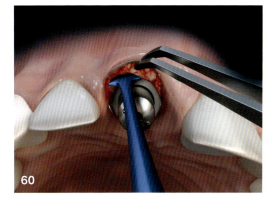
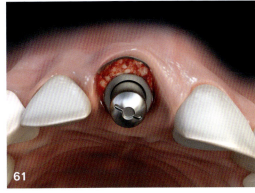
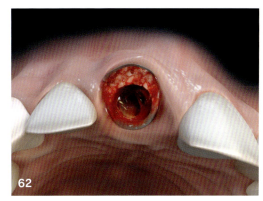
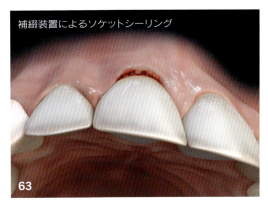

補綴装置によるソケットシーリング

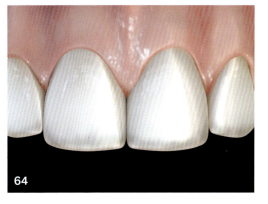
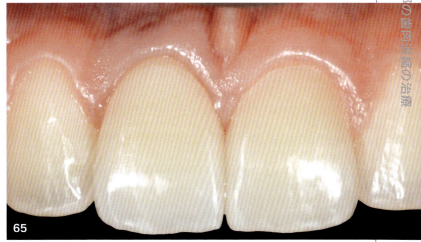

のを防いでくれる(図61)。移植片の粒子をある程度硬化させた後、2章で説明した補綴装置によるソケットシーリングのコンセプトに従い、平なカントゥアのヒーリングアバットメントを取り外し、プロビジョナルレストレーションを再装着する(図62〜64)。その後、印象採得と最終補綴装置の製作に先立ち、8か月間治癒を待つ(図65)。この治療は1回の外科的介入(one surgery, one time：1来院、1手術)で行うことができ、予知性の高いプロトコールは7章(症例9参照)で概説されている。

結論

　抜歯窩 Type 3(軟組織退縮)に抜歯即時インプラント埋入とプロビジョナルレストレーション治療を併用することで、予知性のある審美的結果を導くことができる。成功のための診断上の鍵は以下のとおりである。

- 既存の口蓋側組織は正しい高さにあり、残存歯の唇側への位置が異常である
- フラップレスの抜歯
- 口蓋側寄りのインプラント埋入
- Dual-Zone 抜歯窩移植
- 咬合接触のないプロビジョナルレストレーションの装着
- 組織の適切な成熟期間は4〜6か月

参考文献

1. Weisgold AS. Contours of the full crown restoration. Alpha Omegan 1977;70:77–89.
2. Su H, Gonzalez-Martin O, Weisgold AS, Lee EA. Considerations of implant abutment and crown contour: Critical contour and sub-critical. Int J Periodontics Restorative Dent 2010;30:335–343.
3. Steigmann M, Monje A, Chan HL, Wang HL. Emergence profile design based on implant position in the esthetic zone. Int J Periodontics Restorative Dent 2014;34:559–563.
4. Chu SJ, Kan JYK, Lee EA, et al. Restorative emergence profile for single tooth implants in healthy periodontal patients: Clinical guidelines and decision-making strategies. Int J Periodontics Restorative Dent (in press).
5. Chu SJ, Hochman MN, Tan-Chu JH, Mieleszko AJ, Tarnow DP. A novel prosthetic device and method for guided tissue preservation of immediate post-extraction socket implants. Int J Periodontics Restorative Dent 2014;34(suppl 3):S9–S17.
6. Gallucci GO, Grutter L, Nedir R, Bischof M, Belser UC. Esthetic outcomes with porcelain-fused-to-ceramic and all-ceramic single-implant crowns: A randomized clinical trial. Clin Oral Implants Res 2011;22:62–69.
7. Ishikawa-Nagai S, DaSilva JD, Weber HP, Park SE. Optical phenomenon of peri-implant soft tissue. Part II. Preferred implant neck color to improve soft tissue esthetics. Clin Oral Implants Res 2007;18:575–580.

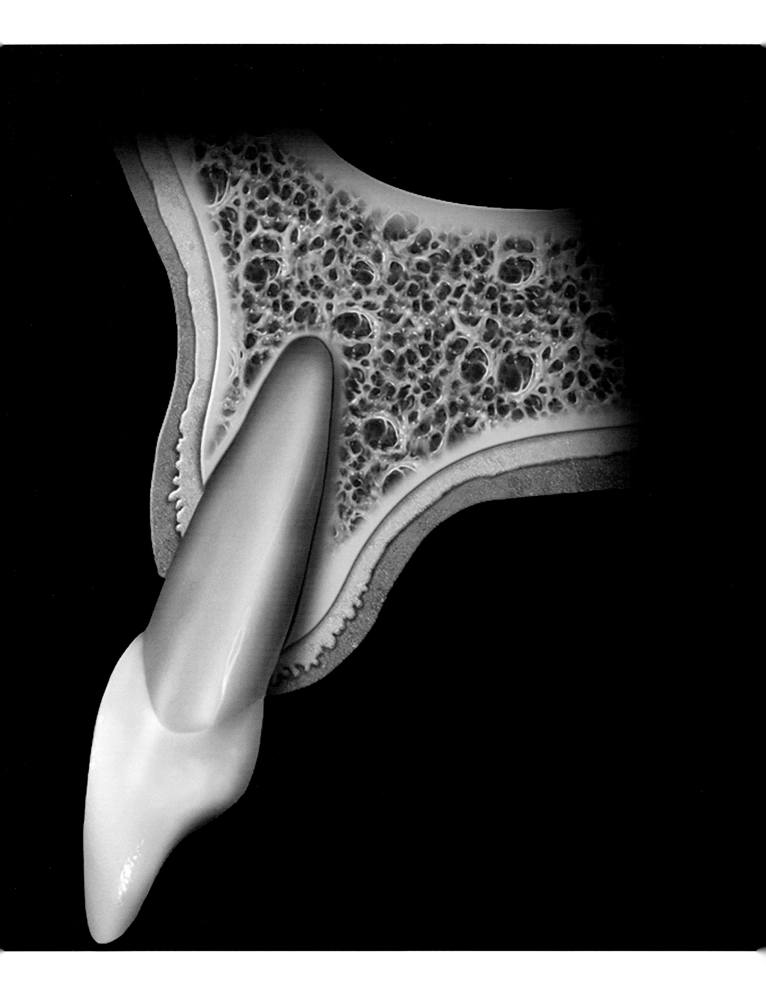

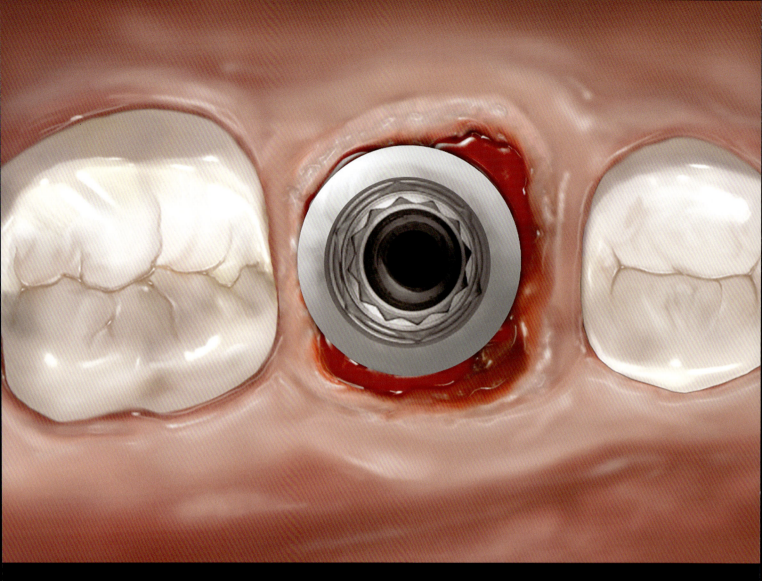

本章の概要:

- 複根歯の抜歯
- 大臼歯部抜歯窩へのインプラント埋入
- 大臼歯部への抜歯即時インプラント埋入の代替法
- 臨床例
- 大臼歯部への待時埋入プロトコール

Chapter 5

臼歯部の臨床的マネジメント

Clinical Management of Posterior Teeth

Richard B. Smith, DDS / *Dennis P. Tarnow*, DDS

訳：今井 遊／森本太一朗

臼歯部複根の抜歯窩、特に大臼歯窩は、前歯部抜歯窩と比較して特有の臨床状況を示す。上顎洞、下歯槽神経、低い骨密度、大きな抜歯窩周囲などの解剖学的制限は、すべて大臼歯部への抜歯即時インプラント埋入の際に重大な課題となる。それにもかかわらず抜歯即時インプラント埋入は、待時プロトコールで埋入されたインプラントと同等の成功率で大臼歯部抜歯窩に日常的に行われている[1-7]。抜歯即時インプラント埋入は、治療の実施（外科的処置1回のみ）の点でより効率的であり、全体の治療時間が短縮されることに加えて非常に予知性が高く、良好な修復および手術結果が得られる。

大臼歯部における抜歯即時インプラント埋入法を成功させるための重要な要素は、フラップ挙上をともなわない非侵襲的抜歯とインプラントの初期固定である[8]。大臼歯部の抜歯即時インプラント埋入の重要な利点は、特にウルトラワイドインプラント（直径6mm以上）をカスタマイズされたヒーリングアバットメントまたはプロビジョナルクラウンレストレーションと一緒に装着する場合、顎堤の幅と軟組織構造がより効果的に保存されることである[9]（図1、2）。大臼歯部特有の修復を考慮した適切なインプラント埋入が、臨床結果の向上につながる。よりすぐれた、より解剖学的に適切な歯根および歯冠カントゥアを達成す

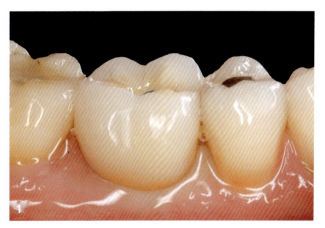

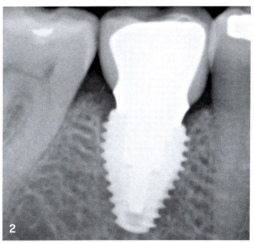

図1、2 下顎右側第一大臼歯部に直径8mmのウルトラワイドインプラントを抜歯後即時埋入している。幅広い補綴プラットフォームにより、歯肉の鼓形空隙（エンブレジャー）が小さくなり、自然なエマージェンスが得られる。

ることができ、それによって頬舌側および近遠心側の食渣圧入領域を排除、または最小限に抑えることができる。診断から抜歯、修復

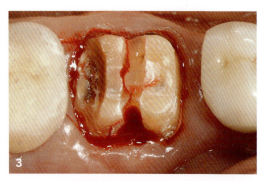
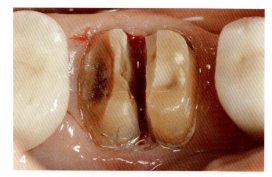

図3、4　下顎左側第一大臼歯は、近心根と遠心根の半分に切断し、非侵襲的に中隔を最大限に保存する。

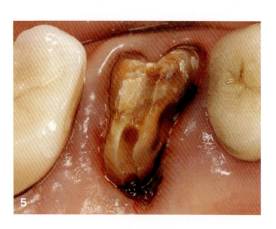
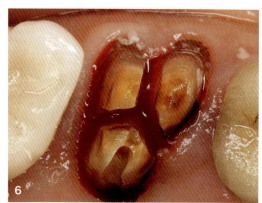
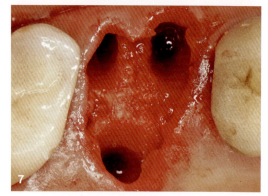

に至るまで、大臼歯部は単根の前歯部とは本質的に異なる細部と特徴に注意を払う必要がある。

複根歯の抜歯

　インプラントの抜歯後即時埋入が予想される場合、臨床医はフラップ挙上を行わずに最小限の侵襲で歯根間の骨（中隔）をできる限り保存しながら複根小臼歯と大臼歯を抜歯する必要がある。その際の攻略法は、複根歯をその構成要素である個々の根に分割して、優しく単根ずつ脱臼、挙上し抜歯することである。下顎大臼歯は頰舌方向にヘミセクション（歯根分割抜去法）を行う。歯冠部を小さくしたら、歯根を脱臼させ、通常は中隔に向かって持ち上げ、歯根の湾曲の経路に沿って優しく除去する（図3、4）。上顎大臼歯は三分割し、歯冠部を小さくし、歯根の破折を避けるために、

図5～7　上顎右側第一大臼歯は、それぞれの歯根で三分割し、非侵襲的に中隔を最大限に保存する。

個々の歯根の湾曲の経路上で歯根を緩やかに脱臼および挙上する（図5～7）。ほとんどの上顎第一小臼歯は2つの歯根があるため、個々の歯根を除去するために近遠心方向にヘミセクションする。
　これらの各手順では、Nabers プローブを使用して分岐部の位置を注意深く特定することが重要である。分岐部の位置を確認したら、フレーム型（槍状）の高速ダイヤモンドバーの

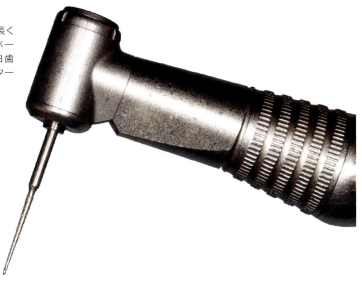

図8 非侵襲的歯根除去のために、長くて薄い先細りの高速ダイヤモンドバー（Brasseler #859L）で切断した大臼歯歯根の周囲にルートチップエレベーター用のスペースを形成する。

先端を適切な位置に沿わせることで、正確な歯根分割が可能となる。歯根の除去を試みる前に、適切かつ正確な切除が行われていることをX線撮影で確認することが推奨される。薄く先細りのロングシャンクの高速ダイヤモンドバー（図8）をうまく使用してそれぞれの歯根に分割し、細いルートチップエレベーターを挿入するのに十分なスペースを歯根の表面に沿って形成する。頬側骨を無傷に保つために、歯根の頬側に穿孔しないように注意する必要がある。歯根を除去した後、埋入窩形成を行う前に、抜歯窩の掻爬と洗浄を徹底的に行うことが重要である。

大臼歯部抜歯窩へのインプラント埋入

インプラントの安定性は、抜歯即時インプラント埋入を成功させるために非常に重要である。前歯部領域では、インプラントの安定性は通常、インプラントを抜歯窩の頂点から少なくとも3mm以上深く埋入することによって達成される[10]。しかし大臼歯部では下顎の下歯槽神経および上顎洞により、インプラントを抜歯窩よりも根尖側に埋入することができない場合がよくある。したがって、大臼歯部に抜歯即時インプラント埋入するには、抜歯窩の形態自体が重要になる。これまでの研究者らは、埋入トルク値がわずか15Ncmで大臼歯部抜歯窩に即時埋入された幅6mmのワイドインプラントの生存率が86%であることを示している[11]。またウルトラワイドインプラント（7、8、または9mm）を使用すると、より高い埋入トルク値が常時達成され、96%の生存率につながるとされている[12]。

通常、大臼歯は複根であり、前述のように適切にインプラントの安定化に必要な中隔を保存するために、抜歯前に分割するべきである。第二大臼歯、特に下顎の第二大臼歯は一般的に収束した形の歯根をもち、ワイドまたはウルトラワイドインプラントを周囲骨に嵌合させて安定させるために必要な中隔のない抜歯窩が形成される。インプラント埋入プロトコールは、大部分が抜歯窩の形態（つまり、インプラントの安定化に関連しうる中隔および抜歯窩周囲骨の性質）に関連しており、SmithとTarnowの大臼歯部抜歯窩分類に基づいて説明されることがある[13]。

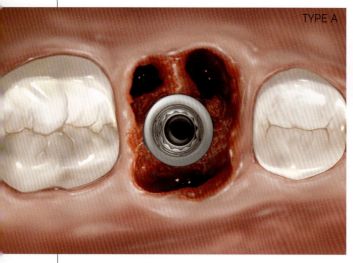 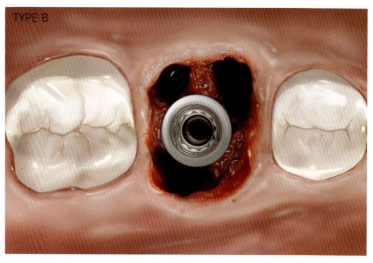

図9 抜歯窩 Type A：中隔にインプラントが完全に囲まれている（通常、直径5mmまでのインプラント）。

図10 抜歯窩 Type B：中隔はインプラントを安定させるために使用されるが、インプラントを完全に包囲するわけではない。1つまたは複数の抜歯窩がインプラント表面と接触している。完全なオッセオインテグレーションが起こるためには、抜歯窩の外壁が無傷でなければならない。抜歯窩は骨移植を必要としない。

TypeA

中隔は、インプラントを安定させて完全に取り囲むのに十分な大きさである（図9）。中隔内に収めるためには、より小さな直径のインプラントが必要な場合がある（直径4.0、4.6、または5.0mm）。中隔は歯の分岐部の根元から始まり、セメント-エナメルジャンクションから平均して3～4mmの位置に存在する[14]。したがって、インプラント埋入の垂直方向の位置決めランドマークとして中隔の上部を使用すると、インプラントを頬側頂部の組織に対して平均3～4mm根尖側に設置することができ、これはインプラントクラウンの適切なエマージェンス形態にとって理想的である。

TypeB

中隔はインプラントと嵌合して安定させるが、インプラントを完全に包囲していない。インプラント表面は、1つまたは複数の歯根の抜歯窩がインプラント表面と接触している（図10）。インプラントのすべての表面で骨形成が行われるためには、抜歯窩の外壁が無傷であることが不可欠である。インプラントと抜歯窩の外壁の間にギャップが残る場合がある。血餅がこのギャップを埋めるため、オッセオインテグレーションのための骨移植は必要としない。また、インプラントが邪魔されなければ、他の抜歯窩と同様、治癒する際に骨が形成される[15]。既製やカスタマイズされたヒーリングアバットメント、または荷重をかけないプロビジョナルレストレーションの装着時には、骨移植、メンブレン、または軟組織の閉鎖を必要としない（抜歯やインプラント埋入中にフラップの挙上や操作は不要）。抜歯窩のギャップへの骨移植はオプションであり、審美性や患者の快適性を目的として歯槽形態を維持するためにのみ選択される。

TypeC

中隔が不十分か欠損しているため、インプラントの安定性は抜歯窩の外側の壁と嵌合することによって達成される（図11）。このような状況において外壁と嵌合するには、大きい径のインプラント（直径6、7、8、または9mm）が必要である。大臼歯部抜歯窩の頬側壁は、前歯部抜歯窩の頬側壁よりもはるかに厚いため[16]、骨吸収、組織の退縮、インプラ

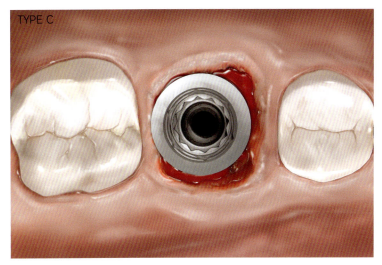

図11 抜歯窩 Type C：中隔骨は存在しないため、インプラントを安定させるために抜歯窩の外側の壁に嵌合させるにはワイドインプラントを使用する必要がある。

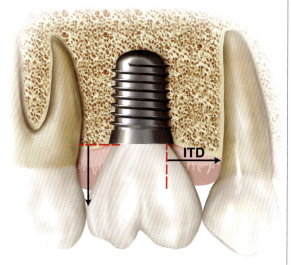

図12 インプラントとアバットメントの連結部から隣接する歯根表面までの水平距離は、インプラント－天然歯間距離(ITD)とよばれる。

ントの安定性の低下は、頬側壁の嵌合にともなう典型的なリスクではないことに留意する。多くの場合、抜歯窩 Type B の隔壁は、インプラントを安定させるには不十分であり、完全に除去される可能性がある。その結果、抜歯窩 Type C となり、損傷を受けていない抜歯窩の外側壁に嵌合するために大きい径のインプラントを使用する必要がある。

ほとんどの状況では、プラットフォームの直径が補綴装置の直径に近づくため、大臼歯部抜歯即時インプラント埋入では、できるだけ大きい径のインプラントが推奨される。これにより、歯冠頬舌側のエマージェンス形態が改善され、隣在歯間のエンブレジャー（鼓形空隙）スペースが小さくなり、食片圧入や審美性の低下などの問題が軽減される。ただし、抜歯窩の解剖学的理由により、ウルトラワイドインプラント（直径6mm以上）を埋入できるとは限らない。たとえば、抜歯窩 Type A の頬側壁が非常に薄いか欠落している場合、確実に嵌合させるには、より直径の狭いインプラントを埋入して中隔骨内に留めたままにするのが最善の場合がある。抜歯窩 Type B および抜歯窩 Type C では、外壁のいずれかが欠損している場合、ソケットプリザベーションの有無にかかわらず、待時埋入プロトコールが推奨される。

Smith らによる最近の未発表の研究では、大臼歯インプラントに隣接する天然歯のう蝕の発生率が高いことが報告されている[17]。300本の大臼歯部インプラントに関するこの後ろ向き X 線画像研究のデータは、う蝕の発生率とアバットメントとプラットフォームの連結部から隣在歯歯根までの水平距離との間に直接的な相関関係があることを示している。Smith らはこれをインプラント－天然歯間距離(ITD)とよんでいる（図12）。重要な ITD は 4mm であることがわり、ITD が少なくとも 4mm の症例では、臨床的および統計的に有意なう蝕罹患率の上昇がみられた。ITD が 4mm を超えると、う蝕罹患率は急激に上昇した（図13）。

これらの所見の臨床的関連性は、インプラントの選択と埋入攻略において重要である。大臼歯欠損部顎堤を歯槽頂で（近遠心的に）測定した歯から歯までの距離は、通常12mmより大きく、多くの場合14mm以上である。幅6mmのインプラントを埋入する場合、インプラントの両側に ITD が最良の状況で少なくと

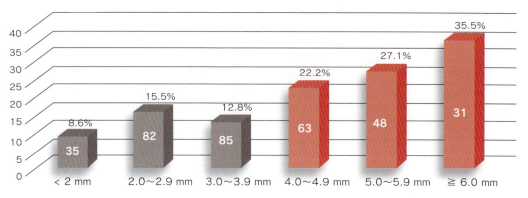

図13 ITDに関連した隣接面う蝕の割合。

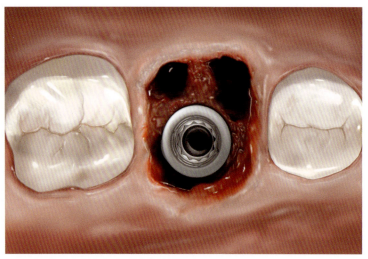

図14 上顎大臼歯の口蓋根窩に埋入したインプラント。

も3mm、より一般的には4mm以上残ることになる。もっとも大きい径のインプラントを埋入すると、ITDが効果的に減少し、根面う蝕の可能性が最小限に抑えられ、食片圧入の可能性や、広いエンブレジャー（鼓形空隙）と狭い頬舌形態にともなう審美的問題が軽減される。

大臼歯部への抜歯即時インプラント埋入の代替法

状況によっては、複根大臼歯部の抜歯窩の1つにインプラントを埋入することがある。このような場合、インプラントは中隔によって部分的に安定化されるため、抜歯窩 Type B プロトコールとみなされる。

上顎では、修復歯が歯列弓の最後方にあり、骨の頬側壁が損傷している場合、インプラントを口蓋根窩に埋入することがある（図14）。ただし、ほとんどの場合、口蓋根窩は上顎洞に非常に近接しているため注意が必要である[18]。さらに、インプラントを口蓋根窩に埋入する場合、インプラントの角度が好ましくない可能性があり、補綴装置の中央窩をとおる理想的なアクセスホールを設けることが困難になる可能性がある。結果として得られる歯冠カントゥアは、補綴装置のカンチレバーが食物トラップとなってしまう。最後に、口蓋根窩に

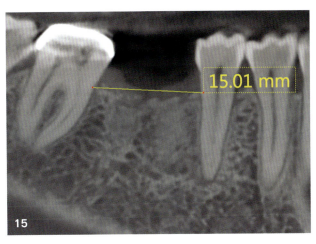
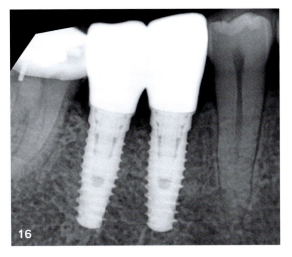

図15、16　下顎右側第一大臼歯の欠損部は、隣在歯の歯根から歯根まで15.01mmであった。治癒した歯槽堤は頬舌方向に狭く、大きい径のインプラントを支持できない。両方の歯のITDを最小限に抑えるために、直径4.1mmのインプラントを2本埋入し、インプラント間に清掃性の良い歯肉エンブレジャー(鼓形空隙)を備えた「溝付き」大臼歯のような補綴装置を装着した。

埋入されたインプラントにより、頬側面が隣在歯の口蓋側寄りの補綴装置となり、大きく笑ったときに影が見える場合がある。

下顎では、抜歯窩TypeAまたはTypeBの大臼歯部の抜歯窩のいずれかの根窩にインプラントを埋入することが賢明な場合がある。たとえば、補綴装置が歯列弓の最後方である場合、インプラントとその近心歯との間のITDを減少させるために、近心根抜歯窩にインプラントを埋入することが有益であることがある。さらに多くの状況で、抜歯される大臼歯の両側の2本の歯の間の距離(歯槽堤の頂点で測定した場合)は、たとえウルトラワイドインプラントであっても、ITDがどちらかまたは両側で4mm未満になるように埋入するには大きすぎる。このような場合、2本のインプラントをそれぞれ許容可能なITD範囲内に埋入することが望ましい。補綴装置は、2本の小臼歯、または2本のインプラントの間に清掃性の良い歯肉エンブレジャー(鼓形空隙)を備えた「溝付き」大臼歯のいずれかをデザインすることができる[19](図15、16)。いずれかの領域で4mmを超えるITDが予想される場合は、う蝕のリスクが高まっていることを患者に通知し、リスクを最小限に抑えるために、その領域にフッ化物を塗布する予防習慣を患者に課すことを推奨する。

埋入窩形成は抜歯前に行い、歯冠部分を削除した後に歯根に穴を開けて行うのが最善であるという意見もある[20]。ただし、このテクニックは、インプラントの最適な位置が抜歯窩の中心にあることを前提としている。前述のように、多くの場合、安定性を高めるため、ITDを減らすため、または側壁の損傷を避けるために、偏位した位置に移動することが望ましい場合がある。埋入窩形成を行った後に抜歯をすると、無傷の歯根ではなく断片化した歯根が存在するため、抜歯がより困難になる場合がある。また埋入窩形成のため歯にドリルで穴をあけると、臨床医は頬側壁と舌側(または口蓋側)壁の存在、厚さや高さを決定することができなくなってしまう。これは前述のように、抜歯窩タイプに応じて適切な治療プロトコールを決定するための鍵となる。

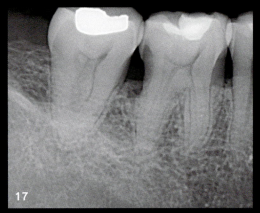
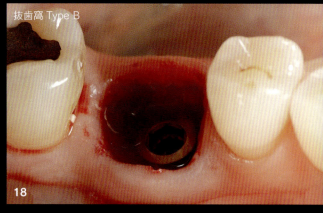

抜歯窩 Type B

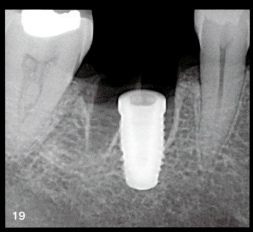
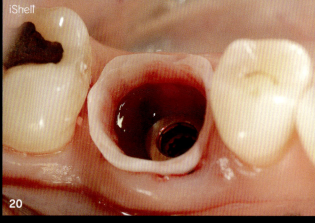

iShell

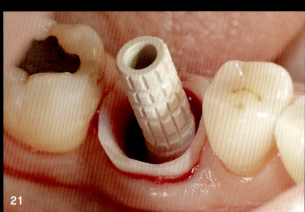
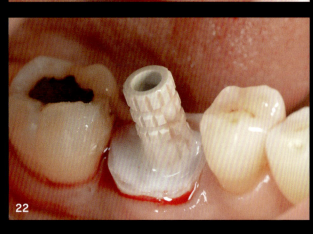

臨床例

　55歳の女性、垂直性歯根破折による下顎右側第一大臼歯の痛みを訴えていた(図17)。近心根と遠心根を切断、抜歯後、この大臼歯の広がった歯根の特別な解剖学的構造により、中隔が残っていた。直径5mmのインプラントが、中隔と近心窩の両方に嵌合するように埋入された(抜歯窩 Type B の計画)(図18、19)。インプラント周囲の組織構造を維持するためのカスタムヒーリングアバットメントを製作するために、あらかじめ用意した歯肉形成器または iShell(BioHorizons／Vulcan Custom Dental)を使用した(図20)。次にスクリュー固定式テンポラリーシリンダーを装着し、アクリルレジンでシェルに固定した(図21、22)。レジン重合後、その補綴パーツを取り外してインプラントレプリカ上に装着した。その後、ギャップを埋めて余剰部分を除

去するためにプロビジョナルの材料を追加した（図23）。最終的なカスタムヒーリングアバットメントは、適切なカントウア形成、研磨、余分なPEEK（ポリエーテルエーテルケトン）製テンポラリーシリンダーの除去、および20秒間の高圧蒸気洗浄の後、装着の準備が整った（図24）。その後、カスタムヒーリングアバットメントが装着され、インプラント周囲組織を支持するようになった。必要な場合には骨移植が選択されるが、この症例では行われなかった（図25）。

術後1週は何事もなく経過し、最初のアバッ

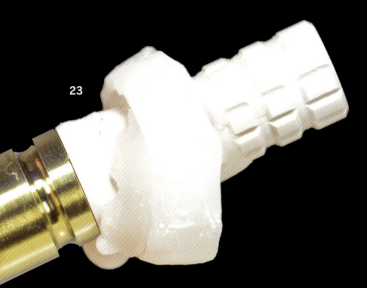

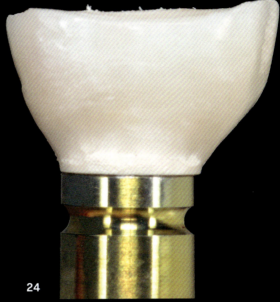

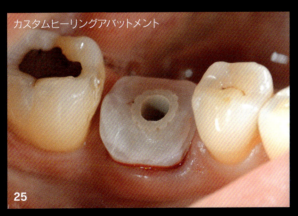

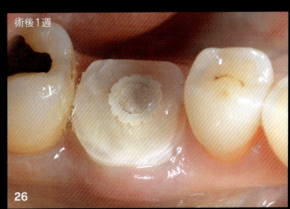

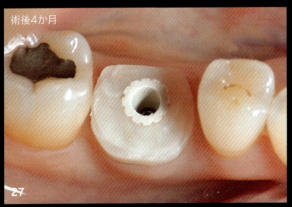

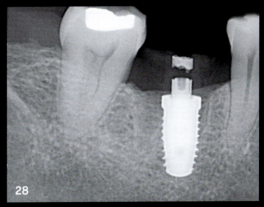

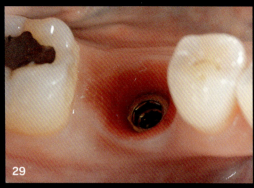
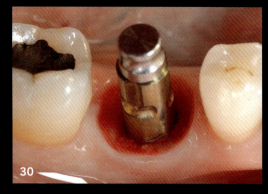
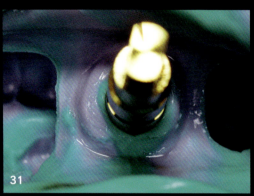
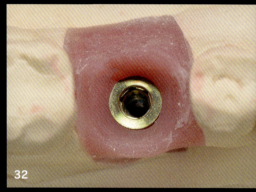

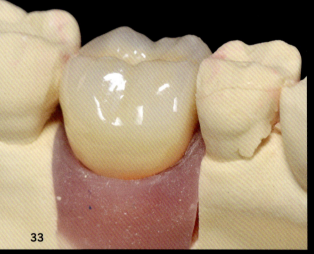
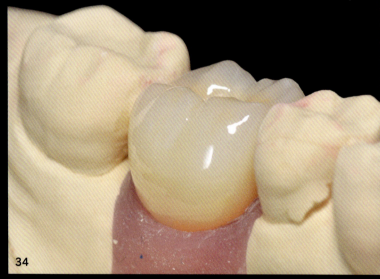

トメント着脱と最終印象採得時まで、さらに3〜4か月間回復が継続された（図26〜28）。最初のカスタムヒーリングアバットメントの取り外し時に、適切な顎堤の保存と頬舌カントゥアが示された（図29）。クローズドトレーを用いたインプラントレベルの印象採得は、追加でシリコーンポリビニルシロキサン材料（Flexitime；Kulzer）（図30、31）を用いて製作され、最終補綴装置のために軟組織付き模型が製作された（図32）。その後、最終的なスクリュー固定式の陶材焼付金属補綴装置が製作された。模型上の組織のサポートに注目

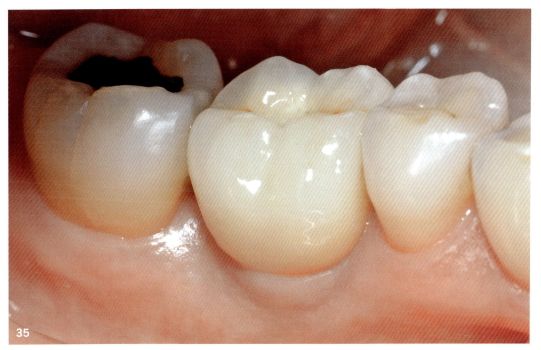

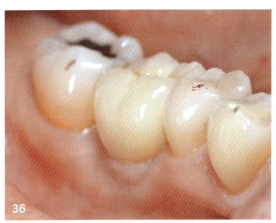
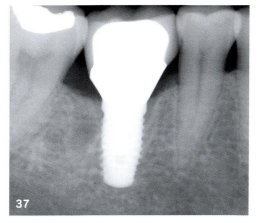

してほしい（図33、34）。最終的な補綴装置は、抜歯即時インプラント埋入手術後4か月に問題なく歯周形態を維持しながら装着され、それによって歯肉への食片圧入のリスクが排除された（図35〜37）。

大臼歯部への待時埋入プロトコール

　抜歯即時インプラント埋入に代わる方法は、待時埋入プロトコールである。このプロトコールでも同様に、粘膜骨膜弁は抜歯中に挙上せず、一般的に骨移植材料やメンブレンは抜歯窩内に設置しない。抜歯からインプラント埋入までには少なくとも3か月（抜歯窩のサイズと形態に応じて3〜6か月）の期間を設ける。軟組織が完全に成熟するだけでなく、抜歯窩のスペースに骨が形成される。インプラントを十分な初期安定性をもって埋入するには、抜歯窩内に十分に成熟した骨が形成されている必要がある。抜歯時に頬側（または外壁）の裂開状欠損が存在する場合は、通常、他家移植骨や吸収性または非吸収性メンブレンのい

ずれかを使用して、ソケットプリザベーションが行われることがある[21]。ソケットプリザベーションが行われる場合、骨移植が行われた抜歯窩に予知性のあるインプラントを埋入できるまでには6か月の治癒期間が必要である。骨移植を行わずに治癒した歯槽堤は、頬舌側にリモデリングの影響を受けていることが多く、その結果、通常ウルトラワイドインプラントを埋入するには歯槽堤が狭くなりすぎることに留意すべきである。このような条件下で、歯槽頂部で測定した欠損部歯槽堤の両側の歯の間が、インプラント埋入予定位置の両側で4mm 未満の ITD を許容する距離を超えている場合、臨床医は歯槽堤に骨移植を行ってより大きい径のインプラント埋入を可能にするか、またはより小さい径のインプラントを2本埋入することを検討すべきである。

結論

大臼歯部への抜歯即時インプラント埋入（術）は、臨床医に臨床上の利点を提供するだけでなく、患者の快適性と利便性を高める、安全で予知性のある代替治療法となるであろう。推奨プロトコールに従って実施した場合、大臼歯部への抜歯即時インプラント埋入（術）の成功率は、待時埋入プロトコールとなんら変わりない[23]。抜歯窩の形態、解剖学的な制限、および補綴装置の結果に対する細心の注意は、すべて治療を成功させるために不可欠な要素である。

参考文献

1. Becker W, Becker BE. Replacement of maxillary and mandibular molars with single endosseous implant restorations: A retrospective study. J Prosthet Dent 1995;74:51–55.
2. Schwartz-Arad D, Grossman Y, Chaushu G. The clinical effectiveness of implants placed immediately into fresh extraction sites of molar teeth. J Periodontol 2000;71:839–844.
3. Atieh MA, Payne AG, Duncan WJ, de Silva RK, Cullinan MP. Immediate placement or immediate restoration/loading of single implants for molar tooth replacement: A systematic review and meta-analysis. Int J Oral Maxillofac Implants 2010;25:401–415.
4. Fugazzatto PA. Implant placement at the time of maxillary molar extraction: Treatment protocols and report of results. J Periodontol 2008;79:216–223.
5. Fugazzatto PA. Implant placement at the time of mandibular molar extraction: Description of technique and preliminary results of 341 cases. J Periodontol 2008;79:737–747.
6. Cafiero C, Annibali S, Gherlone E, et al. Immediate transmucosal implant placement in molar extraction sites: A 12-month prospective multicenter cohort study. Clin Oral Implants Res 2008;19:476–482.
7. Ketabi M, Deporter D, Atenafu EG. A systematic review of outcomes following immediate molar implant placement based on recently published studies. Clin Implant Dent Relat Res 2016;18:1084–1094.
8. Walker LR, Morris GA, Novotny PJ. Implant insertional torque values predict outcomes. J Oral Maxillofac Surg 2011;69:1344–1349.
9. Crespi R, Caparré P, Crespi G, Gastaldi G, Romanos G, Gherlone E. Tissue remodeling in immediate versus delayed prosthetic restoration in fresh socket implants in the esthetic zone: Four-year follow up. Int J Periodontics Restorative Dent 2018;38(suppl):S97–S103.
10. Schwartz-Arad D, Chaushu G. The ways and wherefores of immediate placement of implants into fresh extraxtion sockets: A literature review. J Periodontol 1997;68:915–932.
11. Walker LR, Morris GA, Novotny PJ. Implant insertional torque values predict outcomes. J Oral Maxillofac Surg 2011;69:1344–1349.
12. Vandeweghe S, Ackermann A, Bronner J, Hattingh A, Tschakaloff A, De Bruyn H. A retrospective, multicenter study on a novo wide-body implant for posterior regions. Clin Implant Dent Relat Res 2012;14:281–292.
13. Smith RB, Tarnow DP. Classification of molar extraction sites for immediate dental implant placement. Int J Oral Maxillofac Surg 2013;28:911–916.
14. Kerns DG, Greenwell H, Wittwer JW, et al. Root trunk dimensions of 5 different tooth types. Int J Periodontics Restorative Dent 1999;19:82–91.
15. Tarnow DP, Chu SJ. Human histologic verification of osseointegration of an immediate implant placed into a fresh extraction socket with excessive gap distance without primary flap closure, graft, or membrane:

A case report. Int J Periodontics Restorative Dent 2011;31:515–521.

16. Katranji A, Misch K, Wang HL. Cortical bone thickness in dentate and edentulous human cadavers. J Periodontol 2007;78:874–878.

17. Smith RB, Rawdin S, Kagan V. The influence of implant-tooth proximity on decay rates of teeth adjacent to implants in molar sites: A retrospective radiographic analysis of 300 consecutive implants. Compend Contin Educ Dent (in press).

18. Jung YH, Cho BH. Assessment of the relationship between the maxillary molars and adjacent structures using cone beam computed tomography. Imaging Sci Dent 2012;42:219–224.

19. Mazor Z, Lorean A, Mijiritsky E, Levin L. Replacement of a molar with 2 narrow-diameter dental implants. Implant Dent 2012;21:36–38.

20. Rebele S, Zuhr O, Hurzeler M. Pre-extractive interradicular implant bed preparation: Case presentations of a novel approach to immediate placement at multirooted molar sites. Int J Periodontics Restorative Dent 2013;33:89–96.

21. Avila-Ortiz G, Elangovan S, Kramer KWO, Blanchette D, Dawson DV. Effect of ridge preservation after tooth extraction: A systematic review. J Dent Res 2014;93:950–958.

22. Araújo MG, Sukekava F, Wennström JL, Lindhe J. Ridge alterations following implant placement in fresh extraction sockets: An experimental study in the dog. J Clin Periodontol 2005;32:645–652.

23. Smith R, Tarnow D, Sarnachiaro G. Immediate placement of dental implants in molar extraction sockets: An 11-year retrospective analysis. Compend Contin Educ Dent 2019;40:166–170.

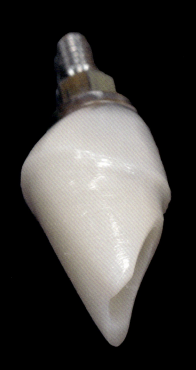
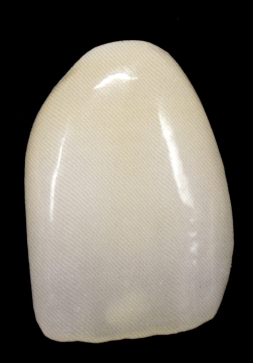
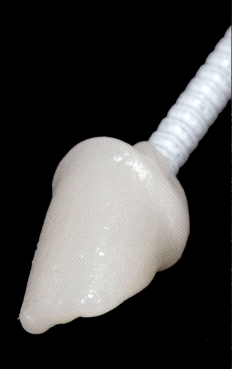

本章の概要：

- セメント固定法
- 印象採得テクニック
- 併発症

Chapter 6

インプラント治療における重要事項
Important Considerations in Implant Dentistry

訳：藤田　裕／石井佑典／五十嵐　一

セメント固定法

　インプラント周囲組織内の残留セメントを見落とすと、インプラント周囲軟組織の刺激となり、炎症、腫脹だけではなく、インプラントの撤去となる可能性がある[1,2]（2章参照）。セメント固定式の補綴装置を使用する場合は、残留セメントをすべて除去するように注意する必要がある。余剰セメントの量をコントロールするテクニックの1つが、10年前にWadhwaniとPiñeyroによって報告された[3]。この手法では、間接的にセメンティングできるジグまたは歯科技工用模型を製作するために、最終補綴装置のアバットメントを複製し、間接的にセメント固定することで軟組織内の残留セメントの量をコントロールする（図1～5）。

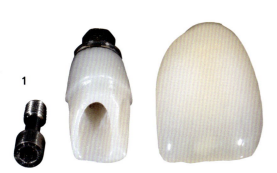

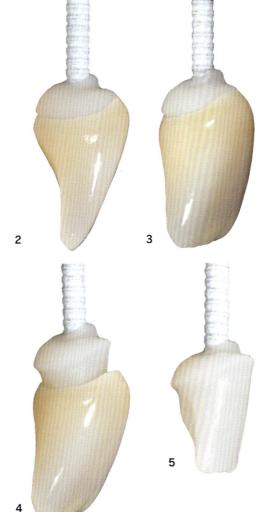

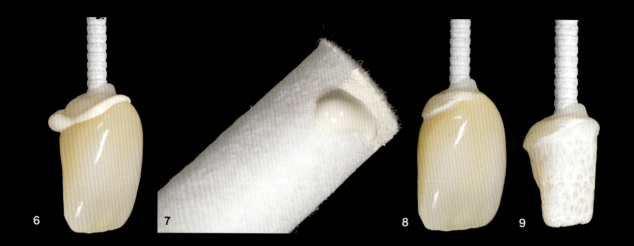

最終補綴装置は、口腔外で複製した歯科技工用模型に装着が可能となり、軟組織に押し出されるはずの多くの余剰セメントは残ることなくコットンロールを使い除去することができる（図6、7）。セメントがまだ硬化する前に、最終補綴装置は歯科技工用模型から取り外し、再度装着を行う。適量のセメントを使用して、口腔内でアバットメントに装着する（図8〜11）。これでインプラント周囲の歯肉溝

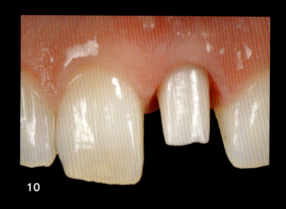

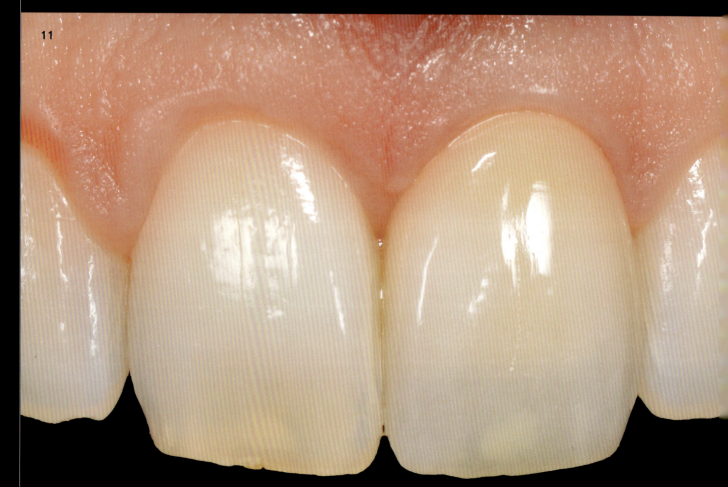

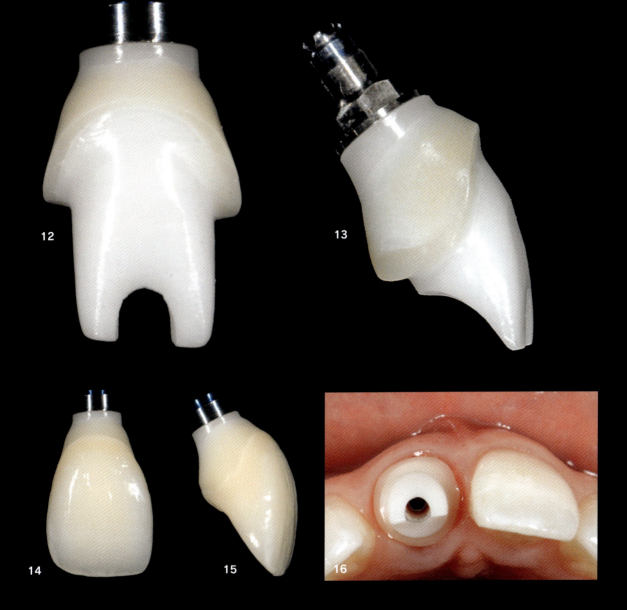

から最小限の残留セメントを容易に除去することができる。

　審美領域では、骨と軟組織がスキャロップ形態になるためにはカスタムアバットメントが必須となる（図12〜16）。カスタムアバットメントは、辺縁部分をよりいっそうコントロールしやすく、既製アバットメントよりも余剰セメントの除去が容易となる。高さ1mmの既製アバットメントを使用した場合、審美的に問題はないが、歯間乳頭部の下にあるセメントを除去することは不可能

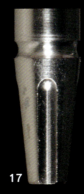
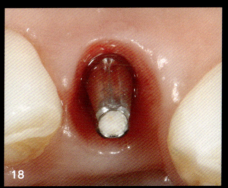

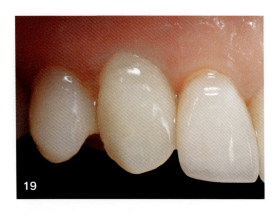
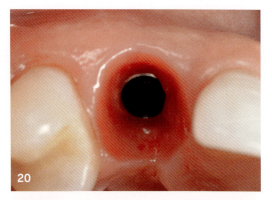

印象採得テクニック

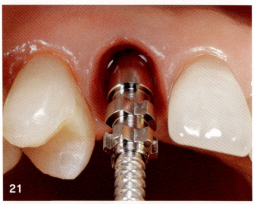

インプラントからプロビジョナルレストレーションを外すと、粘膜組織がすぐに倒れ込んでしまうため、インプラント周囲に付与された軟組織形態を効率的かつ正確に再現するにはどうすれば良いだろうか？　パターンレジン（GC America）やフロータイプコンポジットレジンを使用する従来の方法は、チェアサイドで使用するすべての製品、補綴パーツの準備が整っていれば、臨床的に用いられるテクニックである。プロビジョナルレストレーションを外し、インプラントレベルの印象用コーピングを装着し、すぐに Nealon テクニックを使用してパターンレジンを軟組織窩に流すことで、インプラント周囲組織の形態を印記することができる。まず、インプラントレベルの印象用アナログをインプラントにすばやく装着し、Nealon テクニック（パウダーとリキッド）でパターンレジンを流す（図19〜22）。図23に示すように、このテクニックを使用することで、軟組織の辺縁も非常に正確であり、組織の形態がまだ崩れていないことがわかる。

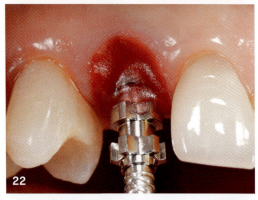

隣在歯の隣接面アンダーカットに、パターンレジンを流し込まないようにすることが重要である。オープントレーテクニックを使用することなく印象用コーピングを所定の位置に固定でき、正確な位置付けを行うためにインプラントからアナログを切り離すことができる理想的なテクニックである。パターンレジン

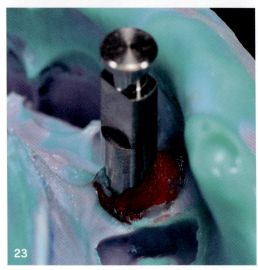

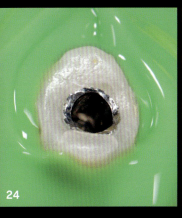
24
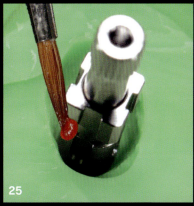
25
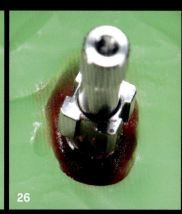
26

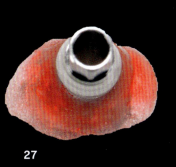
27
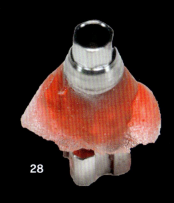
28
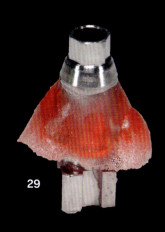
29

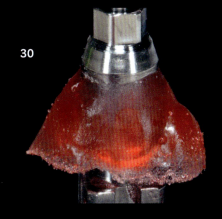
30
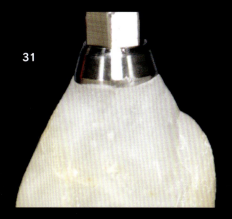
31

は軟組織形態のみに流し込む。

　プロビジョナルレストレーション周囲の歯肉縁下形態を再現する場合、インプラントレプリカまたは歯科技工用アナログとプロビジョナルレストレーションを装着することが重要となり、この装着物の全体を印象材に含める（図24～26）。プロビジョナルレストレーションの歯肉縁下形態が軟組織に接する部分に適切にはめ込まれるため、軟組織の形態を正確に表すことができる。インプラントレベルの印象用コーピングが印象材に埋め込まれた状態で歯科技工用アナログに装着し、パターンレジンをそのインプラントレベルの印象用コーピングの周囲に流すことで、プロビジョナルレストレーションの歯肉縁下形態を正確に間接的に採得することができる（図27～31）。

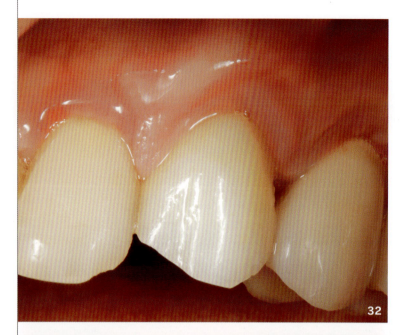

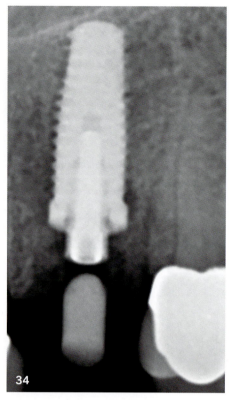

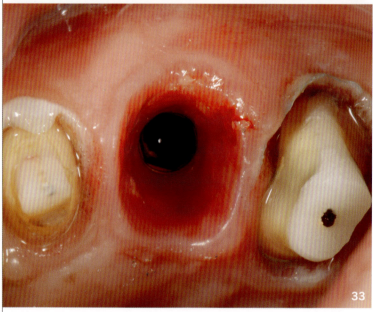

図32～34 過剰な咬合荷重のため撤去されたインプラント。

併発症

過剰な咬合荷重

インプラントの生存にとって重要な要因の1つは、6～8週の治癒期間中にプロビジョナルレストレーションでの咬合荷重を避けることである。患者はプロビジョナルレストレーションで咬んだり、咀嚼したりしないように指導されるが、多くの場合、患者の食習慣を簡単にはコントロールできず、食べ物が間接的に凶器となりえる。さらに、患者は過蓋咬合や歯ぎしりの問題を抱えている場合がある。図32の患者は、上顎左側犬歯で咬まないようにという歯科医師の忠告に従わず、歯ぎしりも有していたため、プロビジョナルレストレーションに緩みが生じ、結果としてインプラントはオッセオインテグレーションを獲得できず撤去となった（図33、34）。

口腔内スキャナー（IOS）を使用して、組織レベルの印象を採得することができる。このデジタル印象は、ステレオリソグラフィックモデル（光造形モデル）を製作するために歯科技工所へ転送し、歯科技工士の参考となる。デジタル印象は、患者に強い嘔吐反射がある場合、著しい歯の動揺が認められる場合など、従来の印象採得方法が禁忌とされる患者には最適である。

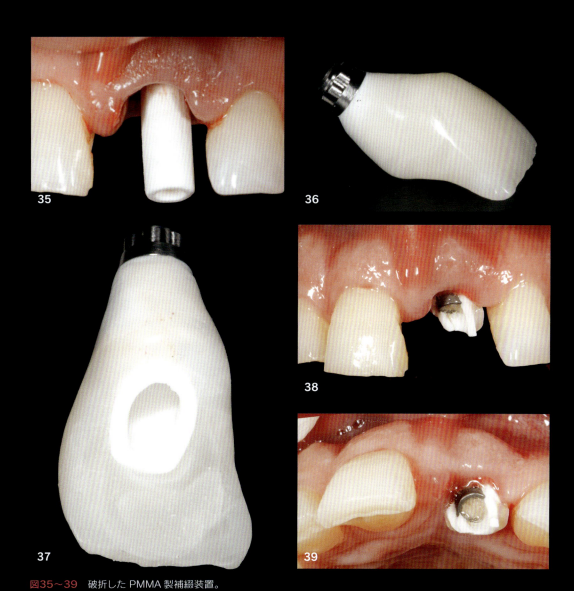

図35〜39　破折したPMMA製補綴装置。

テンポラリーシリンダーにおけるプロビジョナルレストレーションの破損や脱離

プロビジョナルレストレーションの保存に

スクリュー固定式プロビジョナルコンポーネントが推奨される。PEEKや金属材料は、PMMAやポリカーボネートよりも強度が高く、より大きな力に耐えることができる。図35〜39の患者は、PMMA製のプロビジョナルコ

147

併発症

40

41

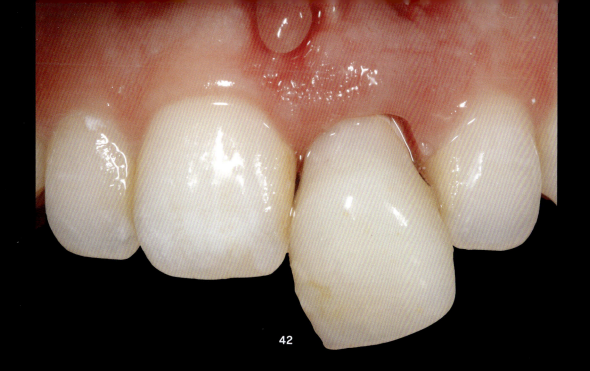

42

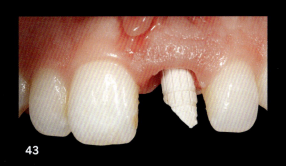

43

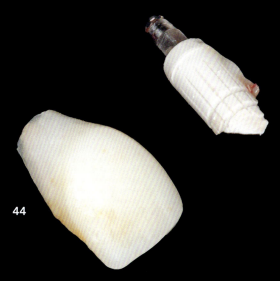

44

プロビジョナルレストレーションで考えられるもう1つの併発症は、アクリルまたはコンポジットレジンが、PEEKまたは金属製アバットメントから剥がれることである。図6-42〜6-44は、術後15か月にアクリル製のベニアが脱離した臨床例を示している。患者には、プロビジョナルレストレーションは一時的な治療であることを伝えるべきであり、プロビジョナルレストレーションは12か月以上口腔内に留置すべきではない。

参考文献

1. Wilson TG. The positive relationship between excess cement and peri-implant disease: A prospective clinical endoscopic study. J Periodontol 2009;80:1388–1392.
2. Sancho-Puchades M, Crameri D, Ozcan M, et al. The influence of the emergence profile on the amount of undetected cement excess after delivery of cement-retained implant reconstructions. Clin Oral Implants Res 2017;28:1515–1522.
3. Wadhwani C, Piñeyro A. A technique for controlling the cement for an implant crown. J Prosthet Dent 2009;102:57–58.

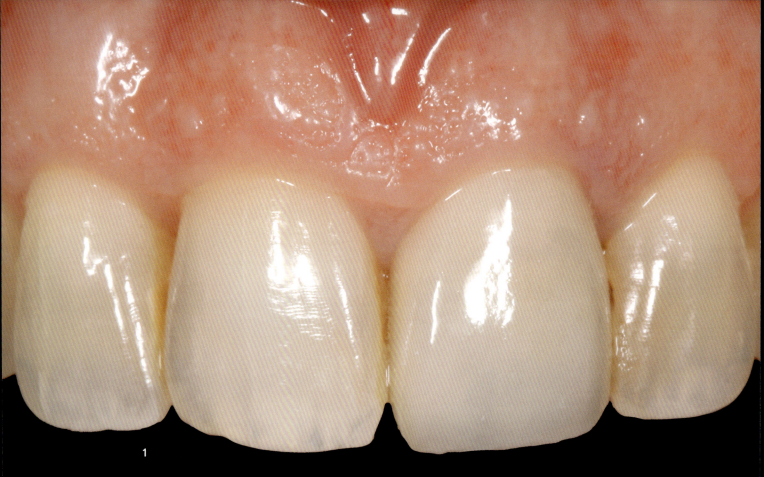

1

本章の概要：

Type 1
- 症例1：上顎中切歯の水平的破折
- 症例2：大きな内部吸収病変
- 症例3：上顎中切歯の内部吸収病変
- 症例4：上顎中切歯の垂直的歯冠破折
- 症例5：高いスマイルライン
- 症例6：高いスマイルラインと慢性瘻孔

Type 2
- 症例7：唇側プレートの喪失
- 症例8：根尖病巣および壊死をともなう歯の破折

Type 3
- 症例9：上顎中切歯唇側骨の欠損

臼歯部
- 症例10：上顎第一大臼歯の外部吸収
- 症例11：下顎第一大臼歯の垂直的歯根破折

Chapter 7

臨床症例集

Clinical Case Appendix

訳：安倍稔隆／石井宏明／鈴木淑乃／鈴木仙一

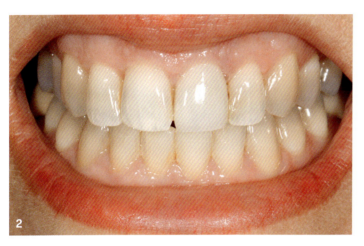

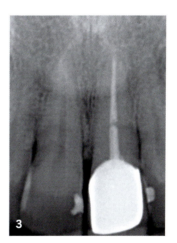

Type 1

症例1

上顎中切歯の水平的破折

46歳の女性、高いスマイルラインが特徴の症例を供覧する。上顎中切歯の口蓋側腫脹を認め、ポストコアおよびクラウンと口蓋側の歯根がともに水平破切したため、抜歯即時インプラント埋入が必要となった（図1～3）。非侵襲的な抜歯を行う前にアルジネート印象採得を行った。粉末と液体のアクリルレジンをセーブルブラシでNealonテクニックにて歯の形のシェルを製作した（図4）。アクリルレジンはすぐに硬化し、印象から取り外すことが可能となった（図5）。バーを使用して遊離歯肉縁（FGM）の輪郭まで余分な材料をすべて削った（図6、7）。レジンシェルの隣接部は、切縁までそのままの形態で残した。

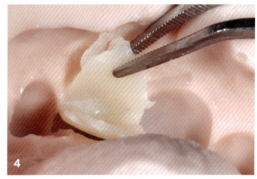

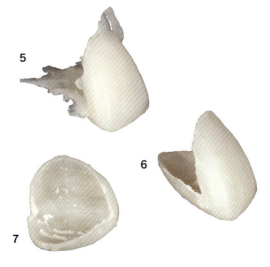

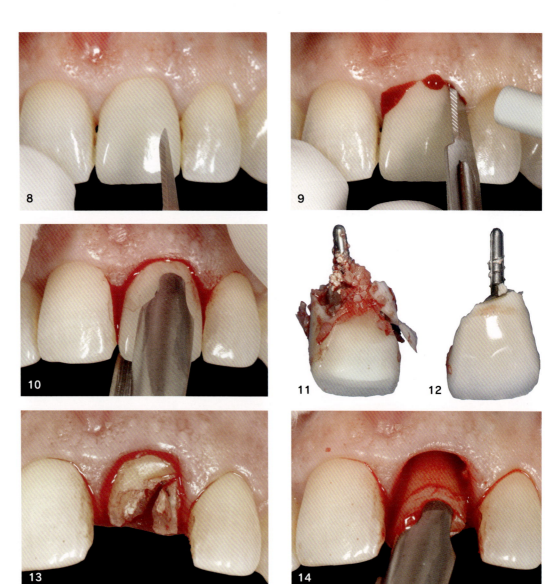

歯肉縁上の歯肉線維を切断するため、鋭利な切開を行ったうえで非侵襲的な抜歯を行った（図8、9）。抜歯鉗子により歯冠を除去した。歯根破切が認められる（図10～13）。小さいくちばし状の鉗子により、残根をしっかりと掴んで完全に取り除いた（図14）。折れた歯の個々の欠片を唇側骨が傷つかないように取り除いた（図15）。

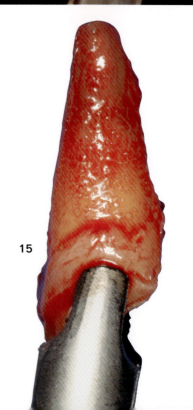

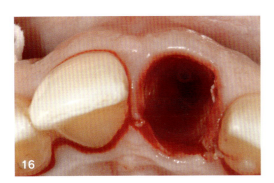
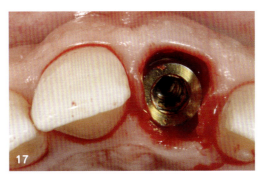
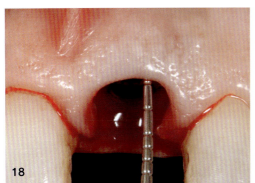
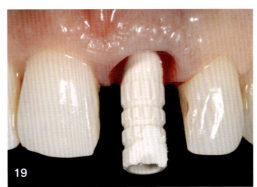
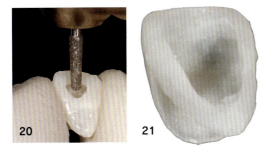
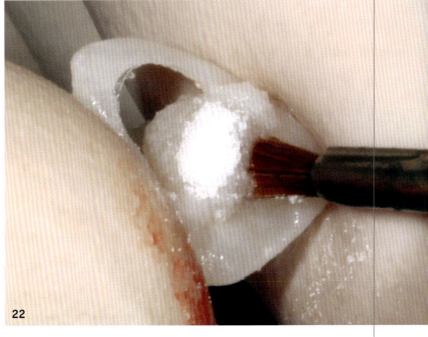

　抜歯窩を完全に掻爬・洗浄してから、口蓋側寄りに遊離歯肉縁から3mm深くインプラントを埋入した。インプラントの生存やオッセオインテグレーションの観点からは、唇側骨とのギャップに骨移植することは重要ではないが、審美的な要求から、顎堤の形態維持やインプラント周囲軟組織が倒れ込むことを防ぐための骨移植は必要である（2章参照）。直径4mmのPEEK（ポリエーテルエーテルケトン）製アバットメントを直径5mmのインプラントに連結した。プラットフォームスイッチングデザインは、補綴装置の装着時にも有用である。抜歯窩のインプラントは、しばしば口蓋側に埋入されているため、テンポラリーインプラントコンポーネントが骨に触れることがあり、何らかの修正が必要になることがある。ここでは、PEEK材の切縁唇側面を修正する必要があった（図19）。この調整を行う際、治癒反応に悪影響を与えるPEEK粒子が異物として抜歯窩に入るのを防ぐため、口腔外で行うべきである。

　アバットメントの調整後、アクリルシェルをシリンダーに合わせて調整して装着したうえで、リライニングを行った（図20〜22）。シェ

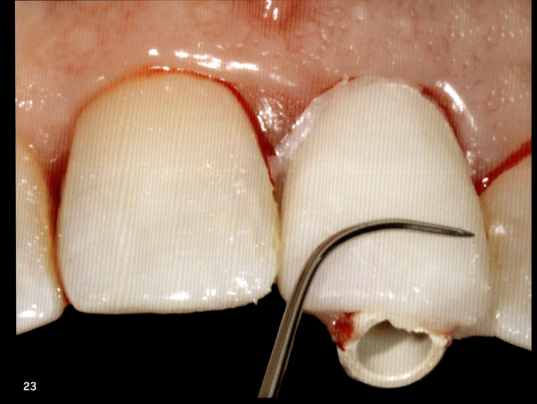

23

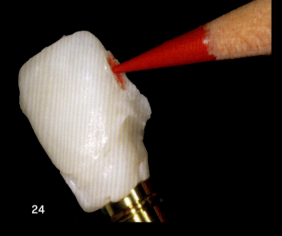

24

ルの除去を容易にするため、リライニング前に隣接歯にワセリンを軽くブラシで塗布し、適切な機械的保持力を得るためにシェルには多くのモノマーを塗布した。このステップで隣接歯とのコンタクトの位置を記録することが重要である（図23）。これにより、微小動揺を防止するだけでなく、食片圧入を防ぎ、骨移植材料の感染の可能性を減らすことができる。リライニングされたプロビジョナルレストレーションを取り外す際にかかる力によりインプラントが緩まないように、良好なインプラントの安定性と高い埋入トルクが重要である。

次に、プロビジョナルレストレーションを歯科技工用レプリカまたはアナログ上に設置し、近遠心の隣接コンタクトに赤い蝋製鉛筆でマークを付けた（図24）。コンタクト領域にマークをつける際、プロビジョナルレストレーションが適切に固定され、テンポラリーインプラントシリンダーに機械的に保持されていることを確認することが重要である。トリミング中に方向のガイドを提供するためにコンタクト領域にマークをつける。プロビジョナルレストレーションのギャップは口腔外で充填され、熱の出ない砥石とストレートハンドピース用のラボ用ダイヤモンドバーを使用して、余分な補綴材料を除去し、クラウンのカントゥアを整える（図25〜29）。トリミングが完了したら、プロビジョナルレストレーションを口腔内で試適する。プロビジョナルレストレーションは、歯肉縁下の解剖学的構造を適切に再現することが重要となる。カントゥアが不

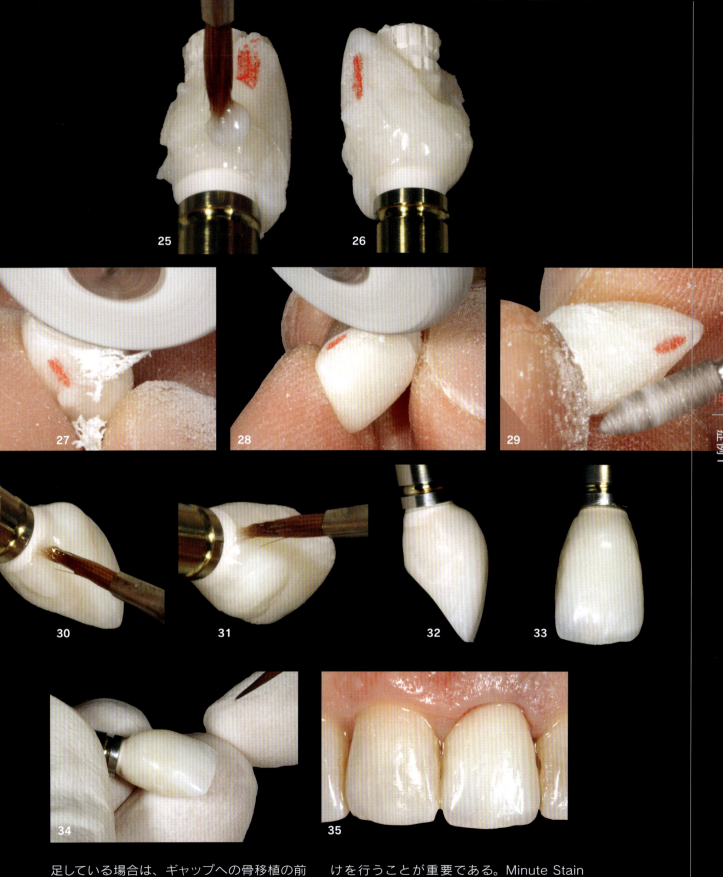

足している場合は、ギャップへの骨移植の前に、適切なカントゥアを構築するためにアクリルレジンを足す必要がある(図30〜33)。不足したカントゥアは、歯肉の倒れ込みを助長する。中切歯の補綴装置では、特別に色付けを行うことが重要である。Minute Stain (Taub) は、アクリルレジンと相性が良く、歯肉縁上のみ塗布した(図34)。歯肉縁下部分を色付けする必要はなく、実際、組織の健康に悪影響を与える可能性があるため避けるべ

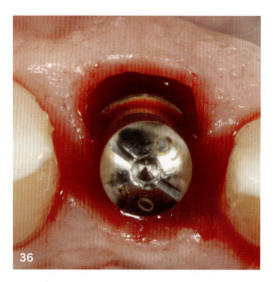

36

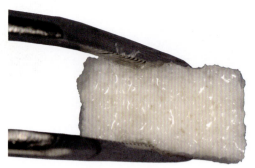

37

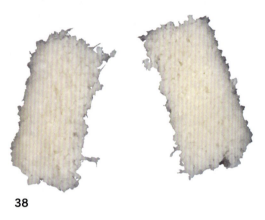

38

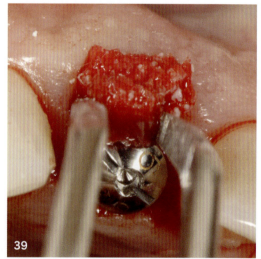

39

きである。次に、スーパーグレイズを筆で塗ることで外からの色付けを仕上げ、プロビジョナルレストレーションの表面をシールした（図35）。

プロビジョナルレストレーションが完成したら、唇側ギャップに骨移植を行う。硬組織領域と軟組織領域両方に骨移植を行うことが重要となる。平坦なプロファイルのプラットフォームスイッチタイプのヒーリングアバットメントを装着することで、術者は補綴装置の接合部に骨移植材料を充填することなくギャップにアクセスすることができる（図36）。繰り返しになるが、ギャップには、唇側顎堤の吸収量を最小限に抑えるための審美的な理由でのみ骨移植が行われる。骨移植は、インプラントの生存やオッセオインテグレーションとは関係ない（2章参照）。この具体的な症例では、異種骨とコラーゲンマトリックス（Bio-Oss Collagen；Geistlich）を使用した（図37〜39）。骨移植材料は、軟組織を刺激する可能性がある（症例の約10%に起こる）。審美治療の鍵は、遊離歯肉縁のレベルまで骨移植を行うことである（図40〜42）。Dual-Zone法は、結合組織移植の必要性とそれにともなう治療から、追加の手技、時間、費用、潜在的な病的な状態を排除することができる。その後、プロビジョナルレストレーションが完全に装着され、補綴装置によるソケットシーリングとして機能する（2章参照）。骨移植材料は、骨頂を越えて軟組織領域まで充填し、余分なものはプローブで除去した（図43〜47）。この方法は、大きな問題なく、非常に予知性が高く低侵襲で、術後の合併症や腫れがほとんど、またはまったく起こらない。

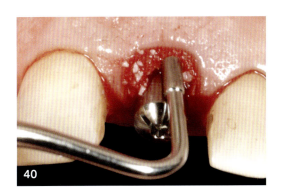
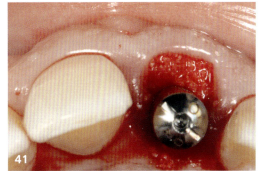
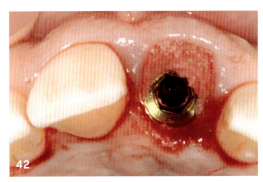
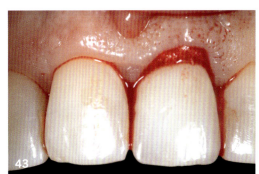
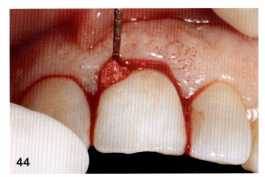
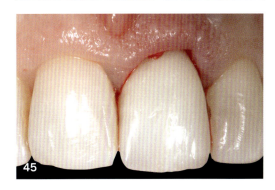
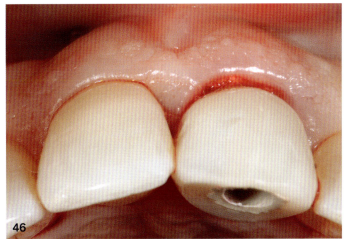
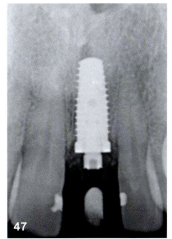

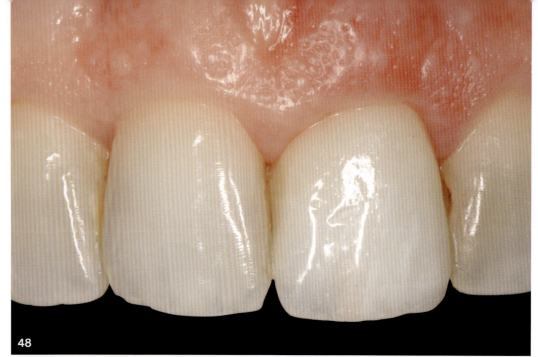

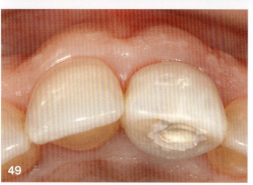
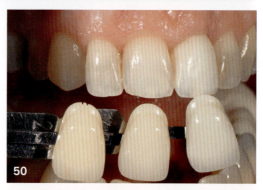
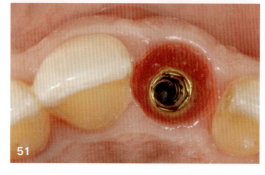
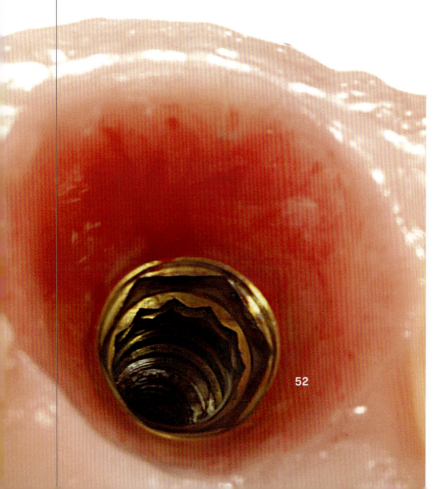

　Dual-Zone法を行い、治癒期間後約4〜6か月には、厚い歯周フェノタイプを呈し、顎堤は良好な形状になった(図48、49)。最終的な色調は、この来院時に記録した(図50)。プロビジョナルレストレーションを最初に取り外した際に、インプラント周囲軟部組織の厚さを獲得し維持されていた(図51、52)。その後、インプラントレベルで印象採得を行い、プラットフォームスイッチタイプの印象コーピングを使用し、歯科技工所で軟組織模型を製作した(図53〜55)。この時点で、スクリューホールの位置と角度から、セメント固定式の最終補綴装置が

必要であることは明らかであった。そのため、メタルセラミッククラウンの支台となるメタルセラミック修復用貴金属合金の角度付きスクリュー固定式のカスタムアバットメントが製作された(図56〜61)。German Gallucci 氏が示すように、ホワイトならびにピンクエステティックスコアが満足いくものであれば、最終補綴装置にどのような材料が使用されているかはあまり重要でない。患者は、補綴装置が審美的に許容される限り、多くの場合、材料の違いを見分けることができない(図62)。

この患者には、アバットメントに対して軟部組織をとおして見える金属アバットメントのグレー色を打ち消すために金メッキで黄色の色調を追加した(図63〜66)。このプロセスは数分で終わり難しいものではない。最初に、電極を使用して金メッキ液(Dentsply Gold Plating Solution)を加熱し、粒子にエネルギーを与える。次に、金合金の表面をこの溶液に触れさせ、溶液から金イオンが表面に移動することで、灰色から黄色に変わる。金メッキは、セミプレシャスまたは高プレシャス合金にのみ機能することに注意すべきである。チタン製のアバットメントは、陽極酸化と硝酸塩コーティングを施すためにメーカーに送り返す必要がある。その後、アバットメントを蒸気洗浄し、口腔内の所定の位置に装着した(図67)。

過剰なセメントは有害な結果につながる可能性があるため、最終補綴装置のセメンテーション技術が重要となる(2章参照)。インプラントには、セメントの侵入を防ぐための天然歯にあるシャーピー線維と歯肉線維がない。長期固定するセメントは透明で、視覚化が非常に難しい場合があり、また圧排糸は歯肉退縮を引き起こす可能性がある。そこで、セメンティング用模型を製作した。まず、最終補綴装置の内側の表面を潤滑剤でコーティングし、ビスアクリルレジンをクラウンに注入し、歯科技工模型に装着した(図67参照)。完全に固まった後、潤滑剤

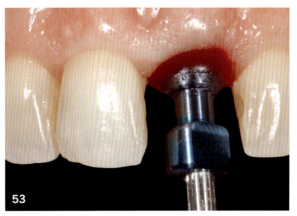

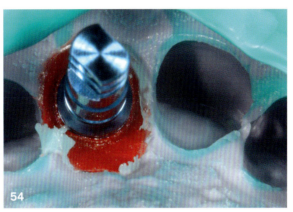

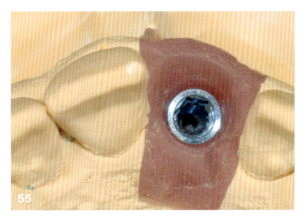

を模型とクラウン内面から蒸気洗浄した(図68)。次に、クラウンをセメントでセメンティング用模型に口腔外で装着した(図69)。セメントが固まる前に、余分な部分を綿棒で拭き取り、クラウンを取り外し、すでに患者に装着されているアバットメントに再び装着した(図70)。最終補綴装置の結果を示す(図71〜75)。Dual-Zone プロトコールによって、長期的安定性、オッセオインテグレーション、審美性が獲得された。

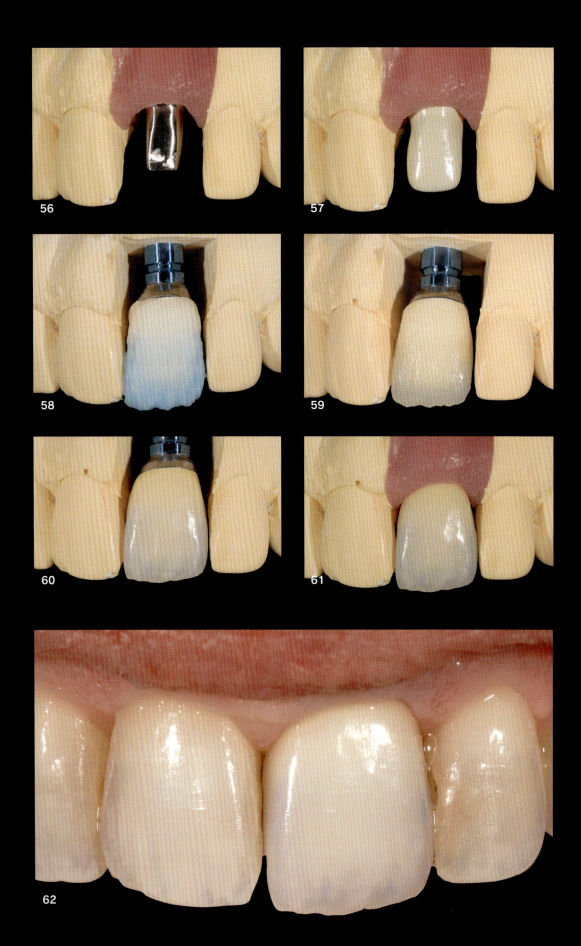

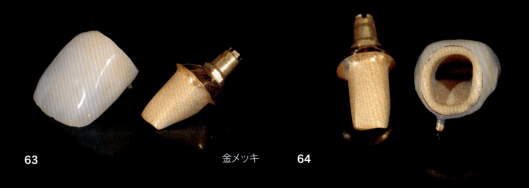

63   金メッキ   64

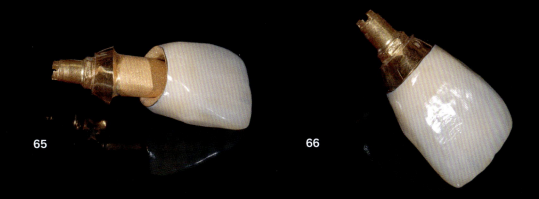

65   66

セメンティング用模型

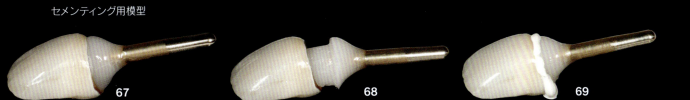

67   68   69

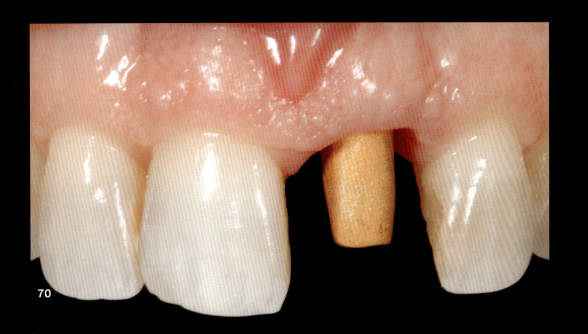

70

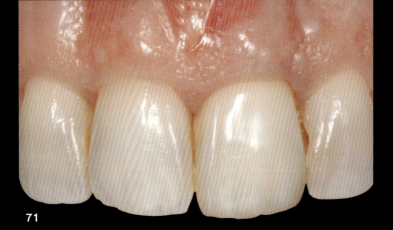
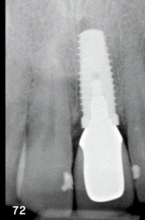
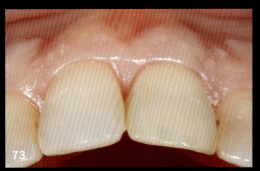
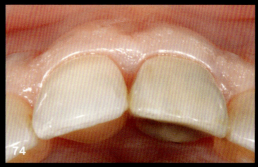
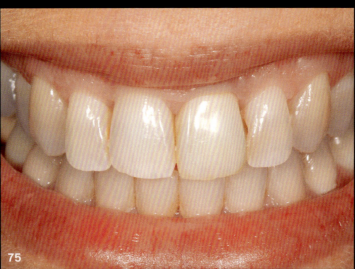

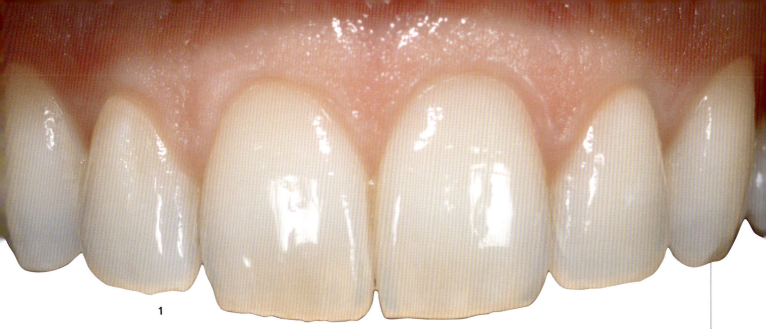

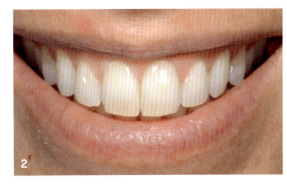

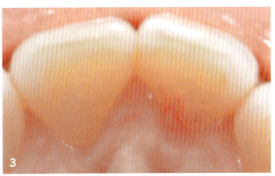

症例2
大きな内部吸収病変

　44歳の女性、高いスマイルラインが特徴の症例を供覧する。上顎左側中切歯、口蓋側の腫脹と大きな内部吸収病変のため、抜歯即時インプラント埋入が必要となった（図1〜4）。非侵襲的な抜歯が行われた。歯の口蓋側に吸収病変が認められることに注目してほしい（図5〜9）。抜歯窩を徹底的に掻爬・洗浄し、インプラントを口蓋側寄りに遊離歯肉縁から3mmの位置に埋入した（図10〜14）。iShell（BioHorizons/Vulcan Custom Dental）は、プロビジョナルレストレーションの製作に使用された（図15〜26）（2章参照）。Dual-Zoneへの骨移植により、顎堤のボリュームと形状が維持され、プロビジョナルレストレーションを補綴装置によるソケットシーリング目的で装着した（図27〜34）。

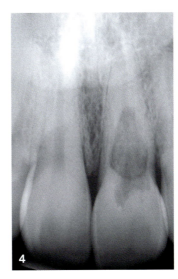

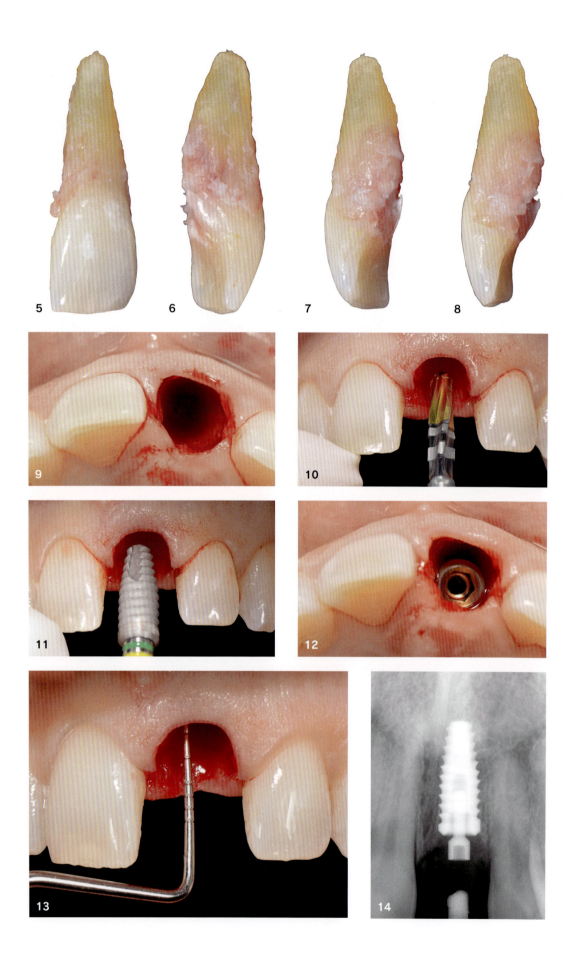

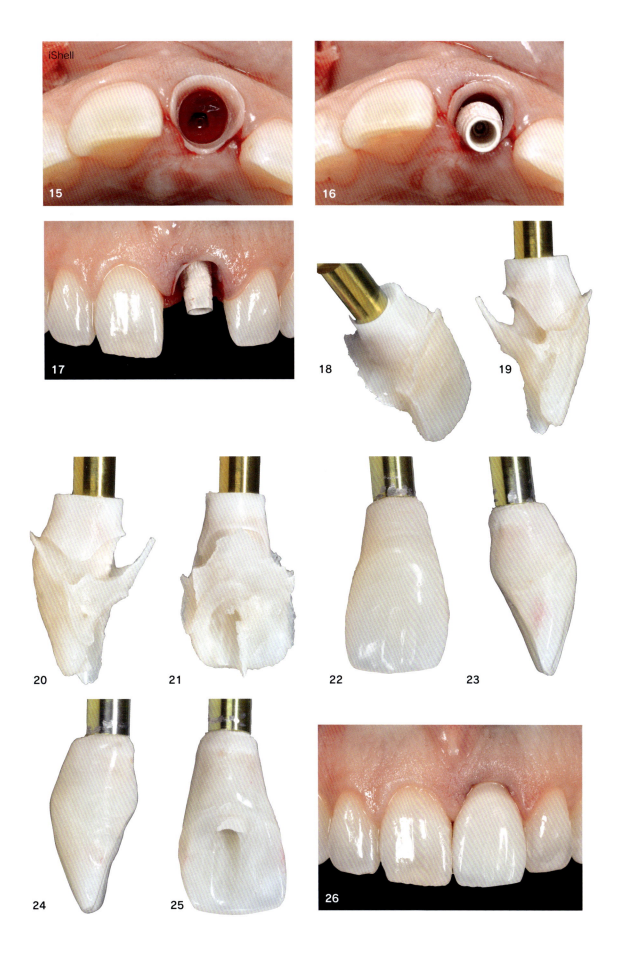

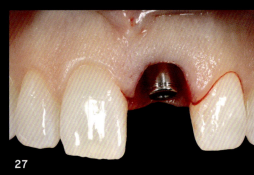

27

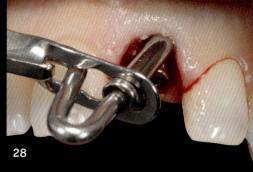

28

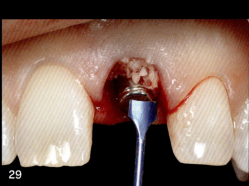

29

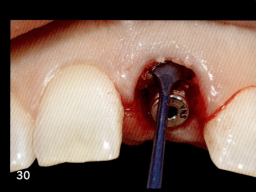

30

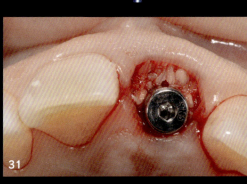

31

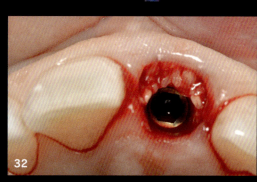

32

補綴装置によるソケットシーリング

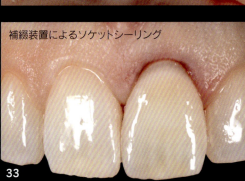

33

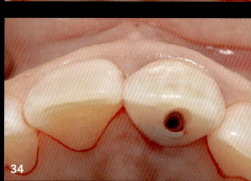

34

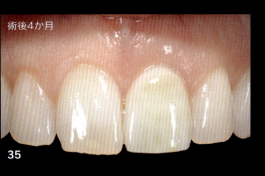
術後4か月

35

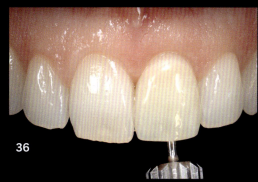

36

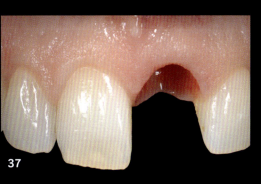

37

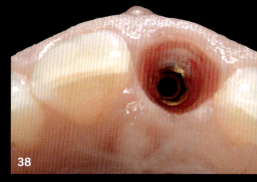

38

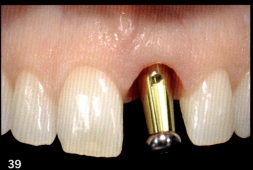

39

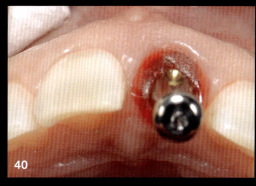

40

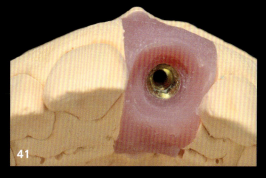

41

4か月の治癒期間後、初めてプロビジョナルレストレーションを取り外し、印象採得を行った（図35〜40）。軟組織の模型を製作し、スクリュー固定式のオールセラミックの上部構造を製作した（図41〜43）。セメンティング用模型は、6章で説明したようにビスアクリルレジンで製作した（図44〜49）。洗浄・消毒したセラミック製アバットメントを口腔内に装着し、クラウンを仮着セメントを用いて余分な部分を最小限に抑えてセメント固定した（図50〜52）。術後3年、リコール時を図53に示す。患者は結果にとても満足している。

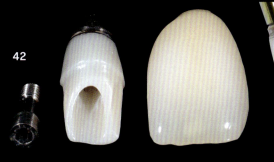

42

43

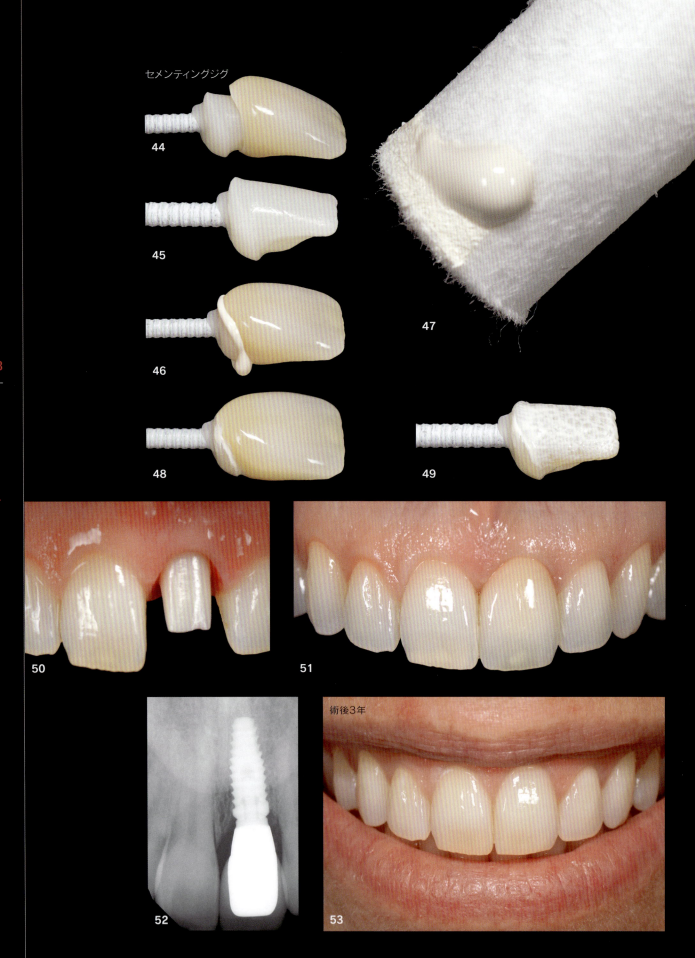

セメンティングジグ

術後3年

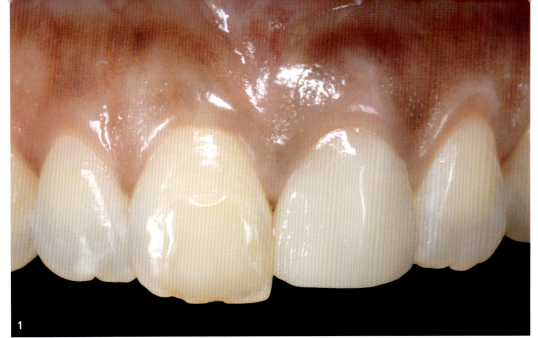

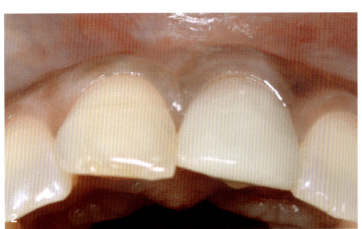
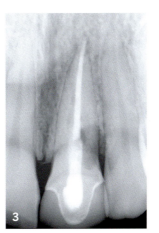

症例3
上顎中切歯の内部吸収病変

25歳の女性、非常に高いスマイルラインで薄い歯周フェノタイプの患者の症例を供覧する。この患者は、上顎左側中切歯の内部吸収病変のため、抜歯即時インプラント埋入が必要となった（図1～3）。非侵襲的な抜歯が行われ、口蓋側寄りに遊離歯肉縁から3mmの位置にインプラントが埋入された（図4～9）。iShellを使用し、プロビジョナルレストレーションを製作した（図10～21）（2章参照）。顎堤のボリュームと形状を維持し、インプラント周囲の薄い軟組織を厚くするためにDual-Zoneへの骨移植が行われた（図22～26）。

4か月の治癒期間後、初めてプロビジョナルレストレーションを取り外し、印象採得を行った（図27～31）。軟組織の模型を製作し、スクリュー固定式メタルセラミッククラウンを製作し、金メッキを施した（図32～37）。最終補綴装置設置後の口腔内を図38と図39に示す。ダイレクトコンポジットレジン修復を右側中切歯の近心唇側に行い、問題のある既存の充填処置を置き換えた。治療後のデンタルX線写真を図40に示す。非常に高いスマイルラインをもつ患者の満足した最終的な笑顔の顔貌写真を図41に示す。

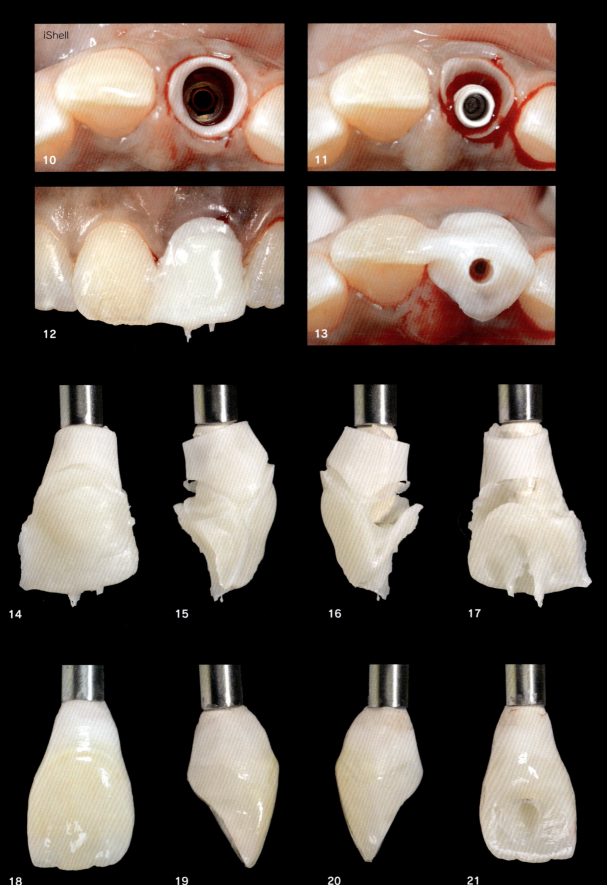

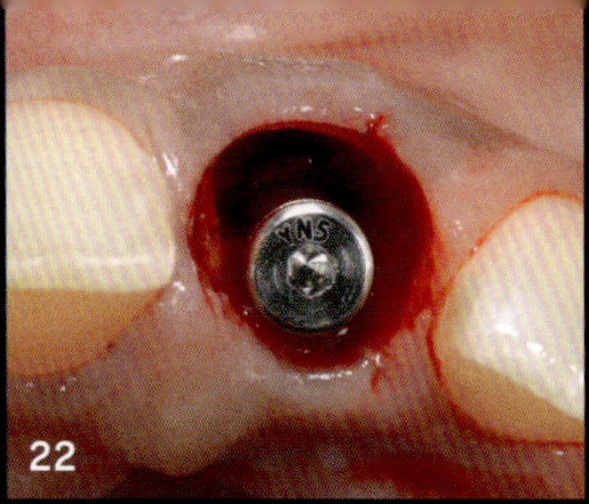

Chapter 7：臨床症例集

172

Dual-Zone への骨移植

22

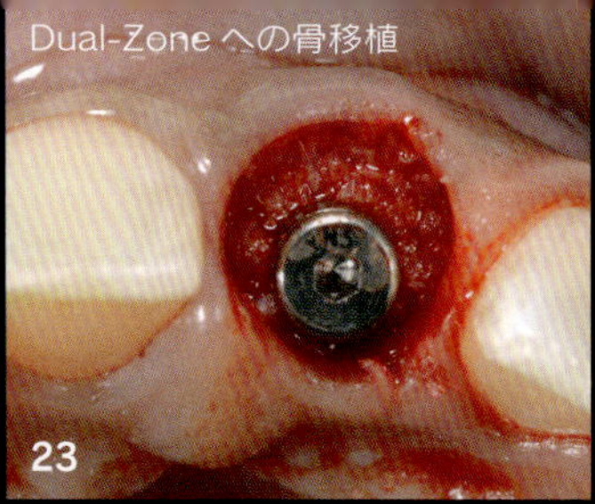

23

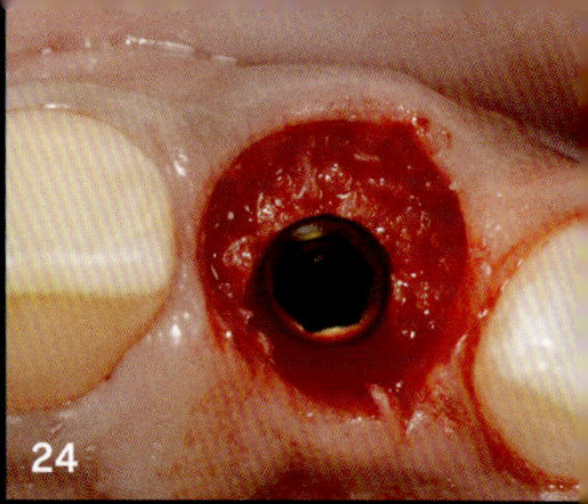

24

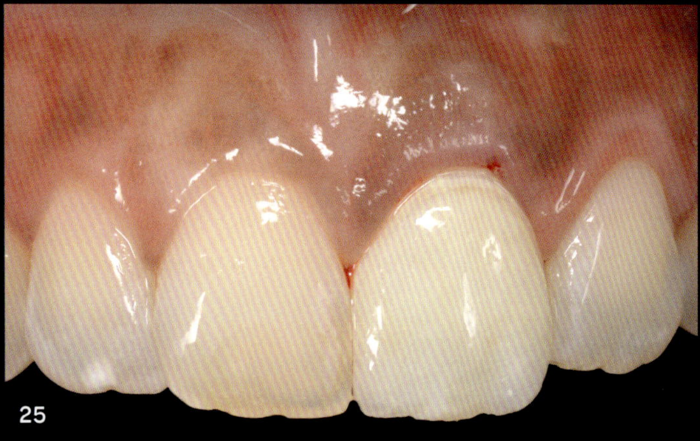

25

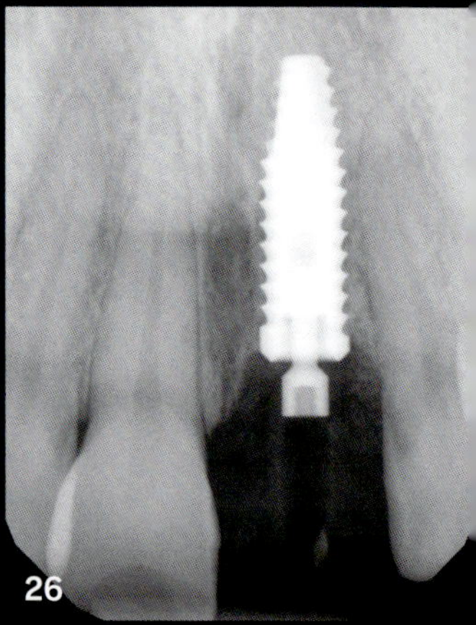

26

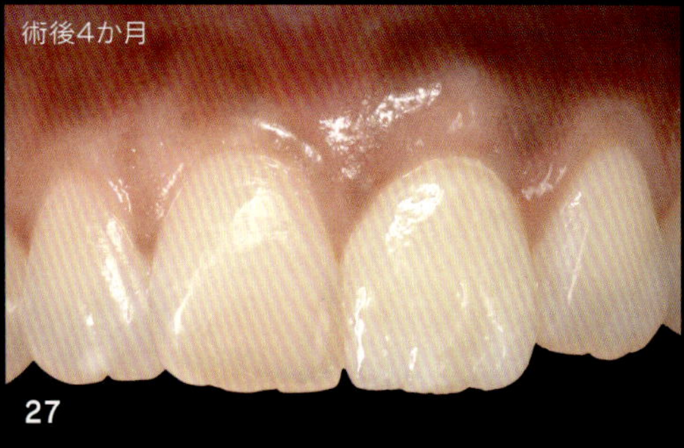

術後4か月

27

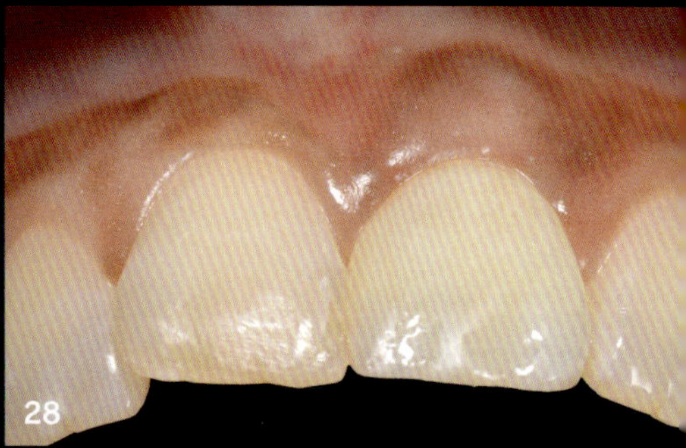

28

術後4か月

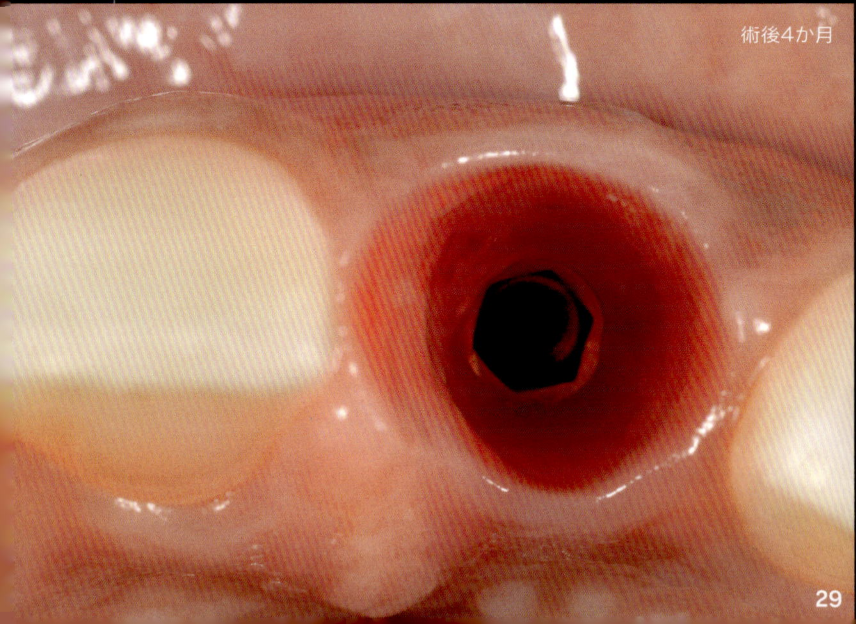

29

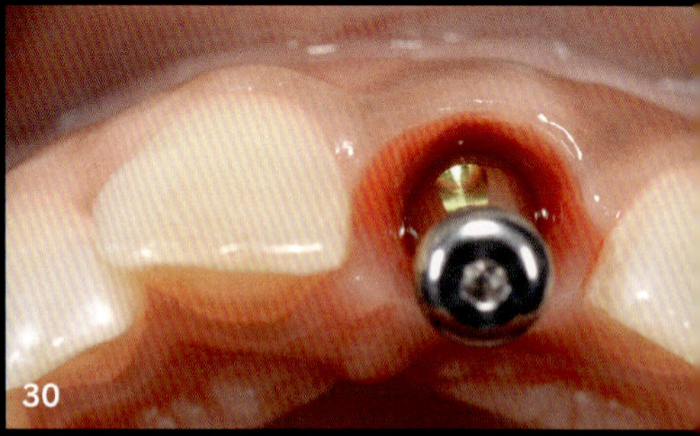

30

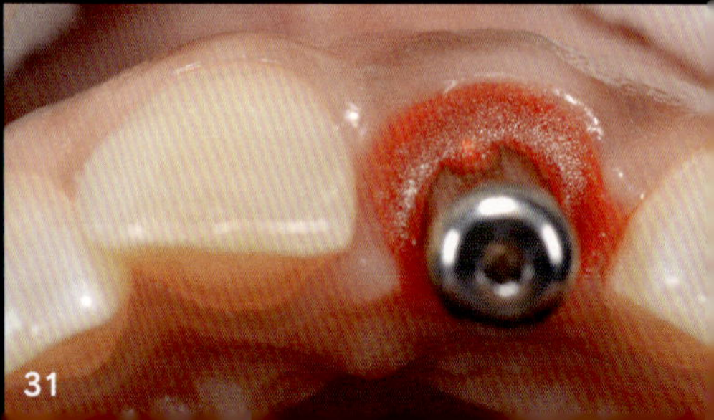

31

最終補綴装置

173

症例 3

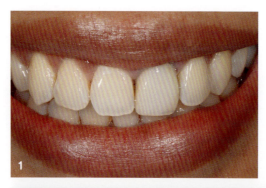
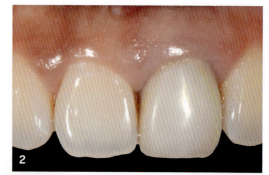
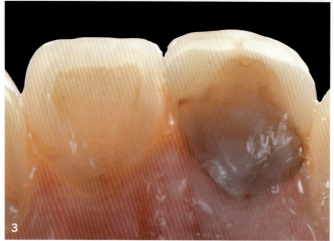
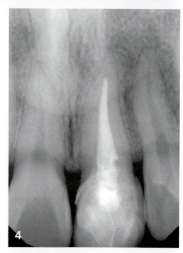

症例4
上顎中切歯の垂直的歯冠破折

28歳の女性、平均的なスマイルラインをもち、上顎左側中切歯の臨床的な垂直的歯冠破折のために抜歯即時インプラント埋入を必要とした症例を供覧する（図1〜5）。2章で述べたような非侵襲的な抜歯が行われた（図6〜10）。抜歯窩を完全に掻爬・洗浄した後、骨縁方向から12°の角度付きインプラント（Co-Axis；Southern Implants）を使用して、切縁方向に傾けてインプラントを埋入した（図11、12）。インプラントマウントの唇側面に、方向指示マークと深さ3mmのレーザーラインがあらかじめ付けられている（図13、14）。エクスターナルヘックスコネクションが遊離歯肉縁から3mm深く、かつ唇側方向に位置した

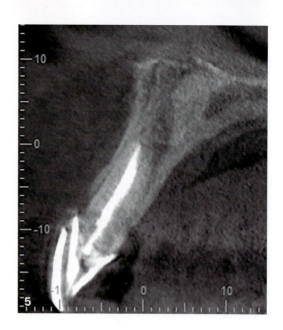

埋入後のインプラントを図15に示す。PEEK製のスクリュー固定式シリンダーが装着された。特殊なインプラント体のデザインにより角度補正されていることに注目してほしい（図16）。

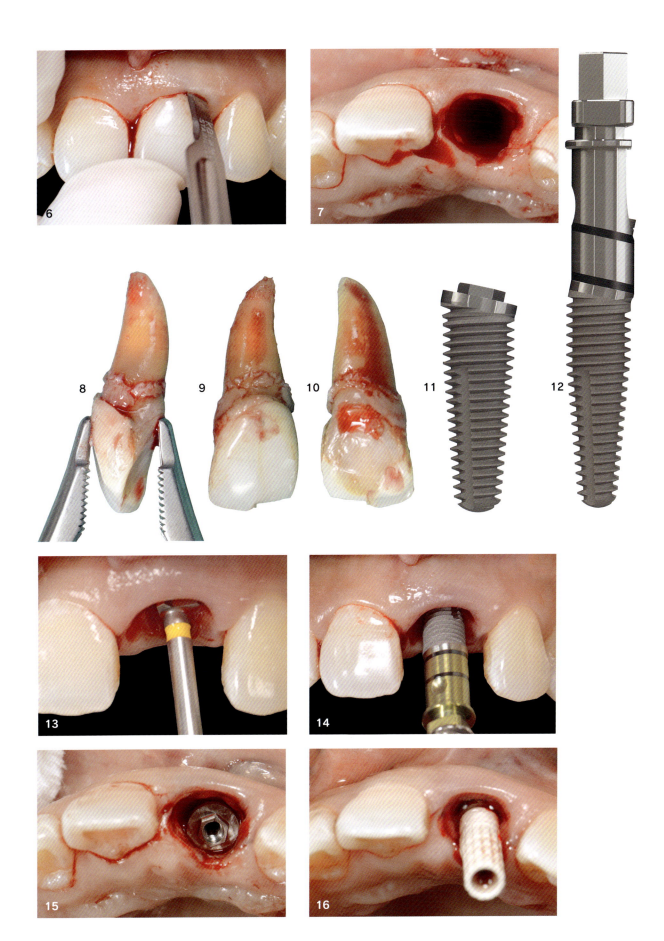

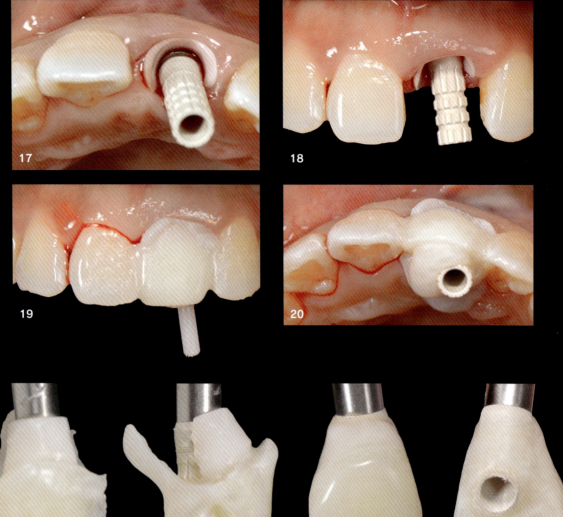

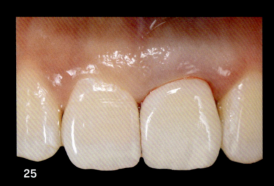

iShellを用いてプロビジョナルレストレーションを製作した（図17〜24）。プロビジョナルレストレーションは、骨移植材料を密封するために軟組織表面に完全に適合させる必要がある（図25）。平坦なヒーリングアバットメントをインプラントに装着し、顎堤のボリュームと形状を維持するためにDual-Zoneへの骨移植を行い、プロビジョナルレストレーションを補綴装置によるソケットシーリング目的として再装着した（図26〜29）。デンタルX線とCBCT画像は、治療直後に撮影された（図30、31）。骨縁下角度付き（SAC）インプラントの使用により抜歯窩根尖での穿孔リスクを減らすことができた（図31）。

術後1週（図32、33）と術後4か月（図34、35）では順調に治癒している。初めてプロビ

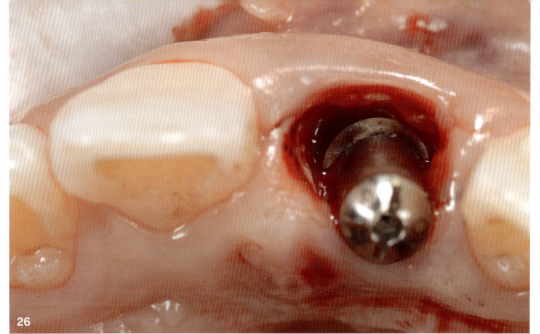

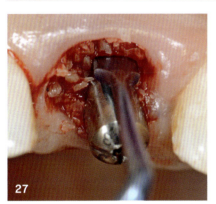
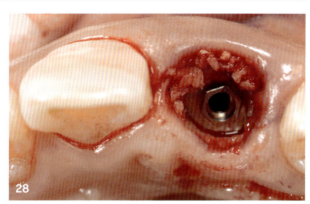

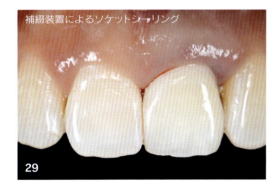

補綴装置によるソケットシーリング

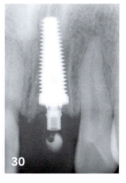
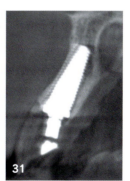

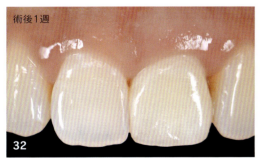

術後1週

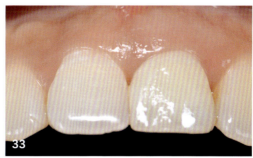

ジョナルレストレーションを取り外す際の出血は、プロビジョナルレストレーションへの生物学的付着の代用を示す（2章参照）。そしてインプラントレベルで印象採得が行われた（図36～39）。軟組織模型を製作し、スクリュー固定式のメタルセラミッククラウンを製作した

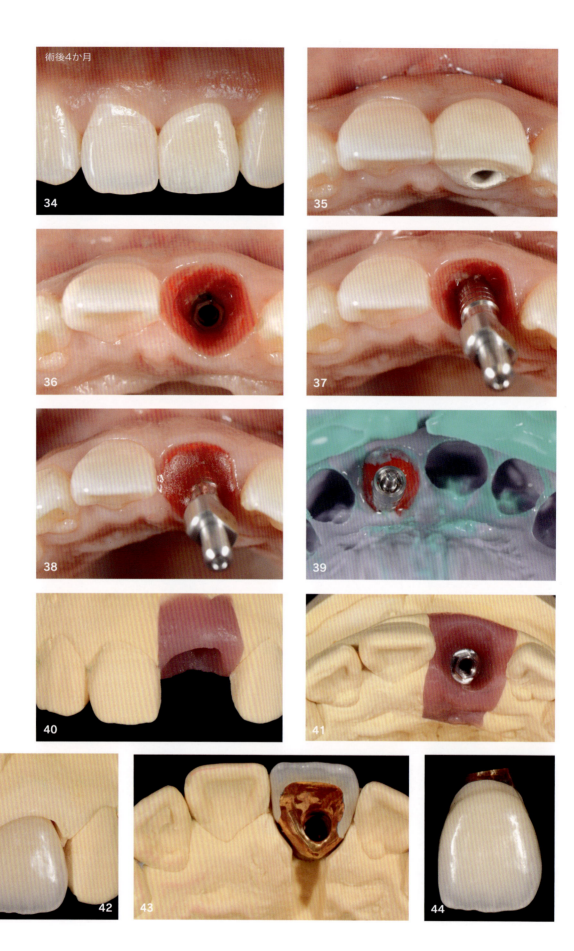

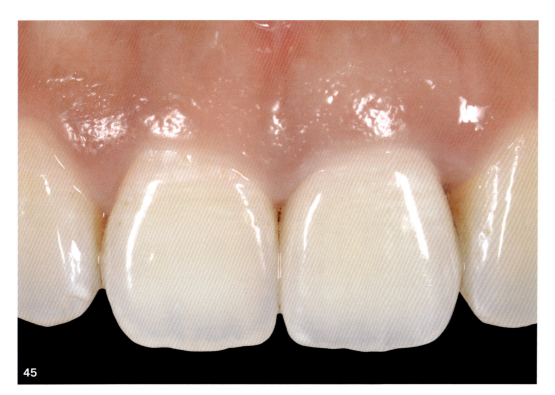

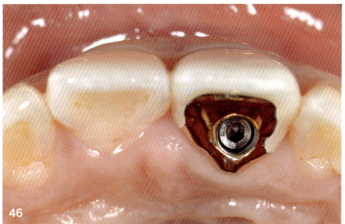

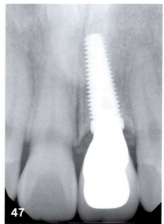

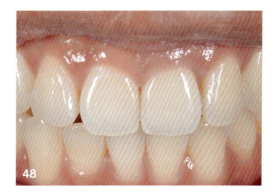

（図40〜図44）。洗浄・消毒の後、口腔内でクラウンを装着した。患者は非常に満足した（図45〜48）。

　注目すべき点は、SACインプラントデザインでは、ドリリングは切縁の位置にあるが、インプラントレベルとアバットメントレベルでの角度補正によりクラウンがスクリュー固定されるため、セメントの必要性と潜在的な関連リスクが回避されることである（図46参照）。

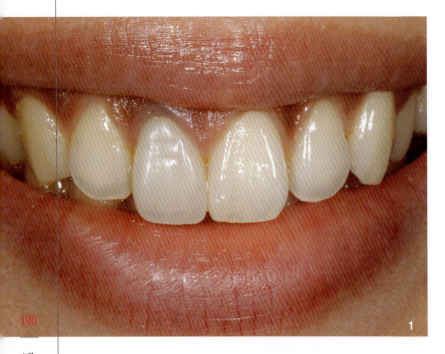
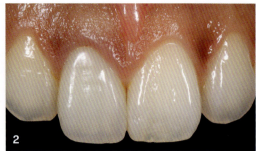
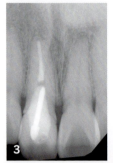
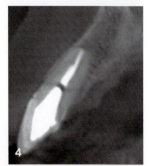
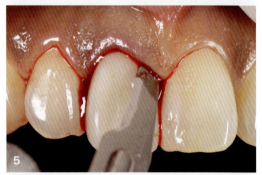
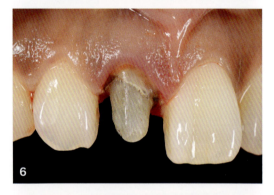
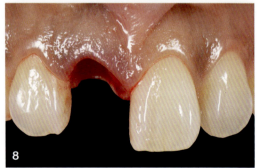
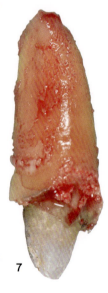

症例5
高いスマイルライン

　41歳の女性、高いスマイルラインをもち、上顎右側中切歯に不適合なクラウンが装着されていた症例を供覧する（図1、2）。デンタルX線写真では、既存のポストとコアの周囲に二次う蝕が認められた（図3）。さらに、外傷のため過去に歯内療法が行われており、歯根の変色が薄い歯肉に透過して、審美的でない外観の一因となっていた。CBCTに基づき、SACインプラント（Co-Axis）を用いた抜歯即時インプラント埋入の適応症であると診断された（図4）。その後、2章で述べたような非侵襲的抜歯が行われた（図5～8）。

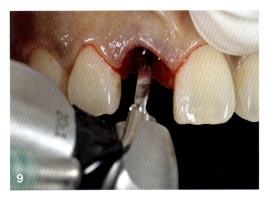
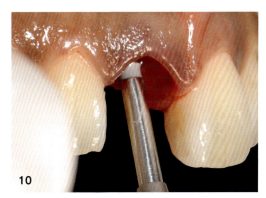
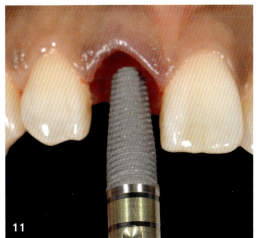
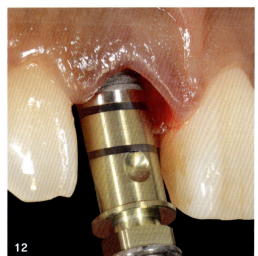
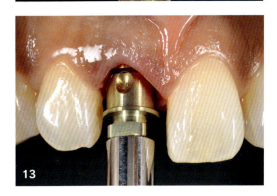
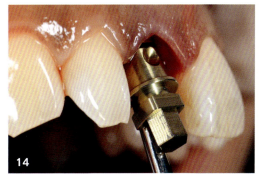
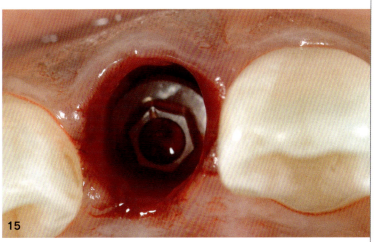

　抜歯窩を十分に掻爬・洗浄した後、骨縁方向から12°の角度付きプラットフォームをもつインプラントを埋入した（図9〜14）。このエクスターナルタイプのインプラントは、唇側にオリエンテーションマークと深さ3mmのレーザーラインを付けたインプラントマウントが事前に装着されている（図11〜14参照）。インプラント埋入後、エクスターナルヘックスは、遊離歯肉縁から3mmの唇側を向いていた（図15）。PEEK製のスクリュー固定式シリンダーを装着した。特殊なインプラント体のデザイ

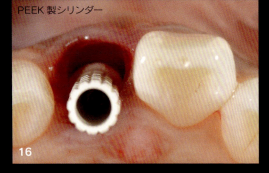
PEEK製シリンダー

16

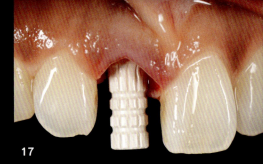

17

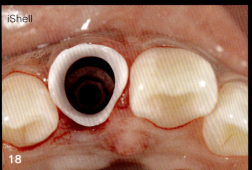
iShell

18

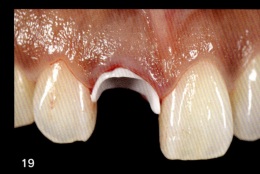

19

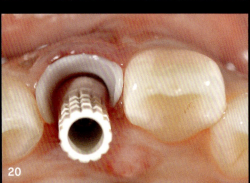

20

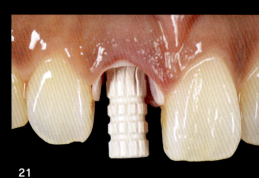

21

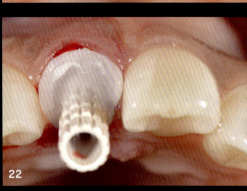

22

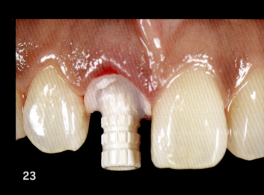

23

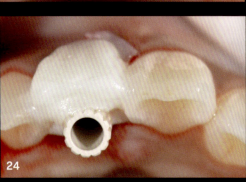

24

ンによる角度補正に注目してほしい（図16、17）。プロビジョナルレストレーションの製作にはiShellを使用した（図18〜31）（2章参照）。プロビジョナルレストレーションを軟組織表面に完全に適合させ、骨移植材料を保持しなければならない（図32、33）。

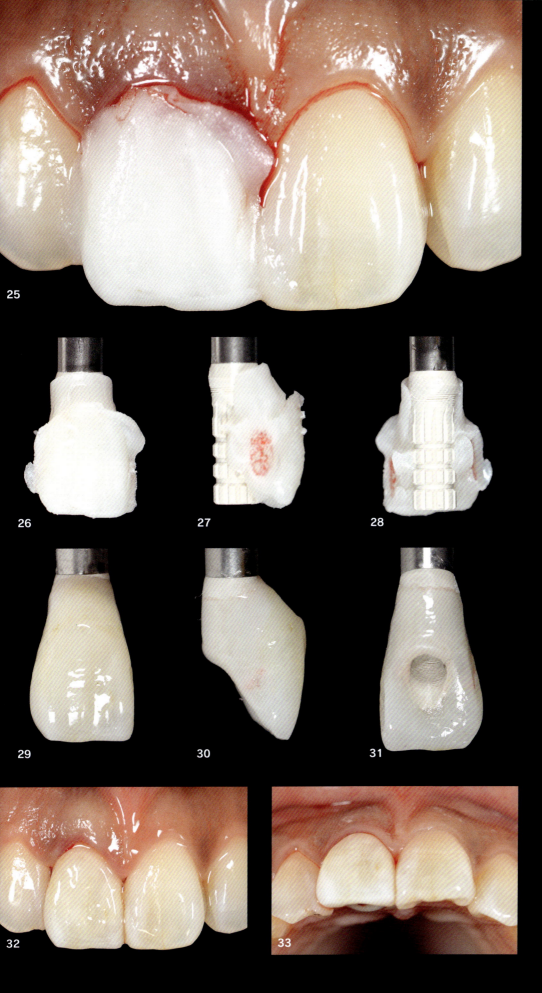

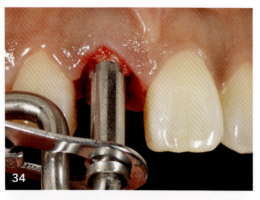
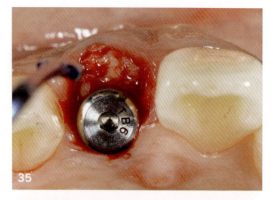

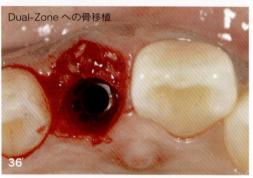

Dual-Zoneへの骨移植

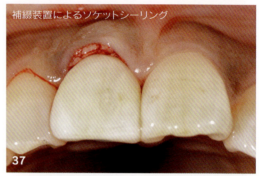

補綴装置によるソケットシーリング

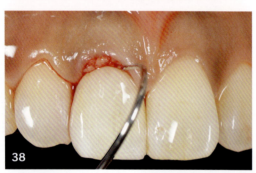
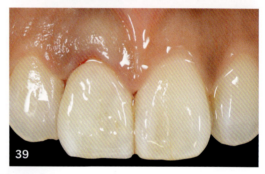

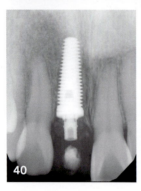
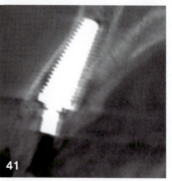

　平らなヒーリングアバットメントをインプラントに取り付け、顎堤の幅と形態を保つためにDual-Zoneへ骨移植を行った後、プロビジョナルレストレーションを補綴装置によるソケットシーリング目的で再装着した（図34〜39）。治療直後に、デンタルX線写真とCBCTを撮影した（図40、41）。SACインプラントの使用により、抜歯窩の根尖穿孔のリスクが低減された（図41参照）。

　術後4か月、治癒に問題はなく、シェードを採得した（図42〜44）。プロビジョナルレストレーションを初めて取り外した際には、生物

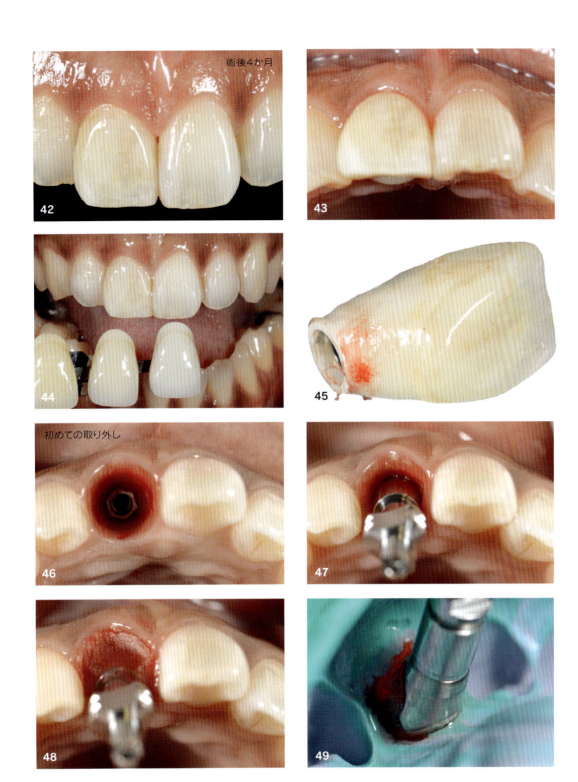

学的付着の断裂を示す出血が観察され（2章参照）、同時にインプラントレベルの印象採得を行った（図45〜49）。軟組織の石膏模型を製作し、スクリュー固定式陶材焼付鋳造冠を製作した（図50〜64）。上部構造を口腔内に装着する前に洗浄・消毒した。患者は結果に非常に満足したようであった（図65〜69）。

特筆すべきは、SACのインプラントデザインでは切縁方向にドリリングを行うが、アバットメントレベルに対するインプラントレベルでの角度補正により、歯冠はスクリュー固定されていることである。これにより、セメントの使用と、それにともなう潜在的なリスクを回避している（図64、67参照）。

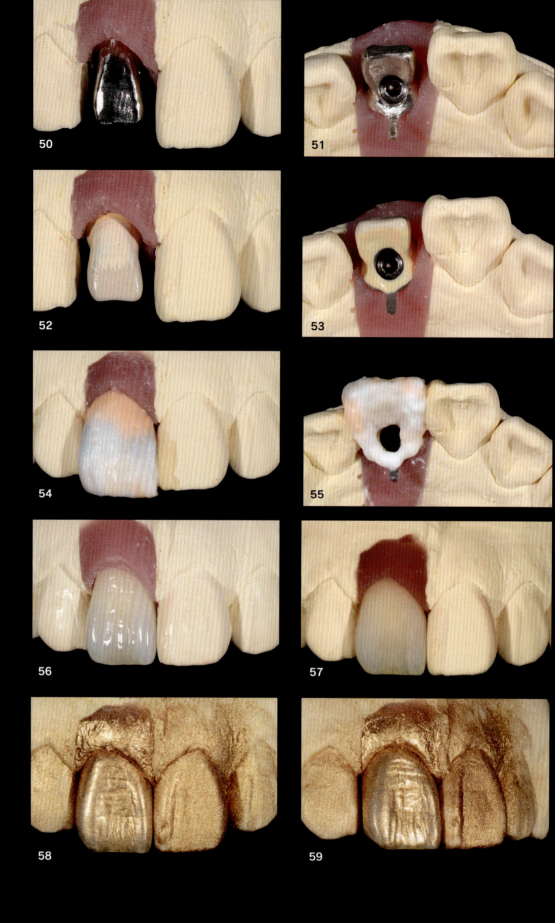

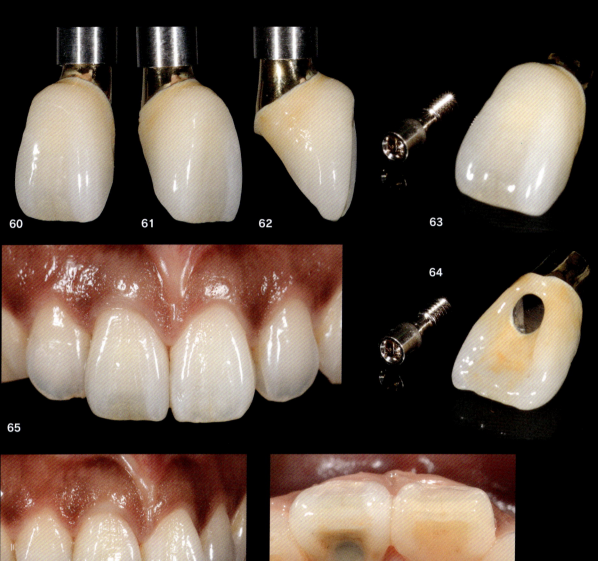
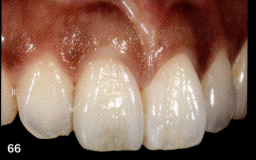
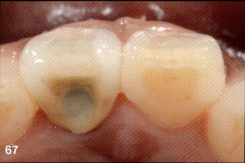
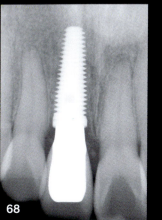
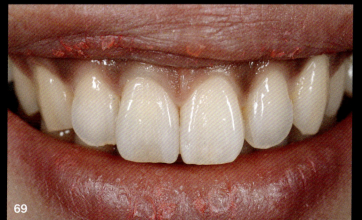

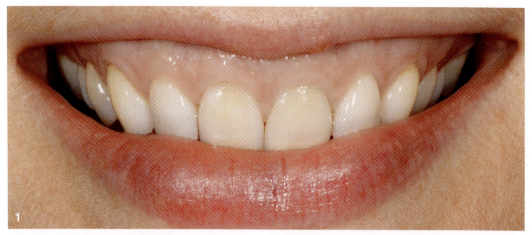
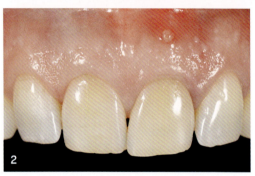
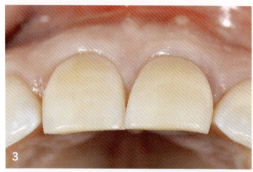

症例6
高いスマイルラインと慢性瘻孔

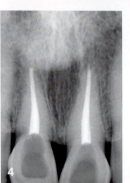
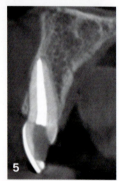

　37歳の女性、高いスマイルラインをもち、歯内療法を行った上顎左側中切歯に関連した慢性瘻孔を呈した症例を供覧する（図1〜4）。CBCT画像では、唇側プレートの途中から根尖に向かって骨吸収が認められた（図5）。患者は、過去の外傷と歯内療法による歯の変色、歯肉のレベル、および前歯列のⅡ級2類の関係による隣在歯に対する中切歯の位置に不満をもっていた。治療計画には、左側中切歯の抜歯即時インプラント埋入のほか、歯肉のカントゥアを追加した右側中切歯のノンプレパレーションベニヤが含まれており、これは中切歯の歯肉レベルを改善し、歯の色調を修正するためであった。CBCT に基づき、ディープコニカルコネクション SAC インプラント（Co-Axis）

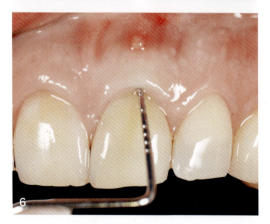

を選択した（図5参照）。唇側プレートの開窓は歯肉溝とつながっていなかった（図6）。

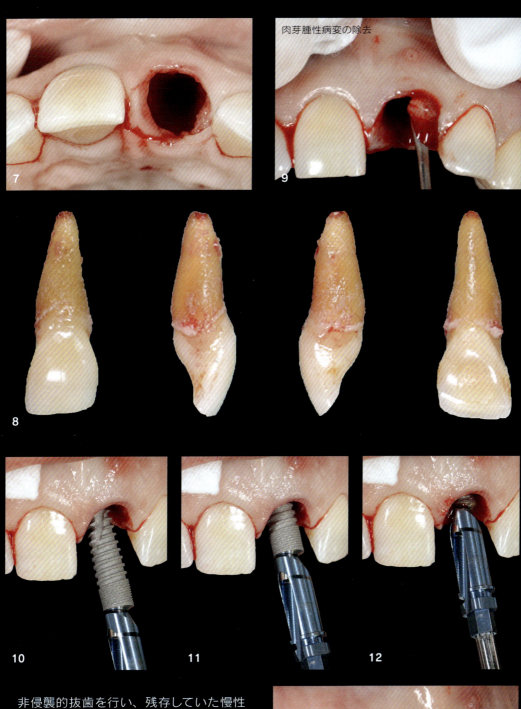

非侵襲的抜歯を行い、残存していた慢性肉芽腫性病変を除去した（図7〜9）。その後、切縁方向から12°の角度付きプラットフォームをもつインプラントを埋入した（図10〜15）。インプラントには、唇側にオリエンテーショングルーブと深さ3mmのレーザーラインを付けたインプラントマウントが装着されていた（図10〜14参照）。インプラント埋入後、唇側を向いたオリエンテー

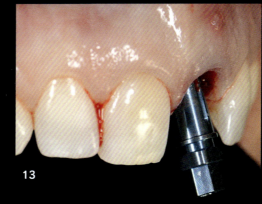

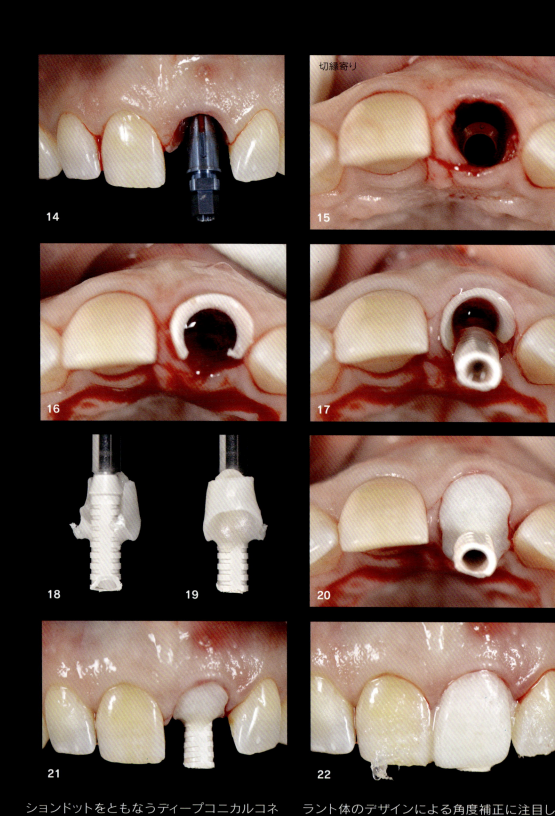

切縁寄り

ションドットをともなうディープコニカルコネクションの上端は、遊離歯肉縁から3mmの位置にあった（図15参照）。プロビジョナルレストレーションの製作には、iShellデバイスを使用した（図16～27）。PEEK製のスクリュー固定式シリンダーを装着した。特殊なインプ

ラント体のデザインによる角度補正に注目してほしい（図17参照）。プロビジョナルレストレーションは、骨移植材料を保持するために、軟組織表面に完全に適合させなければならない（図28）。左側中切歯のプロビジョナルレストレーションは、最終的な歯の位置を修正す

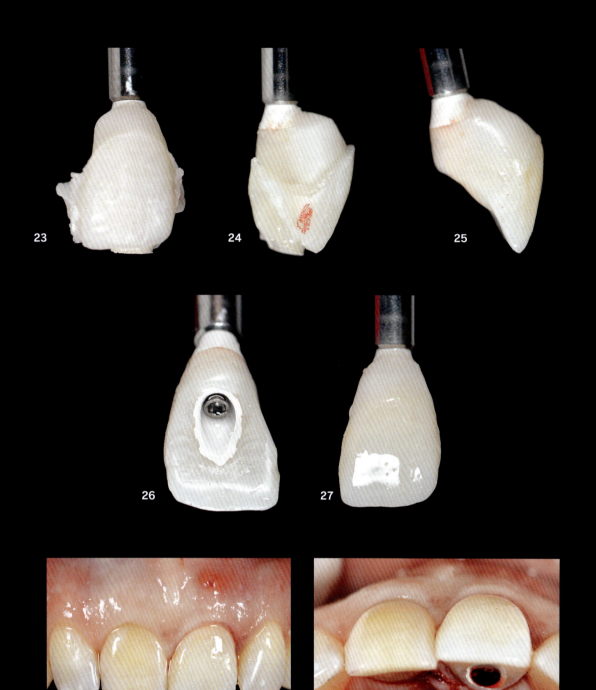

ると同時に、免荷期間中のプロビジョナルレストレーションの咬合荷重を避けるため、意図的に唇側寄りにした（図29）。平らなヒーリングアバットメントをインプラントに取り付け、Dual-Zoneへの骨移植で歯槽提のボリュームと形状を維持し、プロビジョナルレストレーションを補綴装置によるソケットシーリング目的で再装着した（図30～32）。治療直後に、デンタルX線写真とCBCT画像を撮影した（図33、34）。SACインプラントの使用により、抜歯窩の根尖穿孔のリスクが低減された（図34参照）。

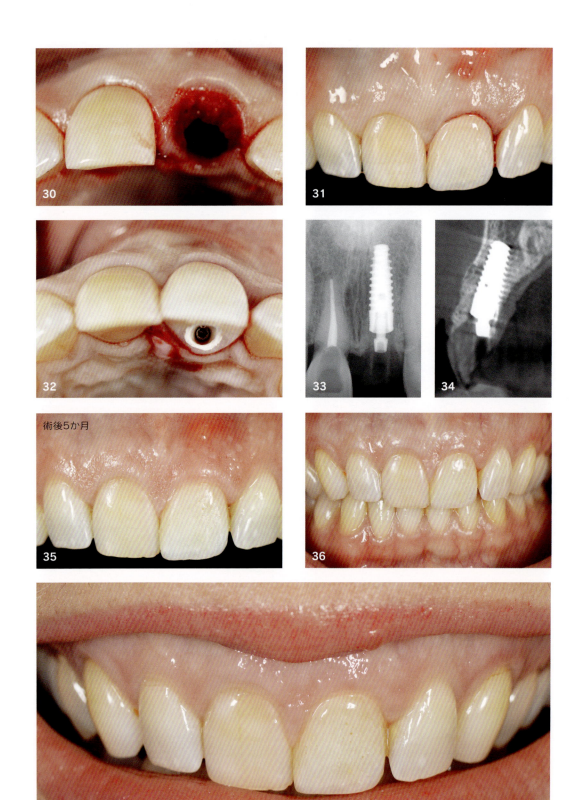

術後5か月

Chapter 7：臨床症例集

192

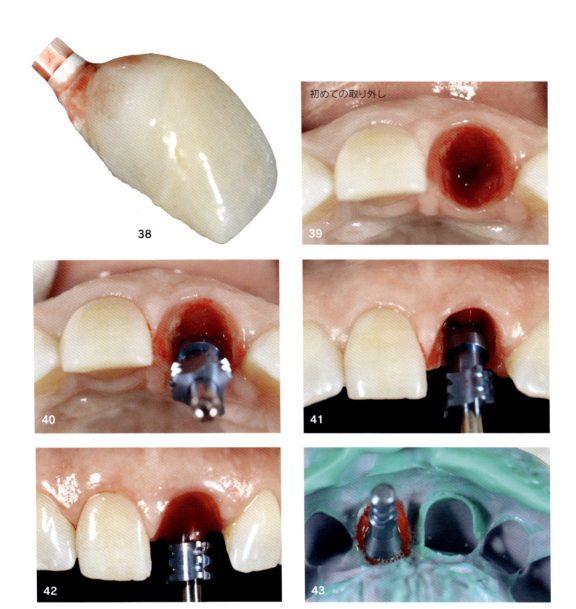

　術後5か月、治癒は問題なく、患者も満足していた（図35〜37）。初めての取り外しでは、プロビジョナルレストレーションへの生物学的付着の断裂を示す出血が観察され、同時にインプラントレベルの印象採得を行った（図38〜43）。軟組織相当部の石膏模型を製作し、左側中切歯にスクリュー固定式の陶材焼付鋳造冠、右側中切歯にオールセラミックベニヤを製作した（図44〜46）。インプラントのスクリュー固定式の歯冠は、洗浄・消毒を行ってから健常なインプラント周囲軟組織を有する口腔内に装着した（図47、48）。図49と図50にて、右側中切歯にセラミックベニヤを接着する前の中切歯の位置を示す。最終補綴装置が装着され、患者は満足していた（図51〜54）。

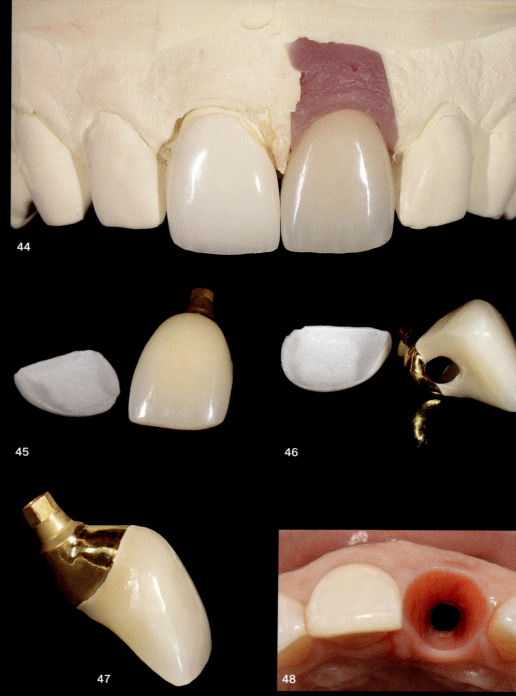
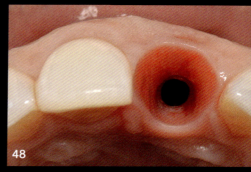
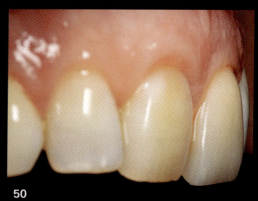
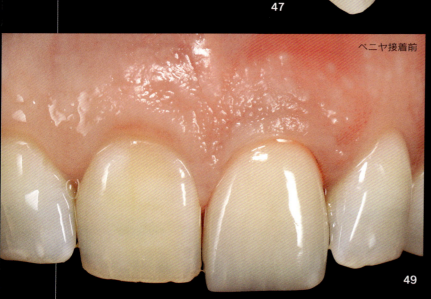

ベニヤ接着前

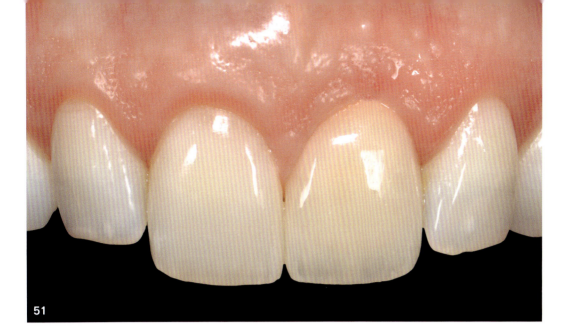

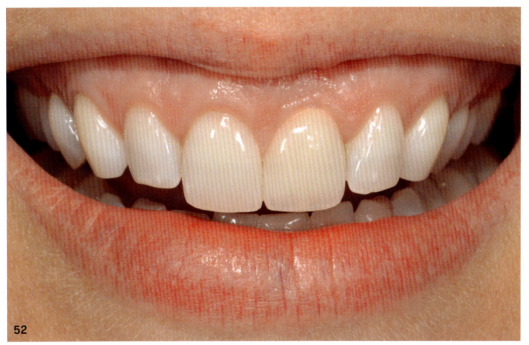

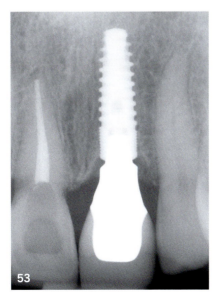 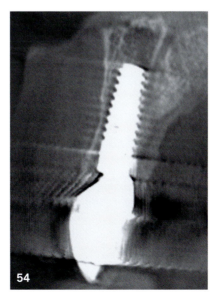

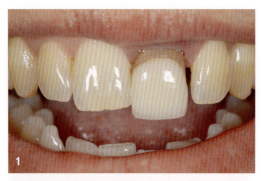
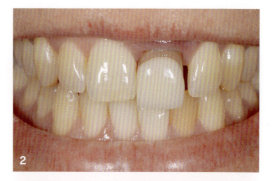
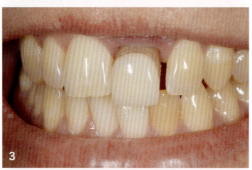
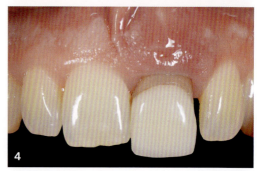
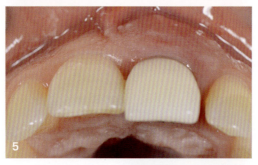

Type 2

症例7

唇側プレートの喪失

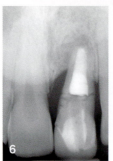
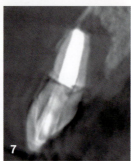

　29歳の男性、上顎左側中切歯が破折および挺出していた症例を供覧する（図1～5）。X線写真で確認したところ、病巣はかなり広範囲に及んでおり、唇側骨の喪失とType 2の抜歯窩（3章参照）をともなっていた（図6、7）。その後、非侵襲的にフラップレスで抜歯を行い、抜歯窩を徹底的に掻爬し、肉芽組織をすべて除去した（図8～13）。図14は唇側骨がないことを示している。レーザーマイクログルーブを施した5.8×13.0mmのインプラント（Tapered Plus；BioHorizons）を抜歯窩の口蓋側寄りに埋入した（図15、16）。

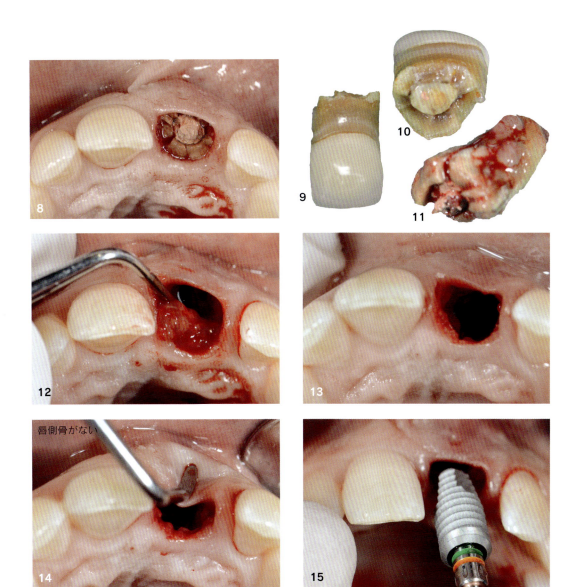
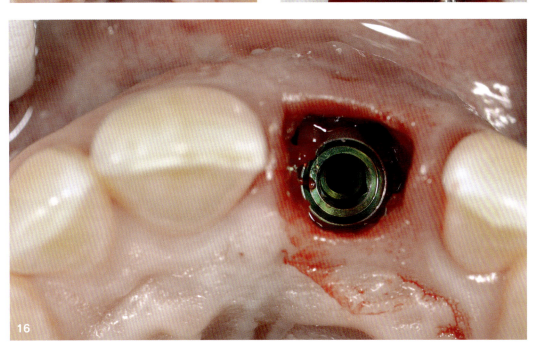

唇側骨がない

症例7

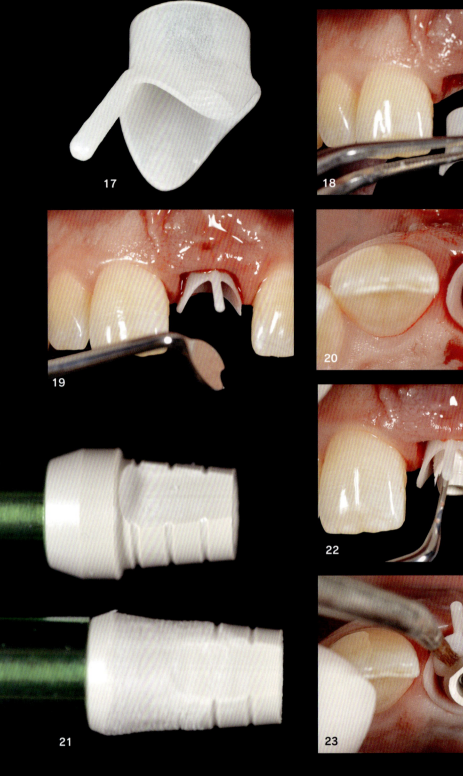

プロビジョナルレストレーションの製作には、前述と同様に iShell デバイスを使用した（図17～37）。PEEK製のテンポラリーシリンダーは、シェルを所定の位置に装着するために加工された（図21参照）。平らなヒーリン

グアバットメントを装着し、歯槽骨欠損部（Type 2c-UU）を完全に覆いつくすようにクロスリンクコラーゲンメンブレンを設置した（図38～43）。このメンブレンにより、Type 2の抜歯窩が、実質的に Type 1に再建される。

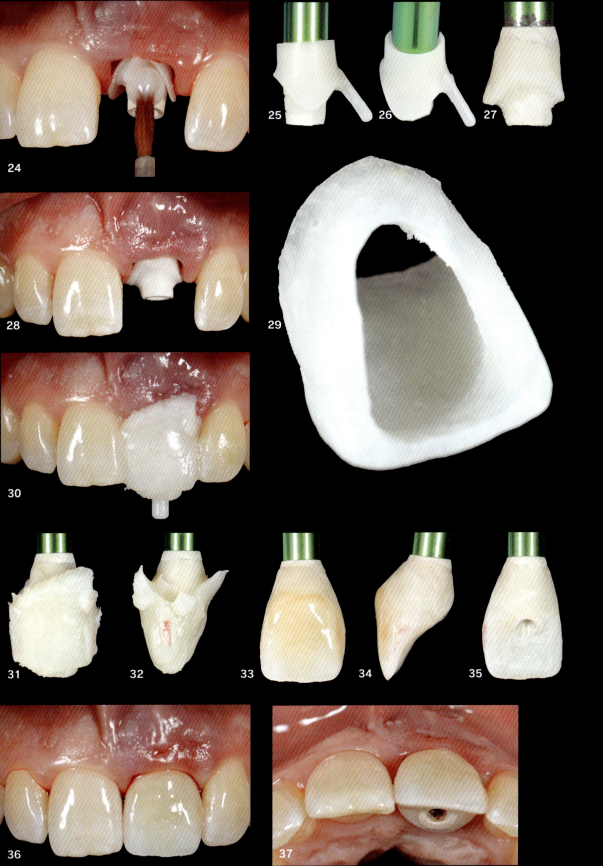

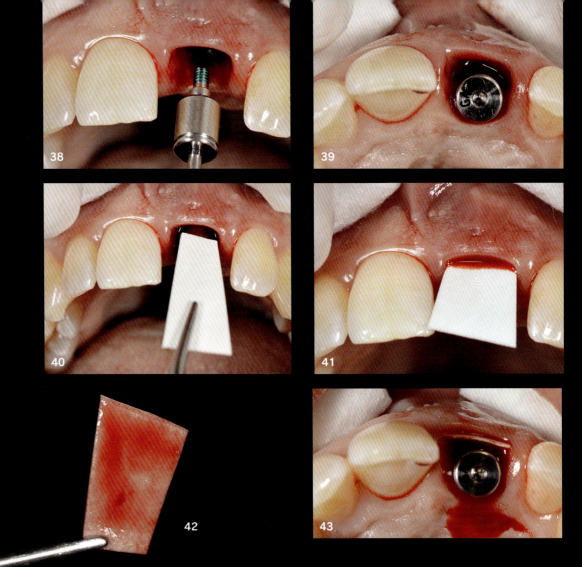
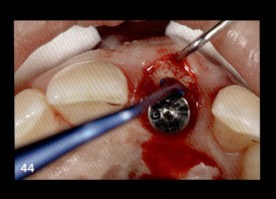
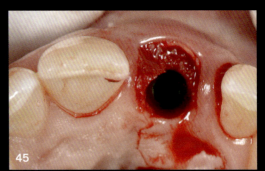

メンブレンの口蓋側とインプラントの唇側表面との間に、非脱灰他家海綿骨の細粒を充填した（図44、45）。繰り返しになるが、6か月間の治癒期間中、移植片とメンブレンを留め置き保護するために、非荷重のプロビジョナルレストレーションを装着した（図46～49）。

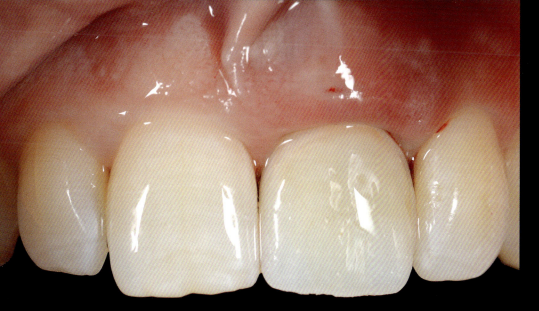

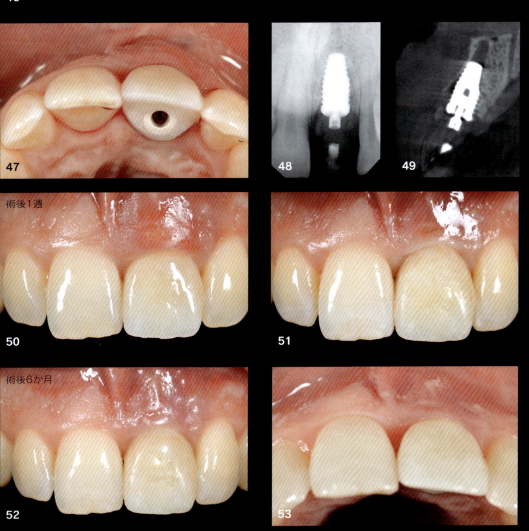

術後1週

術後6か月

　術後1週と6か月の治癒に問題はなかった（図50〜53）。印象採得の前にシェード採得を行った（図54、55）。iShellデバイスを用いてインプラントレベルの印象採得を行い、インプラント周囲組織を変形していない状態で保持した（図56〜58）。シェルを流動性のコンポジットレジンで印象用コーピングに固定し、印象時に再装着した（図59〜61）。

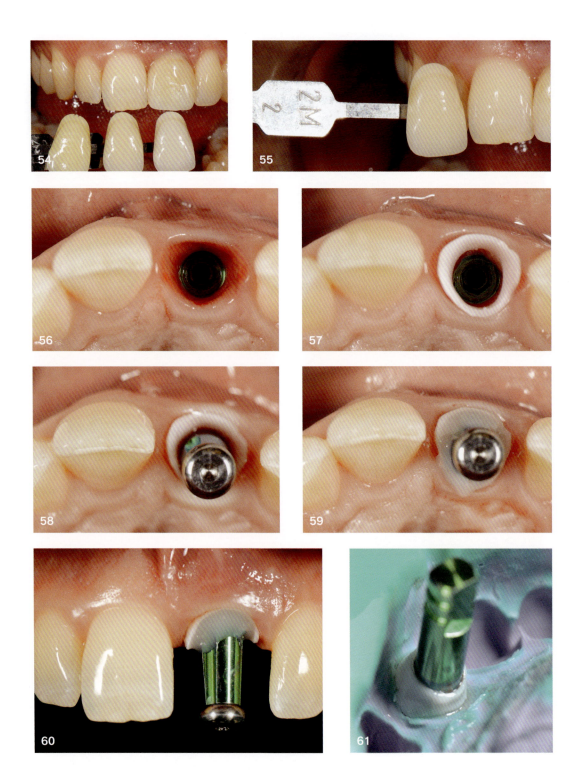

　軟組織部分の石膏模型を製作し、スクリュー固定式の陶材焼付鋳造冠を製作した（図62〜72）。完成したインプラント歯冠補綴装置の最終的な口腔内・口腔外写真とX線写真からは、周囲の歯列との審美的な調和と安定した骨レベルが確認できる（図73〜77）。この治療は、3章で示したように1回の手術で行った。

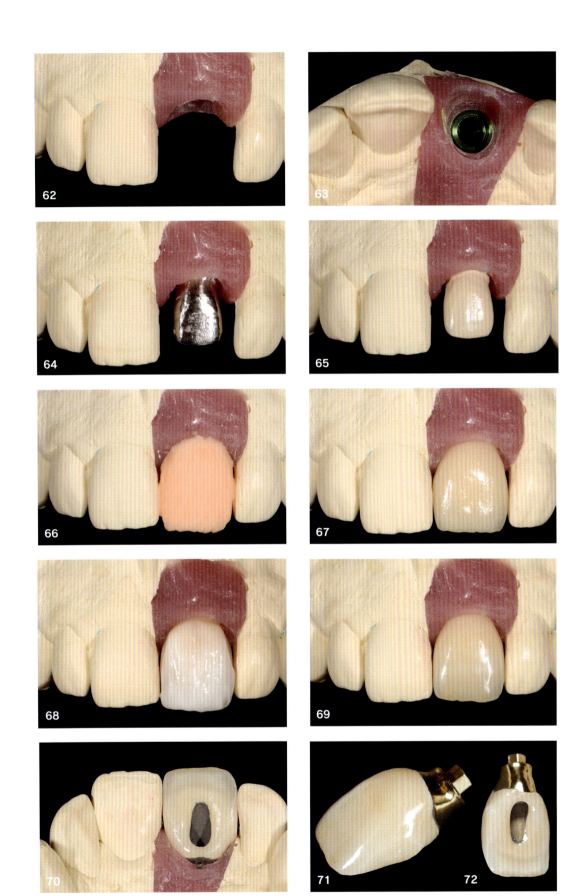

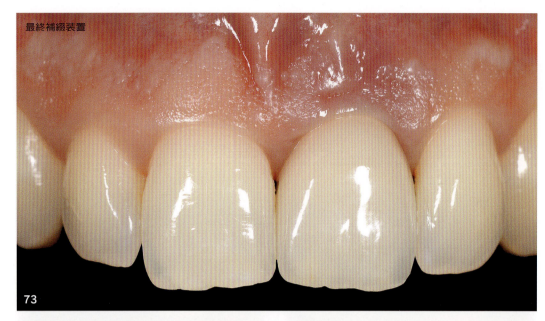
最終補綴装置

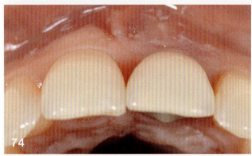
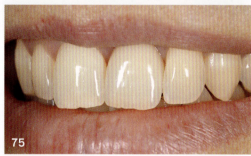
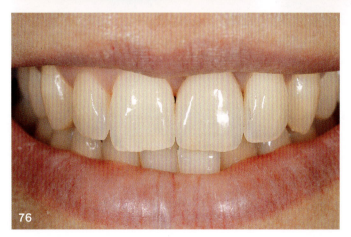
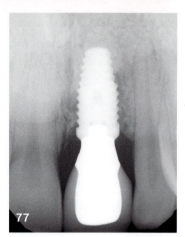

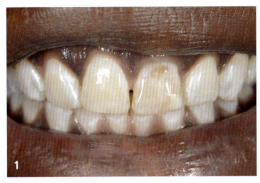
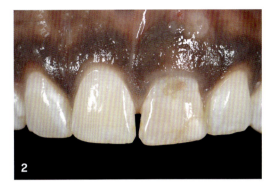
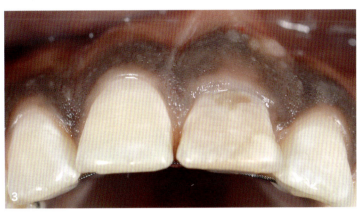
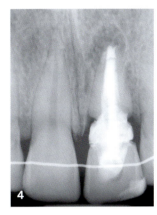
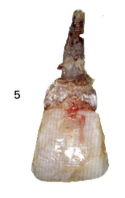
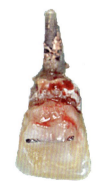
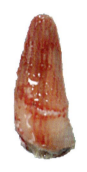
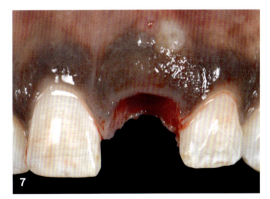

症例8
根尖病巣および壊死をともなう歯の破折

25歳の男性、上顎左側中切歯に破折と根尖病巣を認める症例を供覧する（図1〜4）。患者には治療前に抗生物質を投与した。歯肉縁上の線維はNo.15cメスを用いて鋭利に離断され、フラップを挙上することなく非侵襲的に抜歯が行われた（図5〜7）。外科用スプーンエキスカベーターを用いて抜歯窩を徹底的に掻爬した後、直径5.8×長さ13.0mmのインプラントを抜歯窩の口蓋側寄りに埋入した（図8）。フルカントゥアで非荷重のプロビジョナルレストレーションを製作した（図9〜13）。Dual-Zoneへの骨移植を、2章で述べ

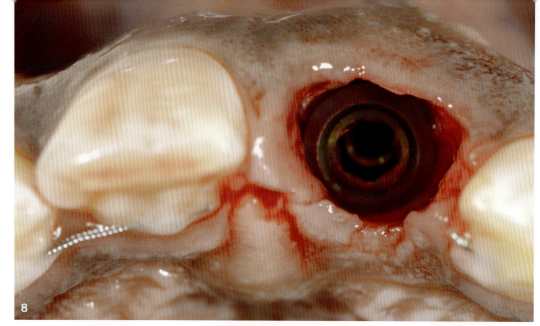

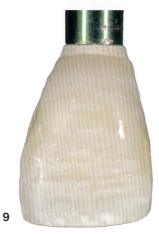
9

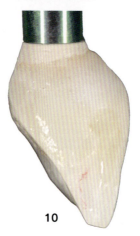
10

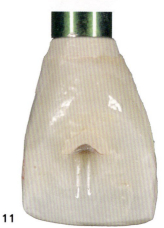
11

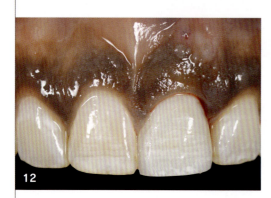
12

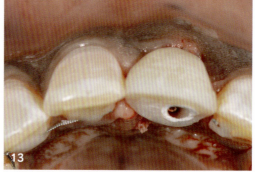
13

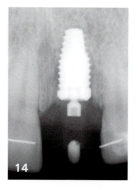
14

た手順にて行った（図14）。術後1週の治癒は問題なかった（図15）。しかし、治療後4か月の時点でインプラントが動揺とともに挺出し、デンタルX線写真において放射線透過性が認められた（図16、17）。プロビジョナルレストレーションを取り外した際、唇側骨に変色が認められた（図18、19）。この部位は壊死性硬組織と診断され、その後除去された（図20）。抜歯窩はType 1からType 2の欠損へと変化した（図21）（3章参照）。

術後1週

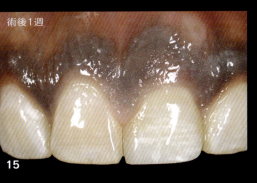
15

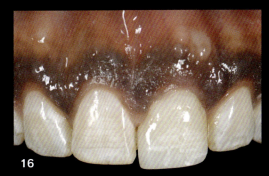
16

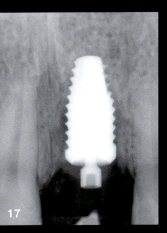
17

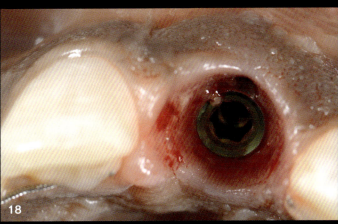
18

残根

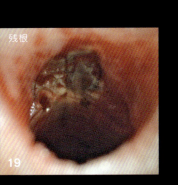
19

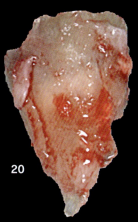
20

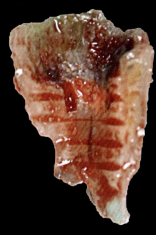

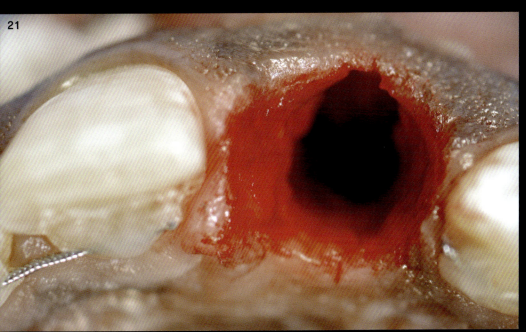
21

症例8

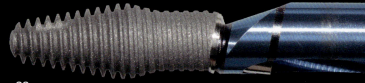
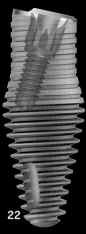
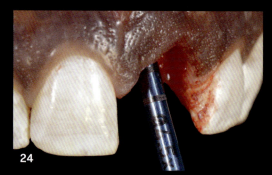
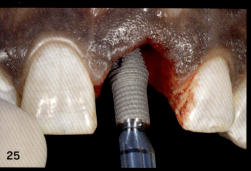
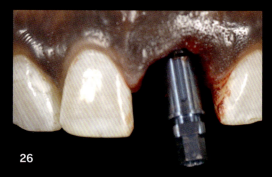
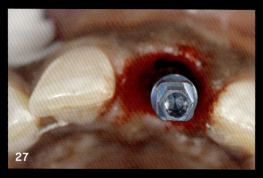
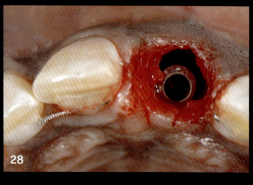
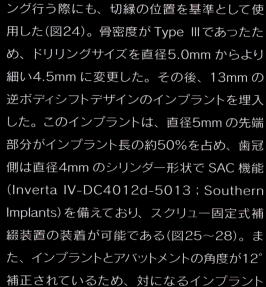

きる(図22、23)。初期固定は根尖部でしか得られないので、正確なドリリングのために、長さを延長したソリッドシャンクドリルを使用した。インプラント埋入時だけでなく、ドリリング行う際にも、切縁の位置を基準として使用した(図24)。骨密度が Type Ⅲ であったため、ドリリングサイズを直径5.0mm からより細い4.5mm に変更した。その後、13mm の逆ボディシフトデザインのインプラントを埋入した。このインプラントは、直径5mm の先端部分がインプラント長の約50%を占め、歯冠側は直径4mm のシリンダー形状で SAC 機能(Inverta IV-DC4012d-5013；Southern Implants)を備えており、スクリュー固定式補綴装置の装着が可能である(図25～28)。また、インプラントとアバットメントの角度が12°補正されているため、対になるインプラントマウントが事前に装着されている(図23参照)。固有の SAC 機能により、補綴スクリューの位置が歯の基底結節に向けられる(図27、28参照)。インプラントマウントの前面にある

初めのインプラントに代わるものとして、骨縁下での角度を補正したより長い逆ボディシフトデザインのインプラントが選択された。このインプラントデザインでは、抜歯窩の口蓋側に対して、より積極的に噛み込ませることがで

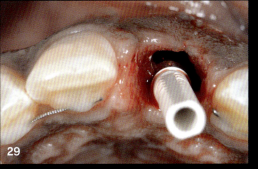
29

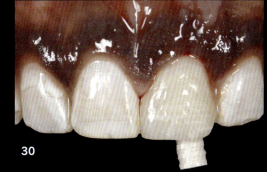
30

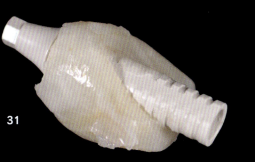
31

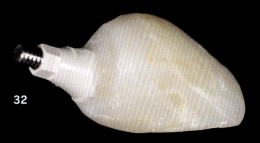
32

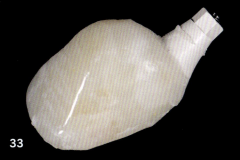
33

アライメントグルーブは、インプラントを適切な位置に誘導するのに役立つ(図26参照)。

インプラント周囲の軟組織をサポートするために、元のプロビジョナルレストレーションの歯冠部分を再利用し、完全な唇側修復輪郭をもつ PEEK 製インプラントシリンダーを取り付けた(図29〜34)。クロスリンクコラーゲンメンブレンを抜歯窩の唇側に設置し、骨欠損をカバーすることで、Type 2抜歯窩から Type 1抜歯窩の状態とした(図35〜37)。次に、メンブレンとインプラント唇側面の間に、非脱灰他家海綿骨の細粒を Dual-Zone への骨移植によるType 1抜歯窩のように充填した(図38〜40)。

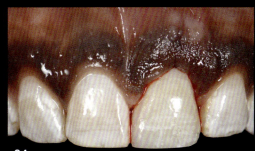
34

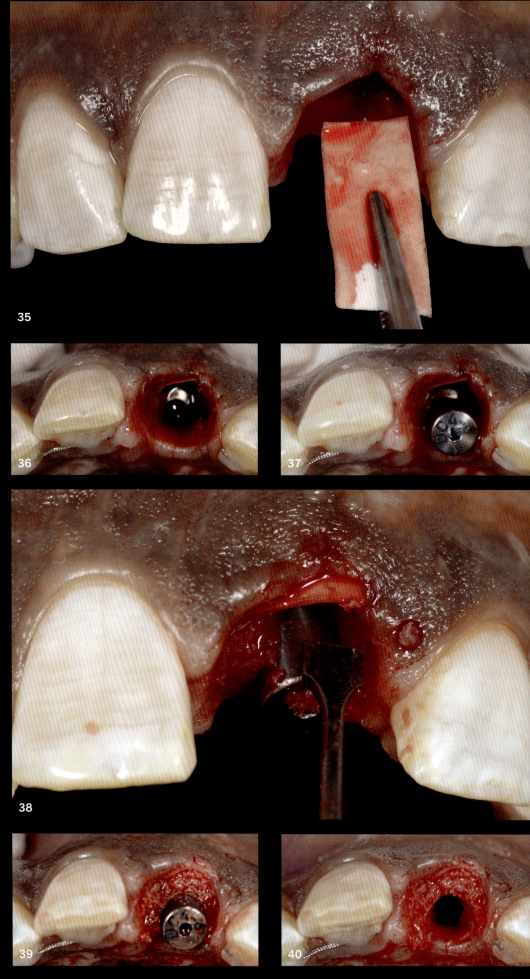

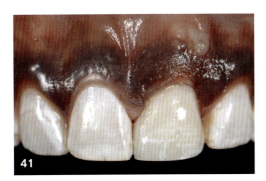
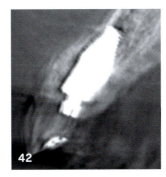
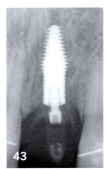
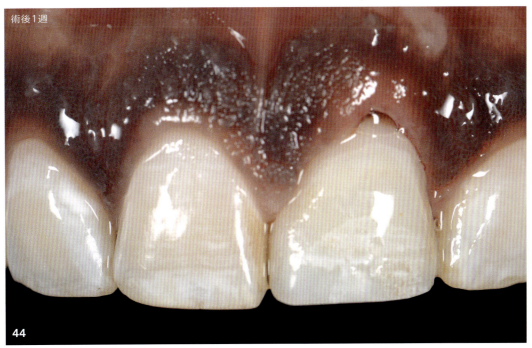

　Dual-Zoneへの骨移植後、プロビジョナルレストレーションが治癒期間に移植片を覆い保護するために装着された（図41）。また、プロビジョナルレストレーションの再評価を行い、最大咬頭嵌合位および側方運動時に咬合接触しないことを確認した。これは、抜歯即時インプラント埋入においてインプラントが確実に生存するための重要なステップである。術直後に撮影したCBCT画像では、インプラントとアバットメントの接触面における唇側骨の厚みは2.4mmであった（図42）。X線写真では、インプラントの遠心面から隣接する中切歯および側切歯までの歯とインプラントの距離は3.1mmであった（図43）。患者には術後1週にわたり抗生物質の投与が続けられ、5～7日は手術部位をブラッシングしないよう指示された。

　翌週の術後1回目の診察で、創傷治癒の評価と咬合の確認をしたところ、軟組織の小さな離開が認められ、わずかに退縮していた（図44）。インプラントは4か月間治癒させた後、軟組織の遊離歯肉縁がより歯冠側に移動するように、プロビジョナルレストレーションの歯肉縁下形態をアンダーカントゥアにした（図45、46）。初めてアバットメントを取り外したときから最終補綴装置の製作前の6か月間に、軟組織マージンを電気メスで適切な形状に再形成した（図47～49）。印象用コーピングを装着後、フロアブルレジンを用いてインプラント周囲軟組織のサブマージェンスプロファイ

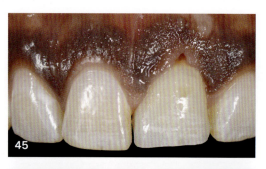
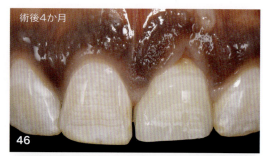
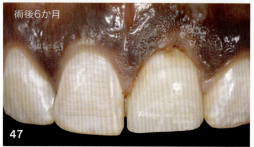
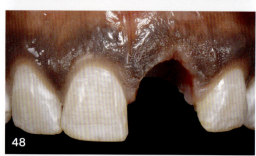
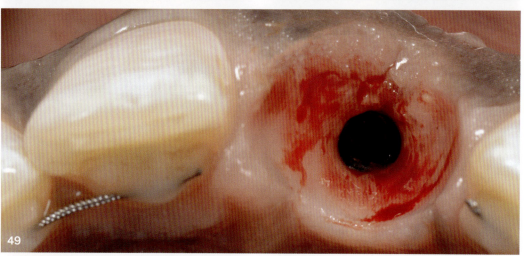
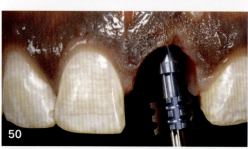
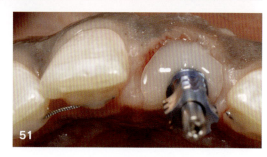
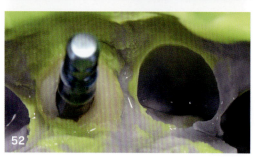

ルの型を採得した（図50〜52）。電気メスを用いたことにより、軟組織の適切な輪郭形成が可能になっただけでなく、治癒も順調であった（図53、54）。

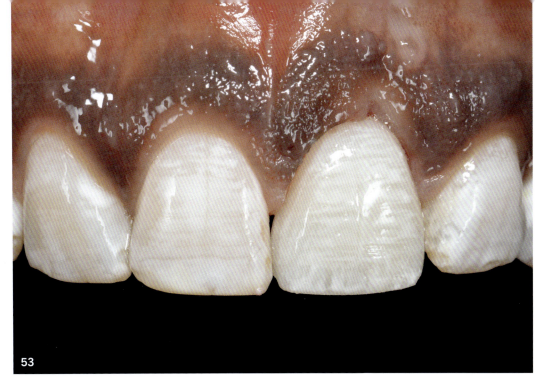

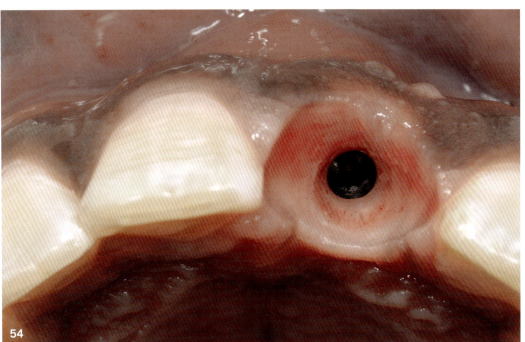

　軟組織部分の石膏模型を製作し、スクリュー固定式陶材焼付鋳造冠を製作した（図55〜65）。補綴装置の色調、質感、形態は対合歯を参考にした。また、2本の中切歯の間のサイズとスペースの不一致に対処するために、近心に間接法でコンポジットベニヤを製作した（図66〜72）。透明なレジンセメントで接着する前に、近心間接コンポジットベニアを試適した（図73〜75）。患者は最終的な結果に非常に満足していた（図76〜80）。

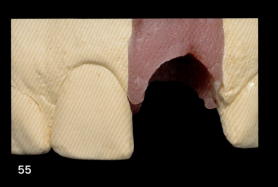
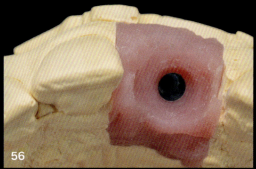
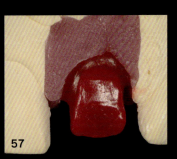
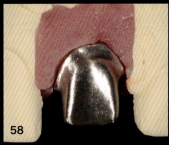
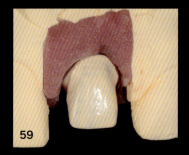
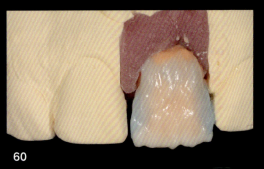
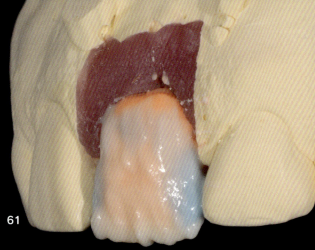
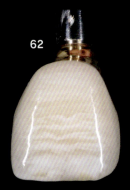
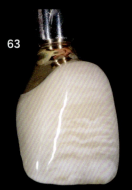
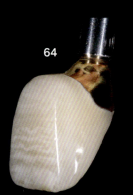
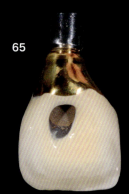

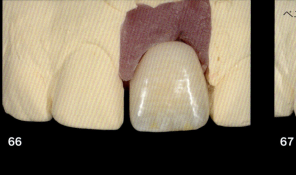
66

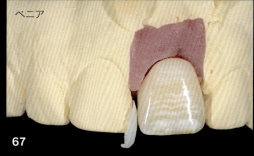
ベニア
67

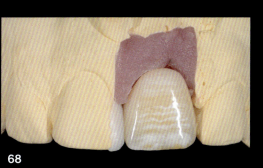
68

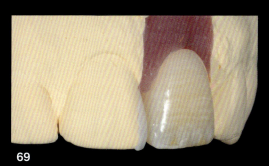
69

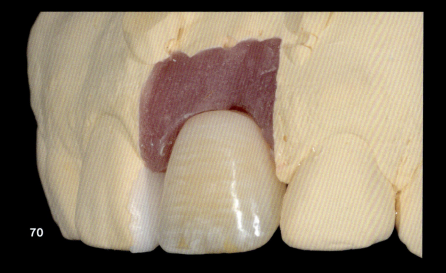
70

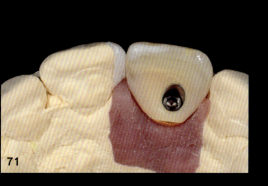
71

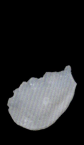
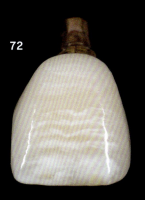
72

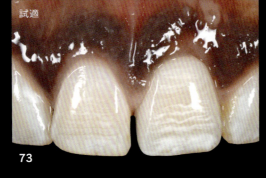
試適
73

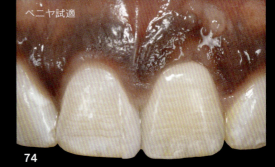
ベニヤ試適
74

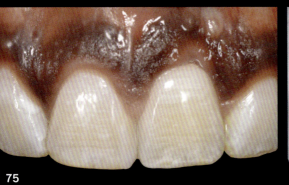
75

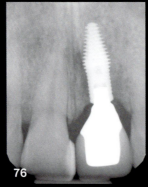
76

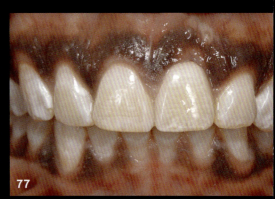
77

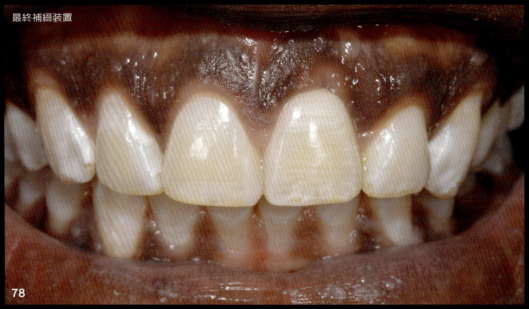
最終補綴装置
78

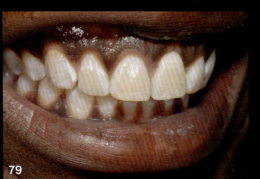
79

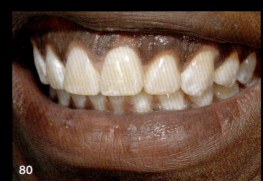
80

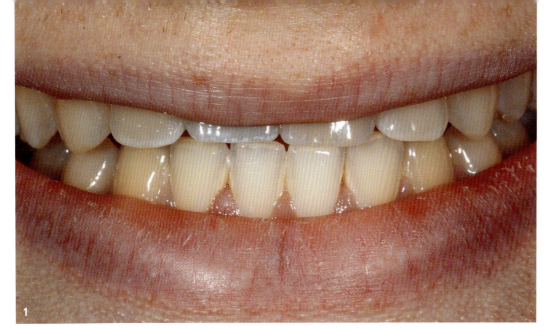
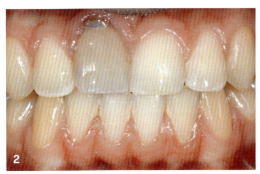
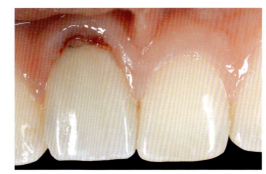
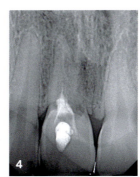
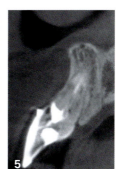

Type 3

症例9

上顎中切歯唇側骨の欠損

25歳の男性、CBCT画像とデンタルX線写真(図1〜5)に示されるように、上顎右側中切歯の歯肉炎、1〜2mmの歯肉退縮、唇側骨の喪失を認めた症例(Type 2c-UU)を供覧する。患者はスマイルラインが低く、かつ切縁が見えなかったため、治療計画には2本の中切歯の長さをベニア修復で延長することが含まれていた。

歯冠部を除去した後、2章に記載した手技に従い、鋭利な剥離器具と歯根膜エレベーターを使用し、残った歯根を注意深く除去した(図6、7)。軟組織は無傷のままだったが、唇側骨が失われていたことは明らかであった(図8〜10)。インプラントを埋入し、抜歯窩の形状と歯肉縁下の輪郭をiShellデバイス(2章参照)を使用して抜歯前の状態に復元した後、アクリルレジンでインプラントにPEEK製のテンポラリーシリンダーを接合した(図11〜16)。アクリルベニアをPEEK製テンポラリーシリンダーに接合し、未硬化の着色レジンで外装した後、臨床用プロビジョナルクラウンを製作した。このクラウンは咬合接触を避けるためにわずかに唇側に設定された(図17、18)。

この時点で、インプラント周囲組織の歯冠方向への移動を促進するために、セメント－エナメル境およびその下の位置でプロビジョ

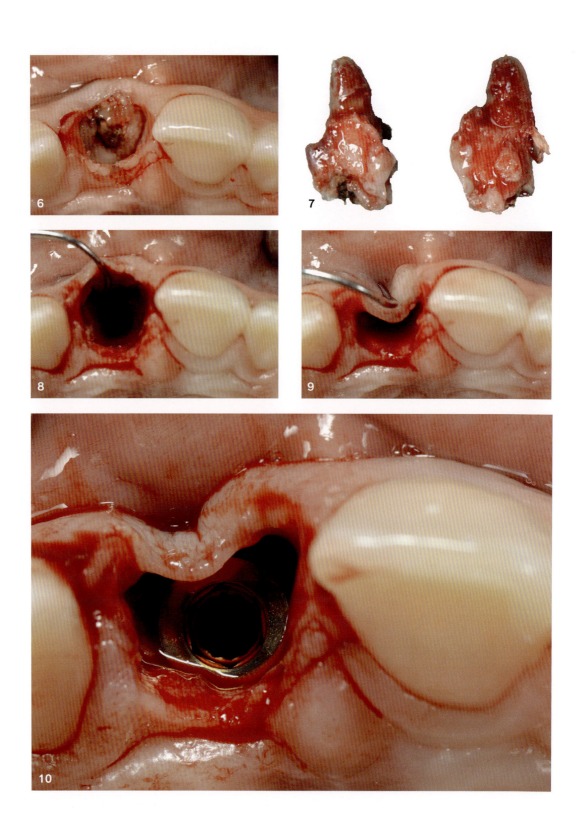

ナルレストレーションの唇側をアンダーカウントゥアに設定することが重要である(図19〜21)。この段階で、プロビジョナルレストレーションの審美性と咬合を評価する必要がある(図22、23)。その後、プロビジョナルレストレーションをインプラントから取り外し唇側骨を再建するために、クロスリンクコラーゲンメンブレンをインプラントの唇側、遊離歯肉縁のレベルまで設置した(図24〜26)。これは3章で説明している。非脱灰ヒト海綿骨の

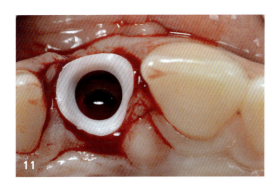
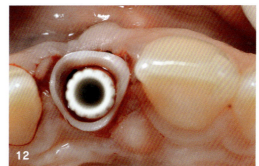
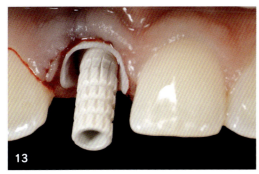
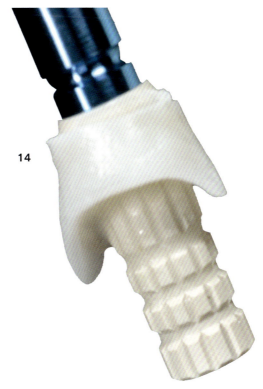
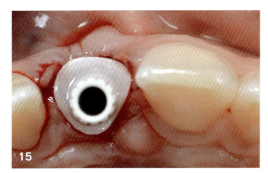
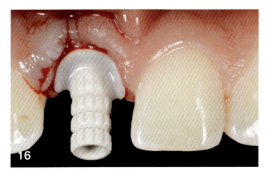
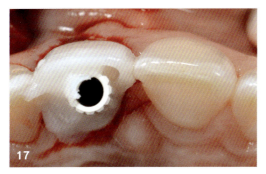
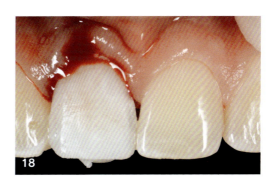

219

症例 9

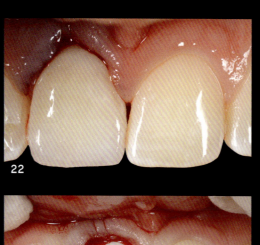
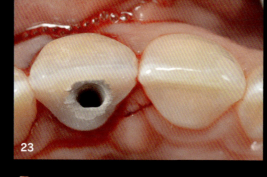
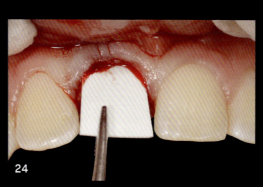
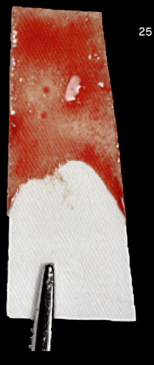
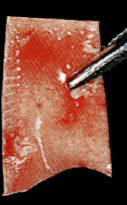
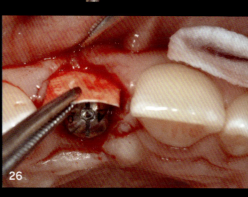

細粒をインプラントとクロスリンクコラーゲンメンブレンの間に充填した(図27、28)。平らなカントゥアのヒーリングアバットメントを取り外す前に、移植片は血液凝固した(図29、30)。その後、ヒーリングアバットメ

トを取り外し、ソケットシーリングコンセプトどおりにプロビジョナルレストレーションを装着した(2章参照)(図31、32)。

治癒後8か月、初めてプロビジョナルレストレーションを取り外した(図33)。プロビジョ

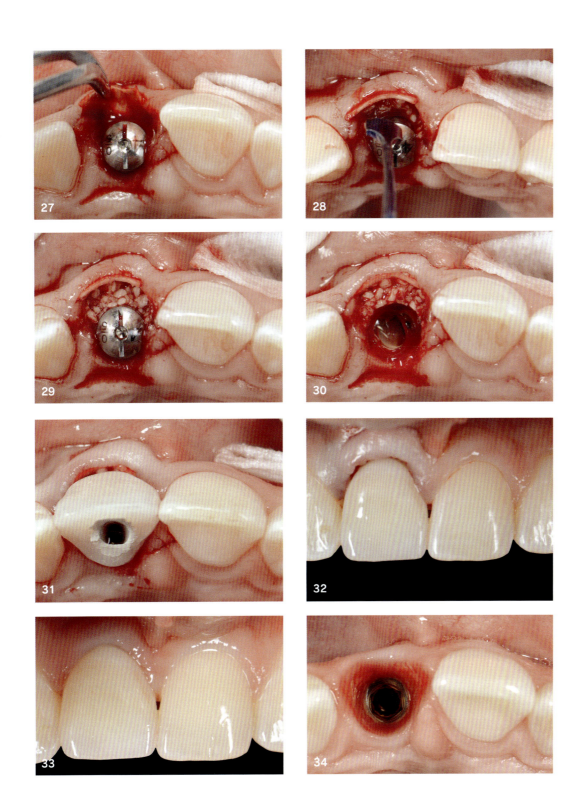

ナルレストレーションを取り外すと、失われた唇側骨が再生していることが図34にて明らかに認められた。その後、インプラントレベルの印象採得を行い、石膏を流し込み、陶材焼付鋳造冠のフレームワークの製作を行った（図35～38）。シェードマッチングを行い、金属のフレームワークを長石系セラミックのベニアで行った（図39、40）。

患者が希望したため、最終的な仕上がりにおいてインプラント上部構造の長さ、天然歯

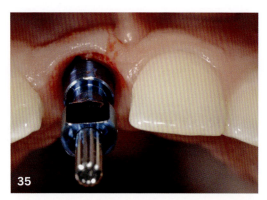
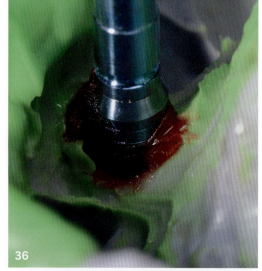
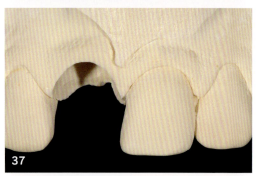
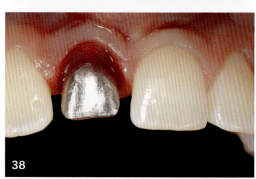
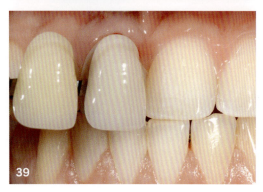
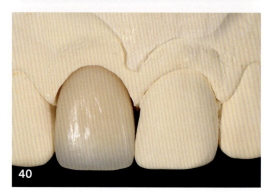

　の左側中切歯の長さを調整するために、二ケイ酸リチウムベニアレストレーションを2つ製作した（図41〜44）。ベニアは、切縁の延長に対する患者の受容性を評価するために、接着とセメンテーションを行わずに設置することが可能であった（図45〜50）。患者が切歯長の延長を希望しない場合、インプラント上の陶材焼付鋳造冠のみで完成とすることがで きる（図45参照）。しかし、患者は切歯の長さの修正に満足したため、シェード修正後にベニアを最終的に接着することにした（図51）。ベニアエクステンションは歯科技工所で陶材焼付鋳造冠にレジンセメントで接着し、余分なセメントをゴム製回転器具で除去したうえで補綴装置を研磨した（図52〜59）。

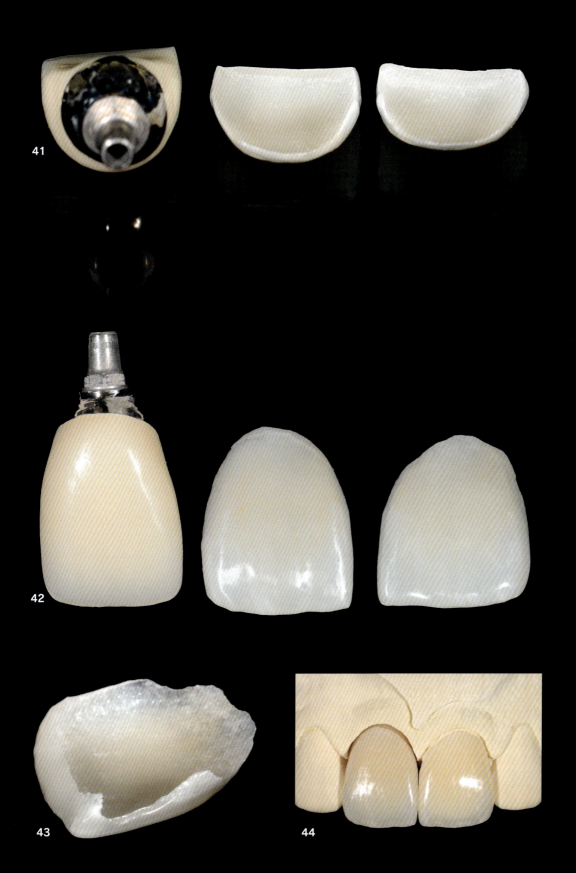

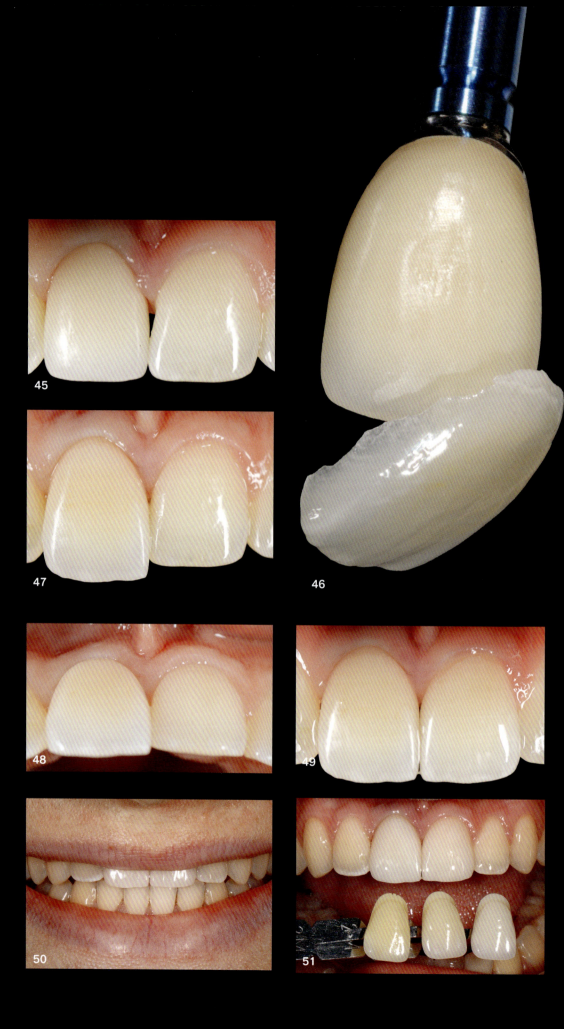

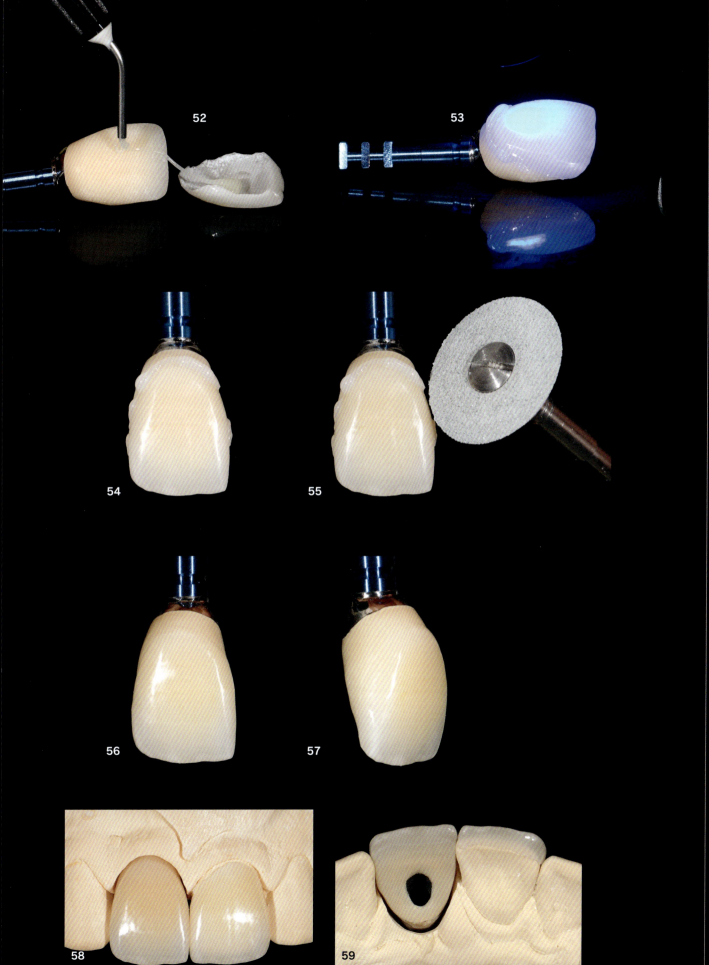

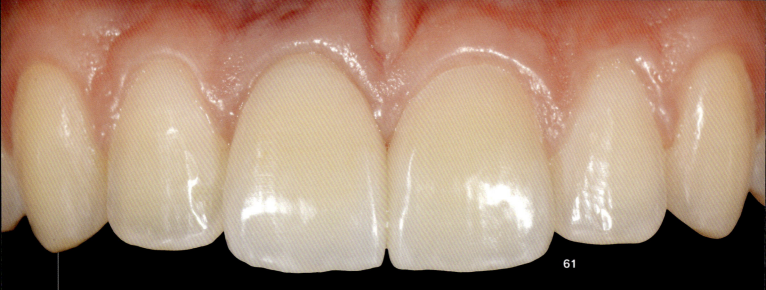

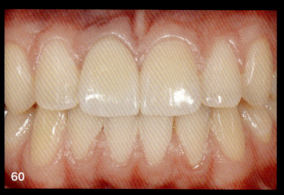
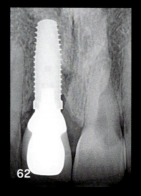

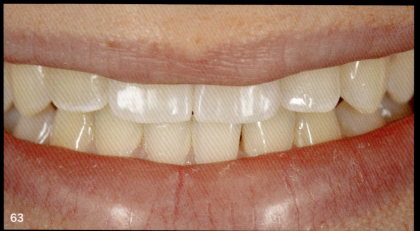

　　　　　最終的なインプラントの上部構造と左側中切歯のベニア補綴装置が装着され、患者は審美的結果に満足した（図60〜63）。この治療は、本書で紹介している予知性の高いプロトコールを用いて、1回の外科的侵襲（one surgery, one time；1来院1手術）で行われた。

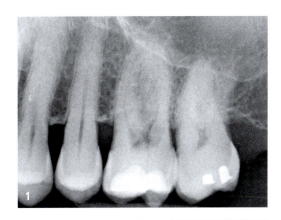
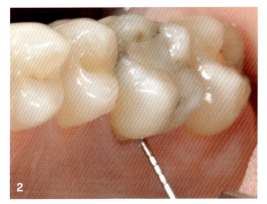
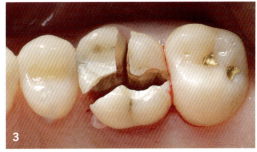
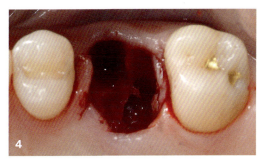
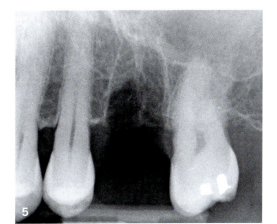

臼歯部

症例10

上顎第一大臼歯の外部吸収

57歳の男性、上顎左側第一大臼歯の正中口蓋側に外部吸収した病変を認めた症例を供覧する(図1、2)。歯を三分割し(5章参照)、非侵襲的に抜歯した(図3〜5)。抜歯窩を掻爬した結果、臼歯部の窩洞分類はType C(5章参照)であることが判明したため、ウルトラワイドインプラント(MAX；Southern Implants)を埋入し、側壁に噛み込ませた(図6〜8)。iShell デバイスを用いて、2章で説明したカスタムヒーリングアバットメントを製作した(図9〜14)。治癒後4か月、印象採得を行った(図15〜18)。チタンベースのスクリュー固定式オールセラミック最終補綴装置を製作した(図19、20)。

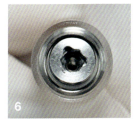
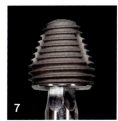
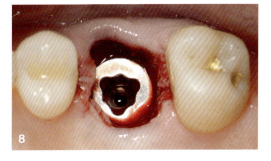

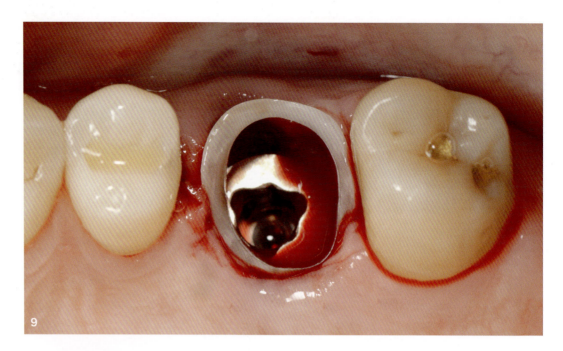

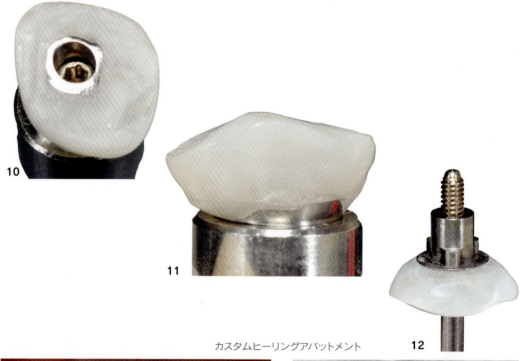

カスタムヒーリングアバットメント

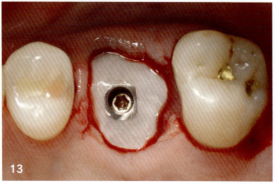

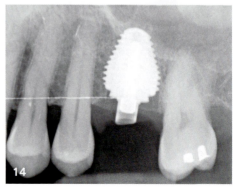

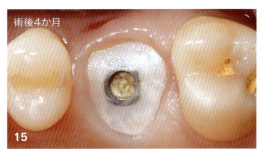
術後4か月

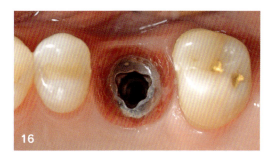

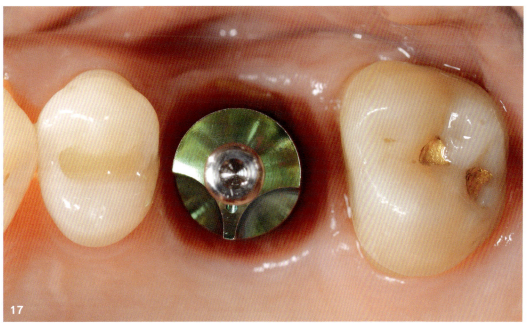

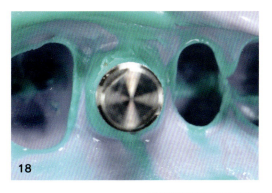

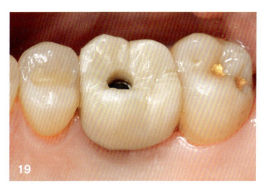

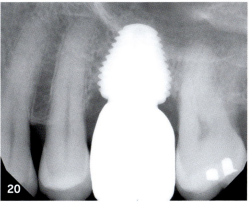

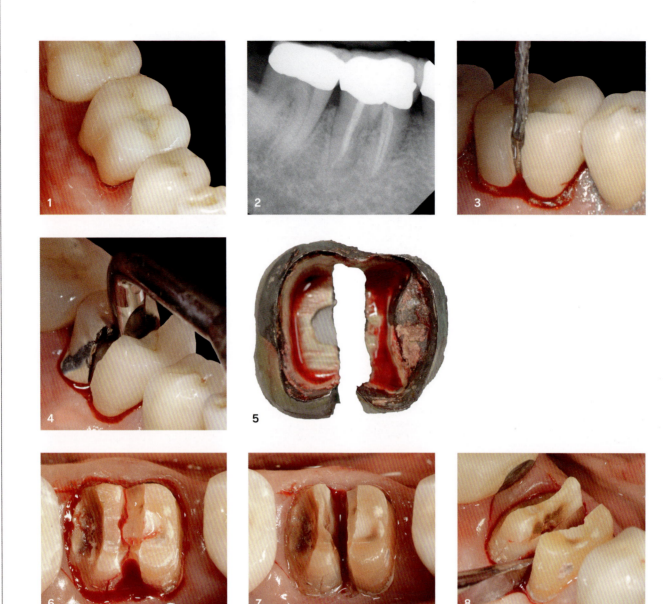

症例11

下顎第一大臼歯の垂直的歯根破折

68歳の男性、歯内療法の既往歴がある下顎右側第一大臼歯の打診痛を訴えた症例を供覧する(図1、2)。患者は遠心根の垂直的破折を起こしていた(図2参照)。陶材焼付鋳造冠を分割したところ(図3～5)、歯根の遠心頬側に垂直的歯根破折が認められた(図6)。歯根は半分に切断され、フラップは挙上せずに抜歯された(図7～14)。抜歯窩から肉芽組織を完全に除去し(図15、16)、直径8.0×長さ10.0mmのテーパー付きウルトラワイドインプラント(Tapered Immediate Molar Implant；BioHorizons)を40Ncmのトルクで埋入した(図17～21)。

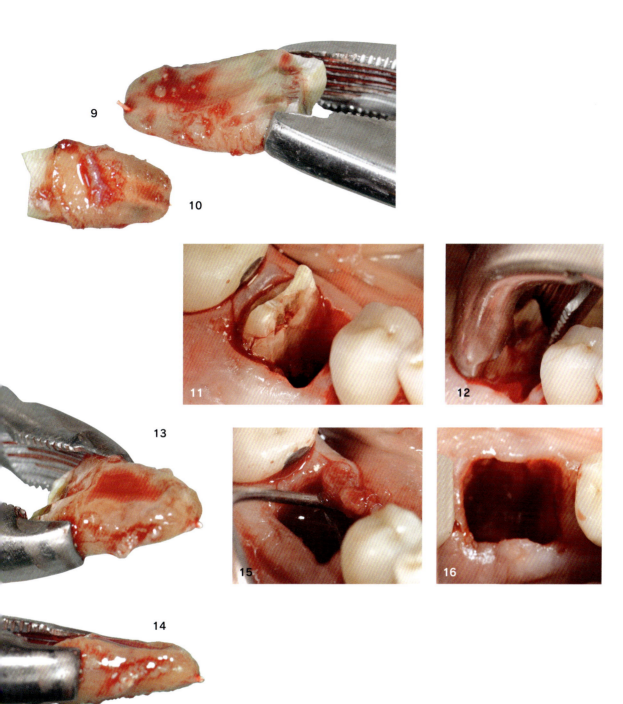

　iShell デバイスは、インプラント周囲軟組織の維持に使用された。まずシェルを、次にテンポラリーシリンダーを別個に試適した(図22〜24)。その後シェルをテンポラリーシリンダーに即時重合レジンで固定して両方装着した(図25〜29)。血液成分を蒸気洗浄できるように、即時重合レジンはあえてテンポラリーシリンダーの周囲に完全には充填しなかった(図30〜32)。シェルの組み立てを歯科技工アナログに取り付け、残りのギャップを即時重合レジンで埋めた(図33〜36)。咬合面の余分なテンポラリーシリンダーをセパレーティングディスクで除去し、カスタムヒーリングアバットメントの仕上げ、研磨、清掃を行った後、口腔内で試適を行った(図37〜39)。

　適合確認後、カスタムヒーリングアバットメ

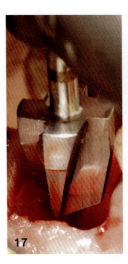
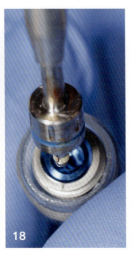
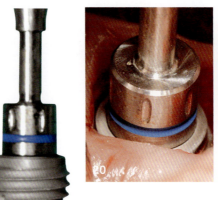
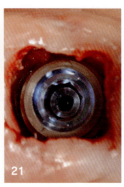
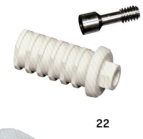
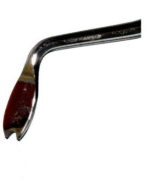
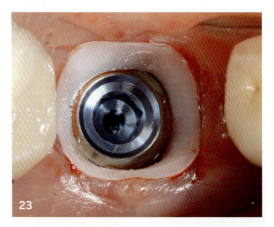

ウルトラワイド
インプラント

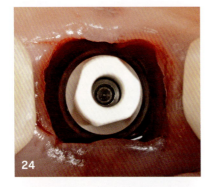
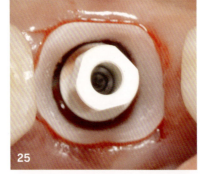
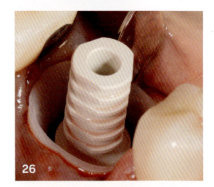
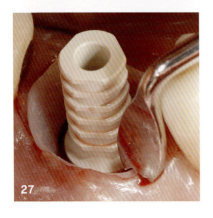
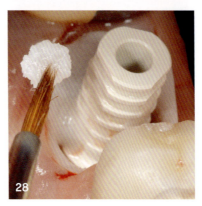
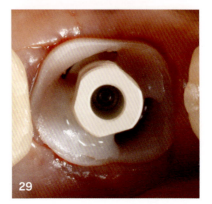

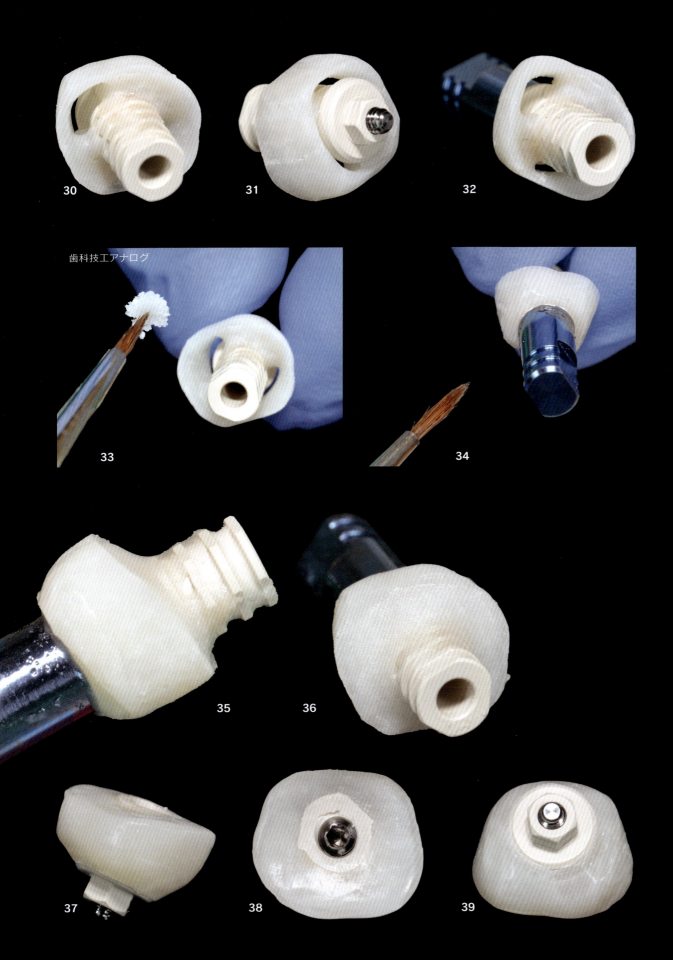

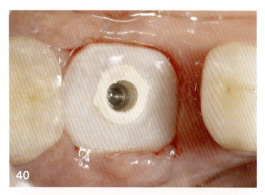
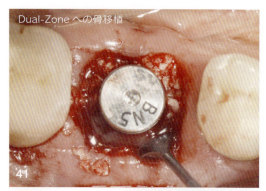
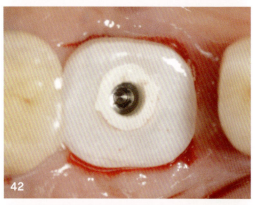
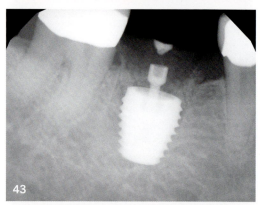
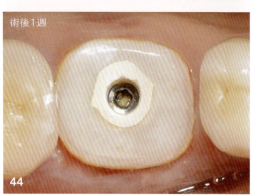
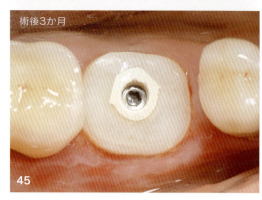

ントを除去し、Dual-Zoneへの骨移植のために、ストレートヒーリングアバットメントを装着した（図40、41）。移植片を留め置き、保護するために、再びカスタムヒーリングアバットメントに交換して3か月間経過観察した（図42、43）。術後1週と3か月、治癒は問題なかった（図44、45）。インプラントレベルの印象採得を行った後、歯科技工所で軟組織模型を製作し、チタンベースのスクリュー固定式のオールセラミック補綴装置を装着した（図46～50）。最終補綴装置を装着し、X線写真で確認した後、アバットメントスクリューを32Ncmのトルクで締結し、アクセスホールにコンポジットレジンを充填した（図51～53）。頬側の歯肉組織のカントゥアが保たれているため、食片圧入の可能性がないことに注目。

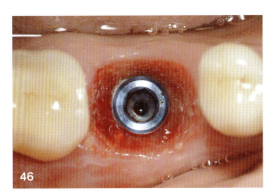

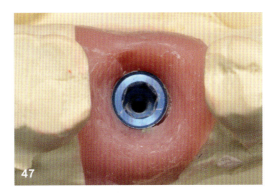

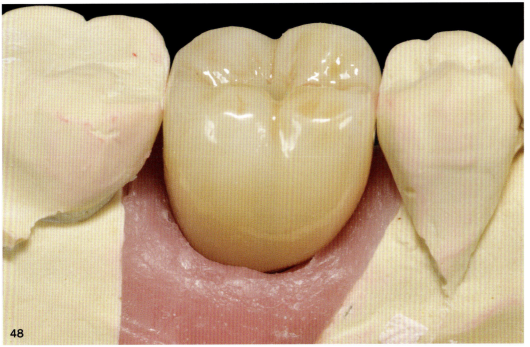

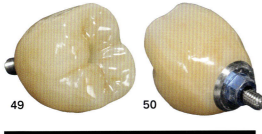

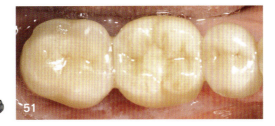

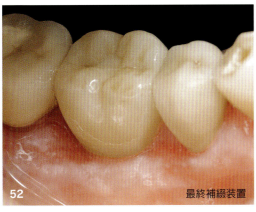

最終補綴装置

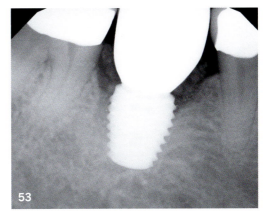

Index

※ "f" 付きのページ数は図を、"t" 付きのページ数は表を示す　　　　　訳：森本太一朗／松成淳一／新井聖範

あ

iShell
　インプラント周囲軟組織　231
　―とカスタムヒーリングアバットメント　65–66, 66f–69f
　―の図解　56f
　―の装着　66
　―のテクニック　63–69
　プロビジョナルレストレーション製作時において
　　163, 176, 190, 198
　　―を用いた抜歯窩形態の修復　119
　　―を用いたフルプロビジョナルレストレーション
　　68–71
アイスクリームコーンテクニック　94–97, 94f–97f, 103f
アクリルベニア　147
アクリルレジン
　―に付着する細胞　72
　―の説明　58
アバットメント
　カスタムヒーリングアバットメント
　インプラントと―、―間の境界面　73
　　Dual-Zone（硬組織領域と軟組織領域）への移植と
　　iShell を使用した　65–66, 66f–69f
　　粘膜貫通型の　40
　　―のオーバーカントゥア　38
　　　―の図解　67f
　　　―の製作　90f
　　　―の説明　91–92
　　　―の選択　73, 74f
　　　　―の取り外し　136
　　　補綴装置によるソケットシーリング（抜歯窩被覆）
　　　56, 57f
　　メタル　75f
　　"one abutment, one time" アプローチ　78
　　生物学的幅径　77f
　　セラミック　74f
アンキローシスした歯　74, 75
アンダーカントゥア　36
異種骨　53, 54f, 156
一次閉鎖、二次創傷治癒に対して―　43, 44
色合いの違い　50
印象採得テクニック　144–146
INVERTA インプラント　80f
インバーテッドデザインのインプラント　79–81, 80f
インプラント
　アバットメントおよび、―との境界面　76
　円筒形の　76
　大きい径　80, 130
　角度付きの　79, 79f
　ザイゴマ　79
　―周囲組織の変色　50

　―周囲への結合組織移植　11
　より小さな径の　130
　ストレート　79
　―のスレッドデザイン　76
　―のスレッドピッチ　76
　テーパード　76
　ナロータイプ　44, 80, 104
　―の位置関係　34
　―の失敗　147f
　―のデザイン、抜歯即時インプラント埋入法のための―
　　76–81
　―の荷重　45
　―の理想的な位置　35
　インバーテッドデザインのボディ　79–81, 80f
　レギュラー径　81
　ワイドボディーインプラント　81
　浅い　39
　に影響を受ける補綴装置のカントゥア　39–40
インプラントの深度
　プラットフォームスイッチングのための　40, 76
インプラント埋入
　臼歯部抜歯窩での　129–132
　歯槽堤増大術をともなう　94
　即時。抜歯即時インプラント埋入法参照
　待時。待時インプラント埋入法参照
　―の説明　36, 37f
インプラント埋入位置
　―に影響を受ける補綴装置のエマージェンスプロファイル
　　35–36
　―に影響を受ける補綴装置カントゥア　35
インプラントの安定性
インプラント - アバットメント境界面　105
インプラントと天然歯間距離　131, 131f, 133
インプラント周囲組織の変色　50
インプラント周囲軟組織
　―に対するプラットフォームスイッチングの効果　41
　―の厚み　48–50
　―の水平的な厚み　40–42
インプラントの角度　38, 132
ウルトラワイドインプラント　127f, 129, 227
壊死をともなった破折、根尖病巣および―　205–216,
　205f–216f
エマージェンスプロファイルに影響するインプラント埋
　入位置　35, 36
炎症領域　77f
円筒形インプラント　75
大きな内部吸収病変　163f–167f, 163–168
オープントレーテクニック、印象採得の　144
オッセオインテグレーション　47
　―の失敗　42

か

海綿質の他家骨　122
海綿皮質の他家骨　55
角度付きインプラント　79, 79f
カスタムヒーリングアバットメント
　審美領域において　143
　Dual-Zone（硬組織領域と軟組織領域）への移植と
　　iShell を使用した　65–66, 65f–67f
　―の図解　67f, 228f
　―の製作　90f
　―の説明　91–92
　―の取り外し　136
　補綴装置によるソケットシーリング　56, 57f
ギャップの距離
　創傷治癒と　42–47
　―の重要性　43
CAD/CAM　115
臼歯
　大臼歯。大臼歯を参照
　―における複根歯の抜歯窩　127
臼歯部
　第二　129
　―の説明　129, 137
　―のための抜歯待時インプラント埋入法　137–138
　抜歯窩、―へのインプラント埋入　129–132
　抜歯即時インプラント埋入法
　　代替法　132, 133
　複根　129
吸収性メンブレン　94
頬側骨
　―の説明　22
　―の裂開　97
頬側瘻孔　91
金メッキ　75f, 159, 161f
くちばし状鉗子　32f
クロスリンクコラーゲンメンブレン　90f, 91, 94, 209
結合組織移植
　インプラント周囲　41
　―の欠点　41
　―の利点　41
骨移植
　異種骨　53, 54f
　自家骨　52
　人工骨　53
　他家骨　52
　抜歯窩の Dual-Zone への対応　55f, 55, 56
骨縁下での角度を補正したインプラントデザイン
　179–180, 208
骨縁上の歯肉線維群　152
骨縁上の生物学的幅径　77, 77f
骨頂　114, 156
コラーゲンメンブレン
　アイスクリームコーンテクニック　94–97, 94f–97f,
　　103f
　吸収性　94
　非吸収性　94
根尖病変
　壊死をともなう歯の破折および―　205–216,
　　205f–216f
　―の説明　74
根尖部への圧迫による壊死　81
コンポジットレジン　65

さ

ザイゴマインプラント　79
最大咬頭嵌合位
　―の説明　16
　―の側方滑走　61
三角形の歯　41
残留セメントによる炎症　34
GTR（歯周組織再生誘導）
GBR（骨再生誘導）　94
四角形の歯　41
自家骨　52
歯間乳頭
歯間乳頭温存切開　103
　隣接面コンタクトエリア　57, 58
　抜歯即時インプラント埋入法におけるの喪失　21
歯根膜
　―からの血液供給　29
　―の説明　80
歯周組織のフェノタイプ
　厚い　158
　薄い　54f
　―の説明　41, 42
歯槽頂部の吸収　21
歯槽骨の裂開状欠損　87
歯槽堤
　―の寸法変化　47, 48f, 49f
　―の造成
　　インプラント埋入を併用した　104
　―のための結合組織移植　41
歯肉
歯肉縁下形態　39
歯肉歯槽粘膜境　111, 112f
　―の厚み　49
　―の退縮　111, 159
　―の変色　50
12°角度付きインプラント　79f
上顎中切歯
　―の唇側骨欠損　217–226, 217f–226f
　―の垂直歯冠破折　174–179, 174f–179f
　―の水平破折　151–162, 151f–162f
　―の内部吸収病変　169–173, 169f–173f
上顎第一大臼歯、―の外部吸収病変　227–229,
　227f–229f
上顎前歯部の　79
上顎第一大臼歯における外部吸収病変
　227–229, 227f–229f
上顎中切歯の垂直的歯冠破折　174–179, 174f–179f
上顎中切歯の水平的破折　151–162, 151f–162f
唇頬側中央部の退縮
　1mm、唇側骨欠損をともなう　119–123
　3mm　113–118
　―による唇側的な歯の位置　111
唇頬側骨とのギャップ　42
唇頬 - 口蓋側の歯槽堤吸収　51, 52
人工骨　53
唇側骨
　上顎中切歯の　217–226, 217f–226f
　症例　196–204, 196f–204f
　―の厚み　30
　―の欠損、1mm の唇頬側中央部の退縮　119–123
　―への血液供給　29, 30
唇側のギャップ幅　80

唇側歯槽堤　30, 31
唇側的な歯の位置、―による唇頬側中央部の（軟組織）退縮
　111
審美領域へのカスタムヒーリングアバットメント　143
スクリュー固定式陶材焼付金属冠　108, 193, 208, 213
スクリュー固定式陶材焼付鋳造冠　136
スクリュー固定式プロビジョナルレストレーション
　72, 74f, 105
ストレートインプラント　79
スレッドデザイン　76
スレッドピッチ　76
生物学的幅径　77, 77f, 78f, 80
セメント－エナメル境　35, 121, 217
セメント固定用模型　161f
セメント固定法　141–143
セメント固定式プロビジョナルレストレーション　72, 74f,
　105, 147
セメント固定式補綴装置　34
セラミックアバットメント　74f
線維芽細胞　72, 72f
創傷治癒
　ギャップの距離と　42–47
　骨の厚み　43
　二次創傷治癒、一次閉鎖に対して　43, 44
　抜歯窩の　30
側方滑走、―の最大咬頭嵌合位　61
側方滑走運動　16
ソケットシールド法　75

た
第二大臼歯　129
平らでカントゥアのないヒーリングアバットメント　63f
高いスマイルライン
高いスマイルラインおよび慢性瘻孔　188–195, 188f–195f
　慢性的瘻孔　188–195, 188f–195f
　臨床例　180–187, 180f–187f
他家骨
　―の定義　52
　皮質海面骨　52
他家由来真皮移植材料　41
単根前歯　31–33
単独インプラント　11
小さいくちばし状鉗子　152
小さな直径のインプラント　130
チタン製ヒーリングアバットメント　116
テーパードインプラント　76
デジタル印象採得　146
Dual-Zone の回復コンセプト　116, 158
Dual-Zone への移植と iShell を用いたフルプロビジョナ
　ルレストレーション　66–71
Dual-Zone への骨移植
　―に用いるカスタムヒーリングアバットメント　65, 66,
　　65f–67f
　―に用いるフルプロビジョナルレストレーション
　　68–71, 211
　―の説明　163, 205
陶材焼付鋳造冠　92, 118

な
内部吸収病変
　大きな　163–168, 163f–168f
　上顎中切歯の　169–173, 169f–173f

長いくちばし状鉗子　31f
ナロータイプのインプラント　44
軟組織の形態修正、プロビジョナルレストレーションを用
　いた　108f, 109
軟組織の成熟　116
二ケイ酸リチウムベニア補綴装置　222
二次創傷治癒、一次閉鎖に対して　43, 44
Nealon テクニック　144
粘膜貫通型アバットメント　40
粘膜骨膜弁　137

は
歯
ハイドロキシアパタイト　53
抜歯
　―後の歯肉歯槽粘膜境　112f
抜歯窩
　Type 1。抜歯窩 Type 2を参照
抜歯窩 Type 1
　症例　151–195
　―の管理　29–82
　―の説明　22, 23f
　Type 2。抜歯窩 Type 2を参照
抜歯窩 Type 2
　アイスクリームコーンテクニック　94–97, 94f–97f,
　　103f
　―の下位分類　87, 88f–89f
　コラーゲンメンブレンの吸収後　97f
　症例　196–216
　―のインプラント
　　―の生存率　87
　　―の即時埋入　87–92, 88f–93f
　　―の待時埋入　93–99
　―のためのメンブレン
　　吸収性　94
　　非吸収性　94
　Type 3。抜歯窩 Type 3を参照
抜歯窩 Type 3
　症例　217–226
　―の管理　111–124
　―の説明　22, 23f
抜歯窩 Type A　130
抜歯窩 Type B　130, 134
抜歯窩 Type C　130–132, 131f
　―の頬舌的な寸法変化　47
　―の上皮　43
　―の創傷治癒　30
抜歯窩の Dual-Zone マネジメント
　硬組織領域　51
　軟組織領域　51
　―のための骨移植材料　51–54, 54f
　―の定義　51
　―の利点　53, 54
　―の分類　22, 23f
　―のマネジメントの診断補助　24, 25,
　　24f, 25f
　ペリオプローブ　25, 25f
抜歯窩マネジメントのためのコーンビーム CT（CBCT）
　24, 24f
抜歯鉗子　152
抜歯即時インプラント埋入法

臼歯部への
　―の生存率　12
　代替法　132, 133
　―と関連した歯間乳頭の喪失　21
　―に関連する課題　20, 21
　―に対する抜歯待時インプラント埋入法　12, 13
　―にともなう退縮　20
　―のインプラントデザイン　75–81
　―の説明　127, 138
　―の定義　11
　―の副作用　20
　―のプロトコール　13t
　―の利点　12, 13
　抜歯窩 Type 2における　87–93, 88f–93f
抜歯待時インプラント埋入法
　臼歯部への　137, 138
　―の生存率　12
　即時プロビジョナルレストレーションを用いた　98, 99
　―においてのフラップデザイン、歯槽堤の治癒後
　　パンチテクニック　99–103, 100f, 101f
　　フラップテクニック　103–108
　抜歯窩 Type 2において―　93–99
　抜歯即時インプラント埋入法と　12, 13
　―のプロトコール　13t
　単根の前歯　31–33
　非侵襲的な　31, 89, 95f, 152, 169, 180, 189
　複根歯の　128, 129
　フラップを挙上した　29–31
　フラップを挙上しない（フラップレス）　29–31
　―の形態　41
　―の抜歯。抜歯を参照
パンチテクニック　99–103, 100f, 101f
PEEK。ポリエーテルエーテルケトン参照
PDL。歯根膜参照
ヒーリングアバットメント
　カスタム。カスタムヒーリングアバットメント参照
　ストレート　106
　平らでカントゥアのある　123
　平らでカントゥアのない　63f
　チタン製の　116
　―の再装着　90f
　プロビジョナルレストレーションと　72
非吸収性メンブレン　94
非外科的な軟組織の形態修正　18, 19f
微小動揺による物理的刺激を受ける領域　77f
非侵襲的抜歯　31, 89, 95f, 152, 169, 180, 189
複根歯、―の抜歯　128, 129
プラットフォームスイッチング
　骨縁上の生物学的幅径　78, 78f
　―に影響されたインプラント周囲軟組織　41
　―に影響されたインプラント埋入　78
　―におけるアバットメント選択　73
　―のインプラント深度　40, 76
　―の説明　76–78
　―の定義　76
フラップを挙上した抜歯　29–31
フラップを挙上しない（フラップレス）抜歯　29–31
プロビジョナルレストレーション　149
プロビジョナルレストレーション
　クラウン　56–61, 57f, 58f
　スクリュー固定式　72, 74f, 105
　セメント固定式　72, 74f, 105, 147

即時、待時インプラント埋入　98, 99
　―の完成　156
　―の歯肉縁下形態　145
　―の装着　153
　―の取り外し時の出血　72
　―の破損や剥離　147–149
　―の併発症　149
　ヒーリングアバットメントと　72
　―を製作するための iShell　163, 176, 190, 198
　―を用いた軟組織の形態修正　108, 108f
併発症
　過剰な咬合荷重　146, 146f
　プロビジョナルレストレーション　139
β-リン酸三カルシウム　53
ペリオプローブ
　―の図解　25f
　―を使用した抜歯窩マネジメント　25, 25f
ボーンギャップ
　―の距離。ギャップの距離参照
　―の硬組織移植　47
補綴装置によるソケットシーリング
　iShell。iShell 参照
　カスタムヒーリングアバットメント　55
　―の図解　123f
　の定義　54
　プロビジョナルレストレーション
　　55–57, 57f, 58f
　―を用いた Dual-Zone 法　57–63
補綴装置のカントゥア
　―に影響するインプラント埋入位置　35
　―に影響するインプラントの角度　38
　―に影響するインプラントの深度　39, 40
　―に影響するインプラント埋入　36, 37f
ポリエーテルエーテルケトン　58, 61f, 120f, 121, 135, 209, 217
ポリビニルシロキサン（シリコーン印象材）　116, 136

ま

無歯顎堤周囲への結合組織移植　41
メタルアバットメント　75f
メンブレン
　吸収性　94
　コラーゲン。コラーゲンメンブレン参照
　非吸収性　94

や～わ

遊離歯肉縁
　―の上の頬側瘻孔　91
　―の説明　33, 35f, 49, 66, 218
臨床的に見られる歯冠破折　31f, 33
隣接面コンタクトエリアと歯間乳頭　56, 57
レギュラータイプのインプラント　81
瘻孔　75
ワイドタイプのインプラント　129
ワイドボディーインプラント　81

クインテッセンス出版の書籍・雑誌は、
弊社Webサイトにてご購入いただけます。

PC・スマートフォンからのアクセスは…

歯学書　検索

弊社Webサイトはこちら

シングル・トゥースインプラント
前歯部および臼歯部抜歯窩に対する低侵襲アプローチ

2024年11月10日　第1版第1刷発行

著　　　者	Dennis P. Tarnow／Stephen J. Chu
監　　訳	鈴木仙一／森本太一朗／脇田雅文
翻 訳 統 括	松成淳一／五十嵐　一／新井聖範
翻　　訳	安倍稔隆／石井宏明／石井佑典／今井　遊／落合久彦／鈴木淑乃／長尾龍典／中島航輝／藤田　裕／毛利国安
発 行 人	北峯康充
発 行 所	クインテッセンス出版株式会社
	東京都文京区本郷3丁目2番6号　〒113-0033
	クイントハウスビル　電話(03)5842-2270(代表)
	（03）5842-2272(営業部)
	（03）5842-2280(編集部)
	web page address　https://www.quint-j.co.jp
印刷・製本	株式会社創英

Printed in Japan　　　　　　　　　　　　　　禁無断転載・複写
ISBN978-4-7812-1037-7 C3047　　　　　落丁本・乱丁本はお取り替えします
　　　　　　　　　　　　　　　　　　　　　　定価はカバーに表示してあります